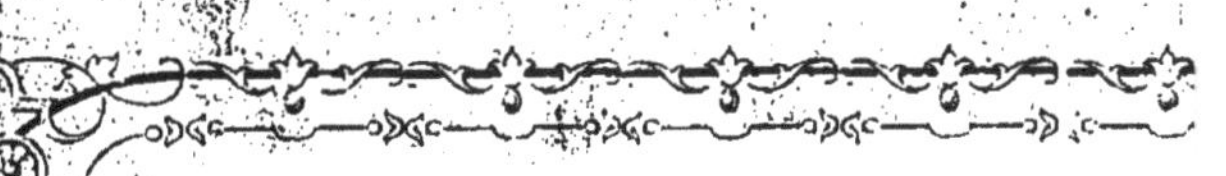

TRAITÉ COMPLET

DE

STOMATOLOGIE

COMPRENANT

L'Anatomie, la Physiologie
la Pathologie, la Thérapeutique, l'Hygiène et la Prothèse

DE LA BOUCHE

PAR

E. ANDRIEU

Chirurgien-Dentiste

DOCTEUR EN MÉDECINE DE LA FACULTÉ DE PARIS
CHEVALIER DE L'ORDRE DU CHRIST DU PORTUGAL

Médecin-Dentiste de l'hospice des Enfants assistés et de la Maternité

MEMBRE DE LA SOCIÉTÉ MÉDICO-PRATIQUE, ETC.

Cuique pro viribus opus.

PREMIÈRE PARTIE

PARIS
ALEXANDRE COCCOZ, LIBRAIRE-ÉDITEUR
RUE DE L'ÉCOLE-DE-MÉDECINE, 30 ET 32.

1868

TRAITÉ COMPLET

DE

STOMATOLOGIE

DU MÊME AUTEUR

Du traitement de la diarrhée des enfants pendant la première dentition, par le régime lacté et spécialement par la pulpe de viande crue. Thèse in-4, 1859.

Sur un nouveau système de dentiers a base amovible et plastique, Mém. à l'Académie de médecine, en collaboration avec le Dr Delabarre, 1863.

Conseils aux parents sur la manière de diriger la seconde dentition de leurs enfants. — Pourquoi l'on avait autrefois de meilleurs dents qu'aujourd'hui. 1864, in-8.

Quelques vérités sur la manière actuelle de remplacer les dents. In-8, 1866.

Sur l'emploi raisonné du caoutchouc volcanisé ou volcanite comme monture des dents artificielles. In-8, 1867.

Tous ces ouvrages se trouvent à la Librairie de A. Coccoz,
rue de l'École-de-Médecine, 30 *et* 32.

SOUS PRESSE

La deuxième partie du Traité de Stomatologie, comprenant : *la Pathologie* et *la Thérapeutique buccales,* moins celles *des Gencives* et *des Dents* (contenues dans la troisième partie). 1 gros volume in-8.

Du cure-dent et de ses dangers. Broch. in-8.

Paris. — Typ. A. Parent rue Monsieur-le-Prince, 31.

TRAITÉ COMPLET

DE

STOMATOLOGIE

COMPRENANT

L'Anatomie, la Physiologie
la Pathologie, la Thérapeutique, l'Hygiène et la Prothèse

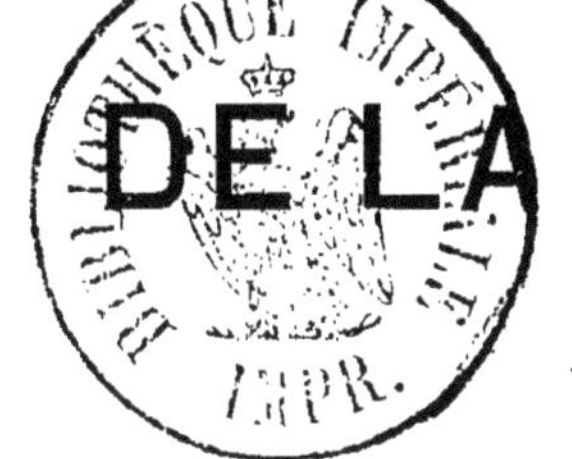

DE LA BOUCHE

PAR

E. ANDRIEU

Chirurgien-Dentiste

DOCTEUR EN MÉDECINE DE LA FACULTÉ DE PARIS
CHEVALIER DE L'ORDRE DU CHRIST DU PORTUGAL
Médecin-Dentiste de l'hospice des Enfants assistés et de la Maternité
MEMRRE DE LA SOCIÉTÉ MÉDICO-PRATIQUE, ETC.

Cuique pro viribus opus.

PREMIÈRE PARTIE

PARIS
ALEXANDRE COCCOZ, LIBRAIRE-ÉDITEUR
RUE DE L'ÉCOLE-DE-MÉDECINE, 30 ET 32.

1868

AVANT-PROPOS

Nous désignons sous le nom de **Stomatologie** la partie de l'art médical qui comprend l'étude de la bouche et de ses maladies, et sous celui de **Stomatologiste** le médecin qui se livre spécialement à cette étude (1).

Le traité de *Stomatologie* que nous publions se compose de quatre parties.

La *première* comprend l'histoire de la bouche dans la série animale ; l'anatomie descriptive, l'histologie, la physiologie et l'anatomie médico-chirurgicale de la bouche dans l'espèce humaine ;

La *deuxième*, la pathologie et la thérapeutique buccales moins celles des gencives et des dents ;

(1) Stomatologie et Stomatologiste, de στόμα, bouche, et λόγος, discours, traité. Au lieu de stomatologiste, on pourrait dire aussi stomatiste, ou même stomatonomiste, de στόμα, bouche, et νόμος, loi ainsi que l'avait proposé Delabarre père.

La *troisième*, la pathologie et la thérapeutique des gencives et des dents, ainsi que l'hygiène de la bouche.

La *quatrième* et dernière enfin, la prothèse buccale et dentaire et tout ce qui se rapporte à la partie mécanique de l'art du Stomatologiste.

INTRODUCTION

Le domaine de l'art médical s'est tellement accru, surtout dans ces derniers temps, qu'il est impossible, même à l'homme le mieux doué, d'en cultiver toutes les parties avec une égale aptitude.

Quelque nécessaire que soit tout d'abord pour le praticien la connaissance complète de la médecine générale, il est cependant certaines parties de l'art de guérir qu'il étudie plus volontiers, qu'il possède par conséquent plus à fond et auxquelles, en définitive, il sacrifie peu à peu et plus ou moins les autres.

Telle est la raison des *spécialités médicales !* spécialités qui primitivement établies en dehors de la Faculté et presque malgré elle par quelques hommes de talent qui leur ont dû leur réputation, sont aujourd'hui admises en principe par le corps médical tout entier.

Il existe en France des spécialistes qui ne s'occupent que des maladies des yeux (les oculistes), de celles des oreilles (les auristes), de celles de la peau (les dermatologistes), etc. (1); il en existe même qui ne traitent que les affections des dents et par suite celles de la bou-

(1) Oculiste, de *oculus*, œil. On dit aussi ophthalmologiste, de ὀφθαλμός, œil; Auriste, de *auris*, oreille, ou otologiste, de οὖς, oreille; dermatologiste, de δέρμα, la peau.

che; mais, il faut bien l'avouer, ces derniers, à quelques rares exceptions près, sont pour ainsi dire reniés par la Faculté : ce sont *des dentistes!*

Certes, personne, à l'époque ou nous vivons, n'aurait la prétention de vouloir démontrer que les maladies de la bouche ne sont pas, la plupart du temps, aussi dangereuses et n'exigent pas une étude aussi approfondie que les maladies des autres régions de notre corps. Il suffirait, en effet, de réfléchir sérieusement un instant pour se convaincre du contraire.

Qui pourrait nier l'importance de la bouche au point de vue de l'ornement du visage, de l'exercice de la parole, de la mastication, de la digestion et par suite de la nutrition? Ne sait-on pas que lorsqu'elle souffre tout l'organisme s'en ressent, et que la vie même peut être mise en danger par la gravité de certaines affections auxquelles elle est exposée?

Pour quel motif existe-t-il donc une différence entre la somme des connaissances que l'on exige de l'oculiste ou de tout autre spécialiste et celle que l'on ne croit pas devoir demander au dentiste?

L'oculiste doit être pourvu d'un diplôme de médecin pour avoir le droit d'exercer sa profession, et c'est justice. Il est bien évident que l'on ne saurait trop prendre de garanties, lorsqu'il s'agit de la santé publique! Mais alors, pourquoi le premier ignorant venu peut-il s'établir dentiste, et par conséquent traiter les maladies de la bouche sans que l'on réclame de lui le moindre brevet de capacité?

Il y a évidemment là une lacune dans la législation médicale actuelle, lacune sur l'existence de laquelle depuis longtemps déjà nous avons en vain attiré l'attention du ministre de l'Instruction publique et du Sénat, mais que nous espérons voir bientôt comblée (1).

Heureusement, et en attendant que ce résultat soit obtenu, quelques jeunes decteurs ont pris à cœur de re-

(1) 1864. Lettre au doyen de la Faculté de médecine.—1865. Mémoire au Ministre de l'Instruction publique. — 1867. Pétition au Sénat. Rapport de M. de Goulhot de Saint-Germain du 23 novembre 1867, dont voici le texte :

« Le Dr Andrieu, médecin dentiste des Enfants assistés et de la Maternité, signale au Sénat les dangers de la liberté absolue qui existe dans l'exercice de la profession de dentiste.

« Il propose, pour parer à ces dangers, une disposition par laquelle nul ne pourrait dans l'avenir se livrer à cette profession sans être au préalable muni du diplôme de docteur en médecine, ou avoir obtenu le titre d'officier de santé.

« A l'appui de sa proposition, le Dr Andrieu fait observer que l'art dentaire ne se borne pas à l'extraction des dents ; mais qu'il comprend la guérison et le remplacement des dents malades, opérations qui non-seulement s'appliquent aux organes les plus délicats, mais encore se rattachent à l'ensemble de la santé et exigent dès lors, chez les opérateurs, des connaissances spéciales en médecine et en chirurgie que ne possèdent point ceux qui, sans études préalables, se consacrent à cette profession.

« Il ajoute que, pour être apte à exercer la profession de dentiste, trois conditions sont nécessaires :

« La première, de connaitre parfaitement l'anatomie de la région buccale, sans quoi les accidents les plus graves se peuvent produire par la lésion des os, des nerfs et des vaisseaux.

« Cette connaissance exige dès lors des études chirurgicales.

« La deuxième, d'être initié à la science médicale, attendu que, dans certains cas, les affections des dents sont uniquement causées par des maladies générales qui exigent des traitements particuliers en dehors de la spécialité dentaire.

« Ces cas sont plus fréquents qu'on ne le suppose et nécessitent dès lors, chez le dentiste, des connaissances en médecine.

« La troisième condition, relative à la prothèse buccale, ten à démontrer que, pour pratiquer cette science, il ne suffit pas d'être mécanicien habile, mais qu'il est nécessaire de posséder des notions anatomiques et physiologiques exactes pour faire avec succès l'ap-

lever par leur talent et leur savoir l'honneur scientifique de la profession de dentiste, et nous sommes convaincu que, guidés par leur exemple, un certain nombre d'élèves en médecine ne craindront plus, comme par le

plication des pièces de prothèse aux parties de la mâchoire avec lesquelles ces corps étrangers doivent être mis en contact.

« Cette branche de l'art dentaire exige donc des connaissances en chirurgie d'autant plus sûres, que la plus légère déviation est susceptible de causer de graves désordres par la déformation des mâchoires, la difficulté de la mastication et l'altération de la parole.

« Telles sont les conditions que le Dr Andrieu signale comme nécessaires à l'exercice de la profession de dentiste ; conditions qui, suivant le pétitionnaire, ne se peuvent rencontrer que chez *le docteur en médecine* ou chez *l'officier de santé.*

« Il demande donc que, sans avoir d'effet rétroactif en ce qui concerne les praticiens en exercice, une loi intervienne pour interdire aux futurs aspirants la faculté d'exercer la profession de dentiste sans justifier *du diplôme de docteur en médecine*, ou tout au moins *du titre d'officier de santé.*

« La question soulevée par le pétitionnaire a été examinée par votre commission avec toute l'attention qu'elle mérite.

« Nul ne peut méconnaître les avantages qu'offrirait au public l'exercice de la profession de dentiste exclusivement confié aux docteurs en médecine et aux officiers de santé. A l'habileté et à la sûreté des opérations, ils joindraient les connaissances en médecine et en chirurgie nécessaires dans certains cas, et offriraient ainsi toutes les garanties que réclame cette partie si importante et si délicate de l'art médical.

« Déjà, à plusieurs époques, le vœu exprimé par le pétitionnaire a été manifesté par les praticiens les plus considérables et les plus expérimentés. Il nous suffira de rappeler ici les témoignages des Drs Catalan, Dubois, Delabarre père et fils, Audibran, dont nous avons consulté les ouvrages, et qui *tous sont unanimes pour réclamer la réforme sollicitée par le Dr Andrieu.*

« Cette réforme toutefois se rattachant aux bases de l'organisation médicale, sur lesquelles nous déclinons toute compétence, votre commission n'a pas cru devoir aller jusqu'à vous proposer le renvoi de la pétition du Dr Andrieu au ministre compétent. Elle pense qu'il lui suffit d'indiquer ici l'intérêt que soulève cette pétition, con-

passé, d'embrasser une carrière dont l'honorabilité ne pourra plus être mise en doute.

L'étude de la bouche et des parties qui s'y rapportent, celle des maladies auxquelles cette région est sujette, les divers modes de traitement employés contre ces maladies, suffisent amplement pour constituer une des spécialités médicales les plus intéressantes, et c'est dans le but d'affirmer pour notre part cette spécialité que nous publions ce travail.

D'ailleurs, il faut bien le reconnaître, si l'étude des maladies de la bouche comme spécialité médicale bien définie ne remonte pas à la plus haute antiquité, il n'en est pas moins vrai que de tout temps il y eut des empiriques ou des savants qui s'en occupèrent, et il suffit de parcourir rapidement l'histoire de la médecine pour se convaincre que cette partie de l'art de guérir ne fut pas moins cultivée que les autres.

Chez les Égyptiens, au dire d'Hérodote, des prêtres se livraient à l'exercice de la médecine de la bouche (1). En Grèce, Esculape III, fils d'Arsippe et d'Arsinoé fut le premier, ainsi que le rapporte Cicéron, qui pratiqua l'extraction des dents (2).

Il fallait, en vérité, qu'on regardât alors cette opération comme ayant une certaine importance, puisque

vaincue que le gouvernement voudra bien l'étudier avec tout le soin qu'elle comporte, et prendra, s'il y a lieu, l'initiative des réformes sollicitées.

« C'est dans cet ordre d'idées que, rendant hommage aux vues éclairées et consciencieuses du pétitionnaire, votre commission m'a chargé de vous proposer le dépôt au bureau des renseignements de la pétition n° 404. » (Adopté par le Sénat.)

(1) Chez les Hébreux, il n'en est que fort peu question.

(2) Cicéron. *De natura Deorum*, livre III.

l'histoire dit qu'Érasistrate trouva dans le temple de Delphes un instrument semblable à ceux dont on se servait pour la pratiquer, c'est-à-dire un maillet de plomb. On admet généralement que c'était une allégorie signifiant qu'il ne fallait ôter les dents que lorsque cela pouvait se faire sans difficulté ni douleurs, alors qu'elles étaient tout à fait ébranlées ; mais nous pensons avec Delabarre père, qu'à côté du maillet en question il devait nécessairement se trouver quelque bout de fer ou poussoir sur lequel on frappait, ce qui complétait le seul moyen connu de les extraire.

En réalité, jusqu'à Hippocrate, nous n'avons aucune notion bien précise sur la médecine de la bouche (1). Mais cet illustre médecin, appelé à bon droit le Père de la médecine, et auquel toutes les parties de l'art de guérir durent tant de progrès, la regarda comme digne de son son attention. Les affections des amygdales, de la luette, des glandes salivaires, de la langue, des gencives, des dents, des mâchoires, etc., furent l'objet de ses soins, et sont étudiées d'une manière remarquable dans les écrits que nous avons de lui.

Dans l'intervalle assez long qui sépare Hippocrate de Celse, nous n'avons que peu de chose à signaler (2).

Dioclès inventa un remède odontalgique dont on retrouve la forme dans Galien ; Hérophile et Héraclide de Tarente s'occupèrent particulièrement des maladies des dents ; enfin Damocrate et après lui Scribonius Largus nous ont laissé les formules de certains remèdes employés dans le traitement des affections de la bouche.

Mais c'est surtout à Celse que nous devons un grand

(1) Hippocrate, né en 460 avant Jésus-Christ, mort suivant les uns à 80 ans, suivant les autres à 100 ans.

(2) Celse vécut au premier siècle de notre ère.

nombre de renseignements sur tout ce qui a trait à ces affections. Ce médecin, qu'on nomma l'Hippocrate latin, regardait l'odontalgie comme un des fléaux de l'humanité et mettait à contribution l'hygiène aussi bien que la thérapeutique pour la guérir. Il pratiquait la chirurgie dentaire, savait faire l'avulsion des dents et avait soin, après la fracture de l'alvéole, d'extraire les esquilles. L'arrangement des dents, le plombage même, ainsi que le limage de ces organes, les soins hygiéniques de la bouche, le traitement d'une foule de maladies de cette région, tout cela se trouve décrit dans son traité de médecine.

De Celse à Galien nous avons peu de progrès à enregistrer. Apollinius fut le premier qui introduisit certains médicaments dans le nez ou les oreilles pour calmer les douleurs de dents. Dioscoride, à qui nous devons de savoir que les anciens se servaient du cure-dent, préconisait les mouchetures contre l'inflammation des gencives (1). Pline sut reconnaître la funeste influence de certaines eaux sur les dents et s'occupa des difformités de la denture (2).

Archigène inventa un petit trépan pour perforer les dents, probablement lorsqu'elles étaient atteintes d'inflammation interne. Cœlius Aurelianus, qui précéda Galien de quelques années, ne se contentait pas de donner des soins locaux à la bouche ; il faisait de la thérapeuthique générale pour les maladies de cette cavité et employait, suivant les cas, les saignées, les évacuants, le repos, l'exercice, etc.

Enfin, vient Galien qui prêta d'autant plus d'attention

(1) Dioscoride vécut au premier siècle de notre ère.
(2) Pline l'Ancien, à la même époque.

aux affections buccales qu'il y était lui-même sujet (1). C'est à lui que nous devons les progrès les plus remarquables dans cette partie de la médecine chez les anciens. Il sut parfaitement distinguer les douleurs des gencives de celles des dents, et par suite, en modifier le traitement. Il distingua aussi la carie dentaire molle ou humide de la carie sèche, reconnaissant le peu de gravité de cette dernière et la tendance au contraire constante de la première à envahir le tissu des dents et à le détruire. Aussi indiqua-t-il divers moyens de convertir la carie humide en carie sèche.

Après Galien, il faut aller jusqu'à Paul d'Egine, pour trouver quelque travail important sur la bouche (2). Cependant Aétius, au ve siècle, et Oribase, médecin de l'empereur Julien, s'en occupèrent. Quand à Paul d'Egine, on trouve dans ses œuvres un résumé complet de tout ce qui était connu de son temps sur ce sujet. Ce médecin, qui dut sa célébrité à la partie chirurgicale de ses œuvres, surpassa ses prédécesseurs, en ce qu'il sut mettre à profit les écrits d'Hippocrate, Celse et Galien, et joindre à ce qu'il en avait appris les résultats de son expérience personnelle. C'est lui qui, chez les anciens, termine la série des médecins illustres qui s'occupèrent de la bouche, et bien que sous les empereurs les soins que l'on donnait à cette partie du corps fussent regardés comme dignes d'un certain intérêt (3), il n'en est pas moins vrai cependant, qu'avec la décadence de l'empire romain, ces soins, presque complétement négligés par les médecins,

(1) Galien, né en 131, à Pergame, fut médecin des empereurs Marc-Aurèle, Verus et Commode.

(2) Paul d'Egine, au VIIe siècle de notre ère.

(3) Sous les empereurs, ceux qui s'occupaient des soins de la bouche et des dents étaient élevés au rang de médecins privilégiés et avaient le droit d'*entraordinaria cognitio*.

passèrent de leurs mains dans celles d'une foule d'ignorants qui prétendirent rivaliser avec les hommes de l'art. Ce fut à cette époque que les baigneurs s'en emparèrent et prirent ce fameux titre de *dentistes*, presque synonyme aujourd'hui de *charlatans* !

On le voit, par ce court historique, l'étude de la bouche et de ses maladies n'est pas nouvelle ; mais tous les travaux que nous venons de mentionner ont été tellement surpassés par les travaux modernes, que l'on peut dire avec raison que la stomatologie n'est sortie de son enfance qu'à l'époque où l'anatomie fut cultivée en Europe et où l'organisation de la bouche fut connue dans ses détails intimes, c'est-à-dire il y a à peine quelques siècles.

En effet, le premier traité vraiment spécial sur les dents, celui de Riff, ne parut qu'en 1518. En 1563, Eustachi décrivit avec le plus grand soin l'anatomie de ces organes et leur reconnut deux substances dont il compara l'une, c'est-à-dire l'émail, à l'écorce des arbres. Un peu plus tard, en 1580, Urbain Hémard donna une théorie de leur développement. De 1585 à 1728, époque à laquelle fut publié le livre de Fauchard, Fallope, Dulaurent et Dionis nous transmirent ce que l'on savait de leur temps sur les affections buccales, et enfin Fauchard fit paraître le traité qui lui valut le nom de *Père de l'art du dentiste*. On y trouve l'histoire du ramollissement ou des abcès de la pulpe dentaire, sans altération du reste de la dent, et l'application du trépan pour perforer le tissu dentaire et donner issue au pus ; l'art de remplacer méthodiquement les dents manquantes ; la manière de remédier aux défectuosités du palais par l'application d'obturateurs ; le moyen de plomber les dents ; enfin une foule d'observations et de procédés jusqu'alors inconnus, et qui ont fait faire un pas immense à cette partie de la médecine.

Après Fauchard, Bunon, Bourdet et Laforgue publièrent divers écrits sur ce sujet; mais l'auteur qui le premier donna un véritable traité de stomatologie est Jourdain. Ce traité parut en 1778, sous le titre de : *Maladies chirurgicales de la bouche et des parties qui y correspondent.*

A peu près en même temps et en Angleterre, Hunter, qui, dès 1745, faisait un cours public sur l'histoire naturelle des dents humaines, publia ses recherches si remarquables sur ces organes et leurs maladies, et son exemple fut bientôt suivi par Blake et Fox (1).

Depuis cette époque, il a paru en France, en Angleterre, en Allemagne et en Amérique, un grand nombre de travaux, dont les plus récents surtout sont d'un grand intérêt, sur l'anatomie, la physiologie, la pathologie, la thérapeutique et la prothèse buccales; mais ces travaux sont isolés et ne traitent que de l'une ou de l'autre de ces parties en particulier.

Nous avons essayé de les réunir d'une manière claire et précise en un résumé auquel nous avons ajouté ce que nous a enseigné notre propre expérience; et c'est ce résumé que nous publions aujourd'hui, comme représentant l'état actuel des connaissances en stomatologie.

C'est un livre écrit principalement pour les médecins et les élèves en médecine qui se destinent à cette spécialité; mais il peut être utile aussi bien *aux praticiens qui s'occupent de médecine générale qu'aux dentistes pro-*

(1) Le Traité de Hunter sur les dents parut en 1771, et le Traité sur leurs maladies en 1778.

prement dits. Les premiers, en effet, y trouveront, avec l'histoire et le traitement des maladies qu'ils connaissent déjà, tout ce qui a trait à l'art dentaire ; et les seconds, à leur tour, pourront y puiser les notions de médecine générale qui leur sont si nécessaires.

Il n'existe aucun ouvrage récent pouvant remplir le même but. Le nôtre, à défaut d'autre mérite, a donc celui de l'opportunité. Nous avons cru son existence sinon nécessaire, au moins fort utile, et c'est ce qui nous a soutenu dans les longues recherches que sa rédaction a exigées.

TRAITÉ

DE

STOMATOLOGIE

PREMIÈRE PARTIE

CHAPITRE PREMIER

DE LA BOUCHE DANS LA SÉRIE ANIMALE

§ 1er

Avant d'étudier la bouche telle qu'elle est dans l'espèce humaine, c'est-à-dire à l'état le plus parfait, il nous a paru digne d'intérêt, et nous croyons qu'il doit en être ainsi pour tout stomatologiste, de connaître les principales conformations de cette partie du corps chez les diverses classes d'animaux, depuis celle où elle n'est que rudimentaire, jusqu'à celle où elle atteint son plus haut degré de complication.

L'existence de la bouche est pour ainsi dire constante dans la série animale. Cependant il est quelques êtres au bas de l'échelle zoologique chez lesquels on ne trouve pas de tube digestif, ni par conséquent de bouche; tels sont les spongiaires, quelques infusoires et un certain nombre d'helminthes. Mais, d'une manière générale, on peut dire que, chez presque tous les animaux, il existe une cavité alimentaire et un orifice à cette cavité. Nous ajoutons que la constance même de l'existence de cet orifice prouve qu'il est une des parties les plus nécessaires à l'animal, et par cela seul le rend digne de toute l'attention du médecin.

§ 2. – Embranchement des zoophytes (1).

Chez les *Spongiaires*, il n'existe pas de bouche. Ces êtres, qui ne sont que des espèces de tubes membraneux, comparables à des polypes sans tentacules et réduits à leur plus simple expression, existent seulement dans les vacuoles de la masse fibreuse, qui constitue plus tard l'éponge usuelle. Les éponges ne ressemblent véritablement à des animaux que pendant les premiers temps de leur vie. Leurs œufs produisent des embryons non ciliés, dans l'intérieur desquels s'organisent des cellules contractiles, puis des spicules qui se couvrent enfin de cils vibratiles. Ces embryons se réunissent plusieurs ensemble, pour former une colonie, dans laquelle leur individualité paraît assez confuse. Leur corps absorbe par toute sa surface les substances liquides dans lesquelles il nage ; mais il n'y a pas trace de tube digestif, ni par conséquent de bouche (Moquin Tandon).

Chez les *Infusoires*, on commence à voir des rudiments de cavité digestive. Mais l'espèce de petite ampoule qui la compose n'a pas toujours d'orifice. Quelquefois elle en a un seul, qui sert en même temps de bouche et d'anus. D'autres fois enfin, lorsqu'elle se compose de plusieurs ampoules groupées autour d'un canal qui sert de tube digestif, elle a un orifice d'entrée et un orifice de sortie (Milne-Edwards).

Les *Polypes*, dont la cavité digestive occupe d'ailleurs presque tout le corps, n'ont qu'un orifice à la fois buccal et anal qui fait commu-

(1) Tableau de cet embranchement, le 4e dans la série animale, d'après M. Milne Edwards :

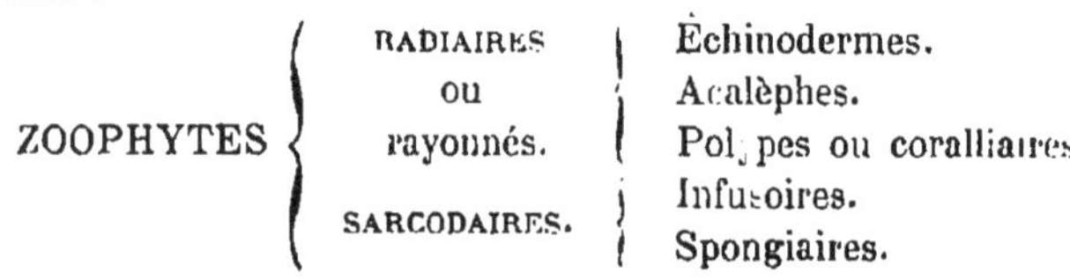

ZOOPHYTES	RADIAIRES ou rayonnés.	Échinodermes.
		Acalèphes.
		Polypes ou coralliaires.
	SARCODAIRES.	Infusoires.
		Spongiaires.

niquer cette cavité avec l'extérieur. Cet orifice est contractile et entouré de tentacules préhensiles plus ou moins nombreux, qui servent de bras et permettent à ces animaux de saisir leur proie et de la porter vers leur bouche. Ces bras ou appendices filiformes sont garnis d'un grand nombre de tubérosités disposées en spirale et recélant dans leur intérieur de petites capsules pourvues chacune d'un fil exsertile. Ces fils sont lancés au dehors sous l'influence du contact d'un corps étranger, et s'enroulent autour de ce corps ou pénètrent dans sa substance.

Dans les *Acalèphes*, la cavité intérieure ou poche stomacale communique directement au dehors, tantôt par une seule ouverture, tantôt par un grand nombre de pores placés à l'extrémité libre des tentacules ; quelquefois même il y a autant de poches stomacales que de tentacules, et par conséquent autant de bouches.

Chez quelques *Échinodermes*, le tube digestif n'est pas une simple excavation de la masse du corps, mais en est parfaitement isolé. Il est long, replié, attaché aux côtés du corps par une mésentère, et terminé par une bouche et un anus. Chez d'autres, il existe un appareil de mastication fort remarquable, composé de cinq dents enchâssées dans une charpente calcaire très-compliquée.

Chez les *Oursins*, cet appareil se compose de vingt-cinq pièces principales, rigides et très-riches en carbonate calcaire, dont les plus importantes constituent par leur réunion cinq grosses mâchoires qui ont la forme de pyramides renversées, et qui sont unies entre elles par des cloisons musculaires. Ces mâchoires sont terminées inférieurement par une dent tranchante, et les muscles qui s'y insèrent sont disposés de façon à les rapprocher ou à les écarter de l'axe du corps, et par conséquent à dilater ou à resserrer le cercle formé par leur assemblage (MilneE dwards).

Enfin, chez les *Holoturides*, la partie antérieure du tube alimentaire serait pourvue, suivant Valentin, d'organes salivaires représentés par de petits corps blancs plus ou moins nombreux, placés près de la bouche.

Dans les cinq classes de zoophytes que nous venons de passer en revue, le système nerveux est nul ou tout à fait rudimentaire. Il est donc privé aussi bien d'organe du goût que des autres organes spéciaux des sens.

§ 3. — Embranchement des mollusques (1).

Dans cet embranchement, la bouche est encore fort peu compliquée. Il existe toujours chez ces animaux un intestin complet à deux ouvertures le plus souvent rapprochées. On trouve même des glandes salivaires à l'entrée de ce canal, mais aucun organe du goût n'a encore pu y être découvert.

Les *Bryozoaires* ont le corps en forme d'urne ou d'ampoule. Leur bouche placée à la partie antérieure est entourée de tentacules garnis de cils vibratiles dont la fonction est de produire dans l'eau des courants qui entraînent les aliments vers cette ouverture. Ces tentacules disposés en couronne et s'écartant vers leur extrémité libre forment une sorte d'entonnoir. Leur base est quelquefois garnie d'une bordure membraneuse dont une portion se développe et forme un opercule qui se rabat sur la partie voisine du corps de l'animal; ainsi que cela se voit chez les Eschares, les Flustres, les Salicornaires, etc. (Milne Edwards). D'autres fois enfin, cette bordure membraneuse est indivise et les tentacules qui y sont insérés sont placés de manière à présenter un double panache comme cela existe chez les polypes à panache (Tremblay). La bouche située au fond de cette espèce d'entonnoir dont nous venons de parler est généralement circulaire, mais quelquefois en forme de croissant. Elle est nue ou précédée d'un petit prolongement labial appelé épistome dont l'existence a servi de caractère distinctif pour diviser les bryozoaires en deux catégories : ceux qui en sont munis et ceux qui en sont dépourvus (Allmann).

Les *Tuniciens* ont la partie antérieure du corps occupée par une grande cavité, dont les parois sont garnies de franges vibratiles, qui correspondent aux tentacules des Bryozoaires, mais qui, au lieu

(1) Troisième embranchement de la série animale, d'après Milne Edwards :

<table>
<tr><td rowspan="6">MALACOZOAIRES
OU
MOLLUSQUES</td><td rowspan="4">MOLLUSQUES PROPREMENT DITS.</td><td>Céphalopodes.</td></tr>
<tr><td>Ptéropodes.</td></tr>
<tr><td>Gastéropodes.</td></tr>
<tr><td>Acéphales.</td></tr>
<tr><td rowspan="2">MOLLUSCOÏDES.</td><td>Tuniciens.</td></tr>
<tr><td>Bryozoaires.</td></tr>
</table>

d'être en dehors sont en dedans dans le vestibule et c'est l'entrée du vestibule qui constitue la bouche de ces animaux (Savigny). Les Tuniciens comme les Bryozoaires ne trouvent leur nourriture que dans les matières que les courants d'eau apportent à cet orifice.

Chez les *Acéphales*, la bouche est cachée dans le fond ou entre les plis du manteau, et se trouve à l'une des extrémités de la base de l'abdomen. Elle est dépourvue de dents; mais elle est munie latéralement de deux paires de tentacules lainelleux. L'anus est situé au bord postérieur de la base de l'abdomen.

Chez les *Brachiopodes*, la bouche est située entre deux appendices qui s'enroulent en spirale et qui semblent tenir lieu des lobes tentaculifères des Bryozoaires.

Chez les *Térébratules*, ces appendices que l'on a appelés bras sont très-considérables et sont portés sur une charpente intérieure calcaire. Ils sont peu protractiles, mais les franges qui les garnissent sont très-mobiles et les courants d'eau qu'ils établissent suivent une sorte de gouttière longitudinale creusée à leur face interne et qui va aboutir sur le côté de la bouche (Milne Edwards).

Chez les *Lamellibranches*, les bras sont remplacés par des lobes membraneux ayant la forme de voiles triangulaires striés à leur surface et garnis de cils vibratiles.

Chez les *Dentales*, il existe une espèce de râpe buccale située dans l'arrière-bouche, ainsi que deux houppes de filaments vermiformes et élargis à leur extrémité en forme de palettes (Lacaze Duthiers).

Chez les *Ptéropodes*, l'orifice buccal est pourvu de chaque côté d'une expansion en forme d'aile. Chez ceux *qui sont nus*, il existe des organes préhensiles qui servent aussi à la locomotion. Ils ont l'aspect de papilles ou de tentacules très-courts armés de petites ventouses (Eschricht). La bouche se prolonge souvent en forme de trompe rétractile et renferme un appareil lingual garni d'une râpe qui se compose d'une série de pièces longitudinales mousses et d'un grand nombre de crochets. Il existe chez ces animaux des organes salivaires volumineux.

Chez les *Ptéropodes conchylifères* il n'en est pas de même. La langue est peu compliquée et il n'existe pas d'organes salivaires.

Les *Gastéropodes* ont la tête garnie de deux, quatre ou six tentacules placés au-dessus de la bouche. Celle-ci elle-même est entourée de lèvres contractiles et parfois armée de dents cornées qui occupent le palais. D'autres fois la partie antérieure de l'œsophage est très-charnue et possède la faculté de se porter au dehors de manière à simuler une trompe. Enfin, l'estomac est lui-même, dans certaines espèces, garni de pièces cartilagineuses, propres à diviser les aliments.

Les gastéropodes ne se contentent pas de se nourrir des aliments que les courants d'eau leur apportent. Comme ils sont organisés pour la locomotion, ils peuvent aller à la recherche de leur nourriture et s'en emparer. Leur bouche occupe l'extrémité antérieure du corps, elle y est entourée de glandes salivaires. Elle est plus ou moins protractile et quelquefois munie d'une trompe dont la longueur peut être considérable. En arrière de la bouche, le bulbe pharyngien qui porte les organes sécateurs est représenté par une ou plusieurs lames maxillaires qui en garnissent la voûte et par une sorte de râpe allongée ou langue qui en occupe le fond.

L'appareil maxillaire manque quelquefois. D'autres fois, il est simple et placé transversalement dans la paroi du palais et son bord libre est armé de denticules. Chez d'autres, il est triple c'est-à-dire composé d'une partie médiane et de deux parties latérales; enfin les parties latérales seules peuvent exister.

L'appareil lingual a pour base une pièce cartilagineuse en forme de fer à cheval et porte à sa face supérieure une râpe garnie de crochets ou tubercules. Ces crochets sont en général durs à la partie antérieure de l'appareil et plus mous à la base de la langue. L'appareil agit à la manière d'une scie articulée. Lorsqu'il est situé à l'extrémité d'une trompe grêle et allongée, il permet à l'animal de tarauder la coquille des mollusques dont il se nourrit; de creuser des excavations profondes dans les plantes marines; mais le plus souvent il n'est employé qu'à pousser les matières alimentaires de la bouche vers l'œsophage (Milne Edwards).

Les *Céphalopodes* ont un tube digestif plus compliqué que les mollusques des classes précédentes. Leur bouche entourée d'une lèvre circulaire est armée de deux mâchoires et munie d'une couronne d'appendices charnus, qui servent à la fois de pieds et de bras. Ils ont des glandes salivaires très-développées. Tous sont voraces et se nourrissent de crustacés ou de poissons qu'ils saisissent avec leurs bras et broient avec leurs mandibules acérées. Ces mandibules sont portées par une masse charnue de forme sphéroïdale et se composent chacune de deux lames solides, convexes et concentriques, écartées entre elles postérieurement, mais confondues antérieurement en un bord tranchant tourné en manière de crochet (Milne Edwards). Outre ces mandibules, il existe une râpe linguale analogue à celle des gastéropodes. Au devant de la langue se trouvent aussi des papilles charnues qui paraissent constituer un instrument de dégustation; mais cela n'est pas encore bien prouvé. Des papilles semblables se trouvent également au fond de la cavité pharyngienne (Owen).

Quant à l'appareil salivaire, il se compose de deux paires de glandes dont les conduits s'ouvrent à l'entrée de l'œsophage et à la base de la langue (Cuvier).

§ 4. — Embranchement des annelès (1).

On le voit, à mesure que l'on s'élève dans la série animale, la structure de la bouche se modifie en se perfectionnant. Dans l'embranchement des *Annelés* ce phénomène est peut-être plus notable encore, et à part quelques rares espèces chez lesquelles cet orifice n'est que rudimentaire, ces animaux ont une bouche singulièrement compliquée. Ils ont un tube digestif qui s'étend d'un bout du corps à l'autre et qui se termine par une bouche du côté de la tête et par un anus à l'extrémité opposée.

La bouche est garnie de mâchoires ou d'instruments spéciaux pour la préhension des aliments; seulement ces mâchoires ne sont plus situées les unes devant les autres comme chez les mollusques, mais latéralement et par paires.

Le sens du goût existe chez ces animaux, on n'en peut pas douter.

(1) Deuxième embranchement de la série animale, d'après Milne Edwards :

ANNELÉS OU ENTOMOZOAIRES	ARTHRODIAIRES OU ARTICULÉS.	Insectes.
		Myriapodes.
		Arachnides.
		Crustacés.
	VERS.	Annélides.
		Helminthes ou Nématoïdes.
		Rotateurs.
		Turbellariés.
		Trématodes.
		Cestoïdes.

Tout le monde sait que les sangsues recherchent le sang, aiment la saveur du lait et de l'eau sucrée. La mouche commune préfère les aliments sucrés ; les chenilles ne se nourrissent que d'une certaine espèce de feuilles, etc., et certes ce choix ne saurait être fait par ces animaux s'ils n'étaient pas doués de la faculté de gustation. Mais on n'est pas d'accord sur le siége de l'organe qui lui est affecté. De Blainville pensait qu'il était situé à la partie inférieure de la cavité buccale chez un certain nombre d'insectes, et que chez d'autres, c'était la trompe qui servait à cet usage. Suivant Knox, les palpes en seraient chargés. En somme, on ne sait rien de bien précis à cet égard.

Les *Cestoïdes* ou *Ténioïdes* qui forment la dernière classe de cet embranchement sont des vers intestinaux comme les helminthes dont nous parlerons bientôt, mais qui n'ont pas le même mode d'organisation. Suivant Linnée, ces animaux n'auraient pas de tête ; cependant il existe à la partie antérieure de leur corps un petit renflement auquel on peut donner ce nom. Chez les Tænias on voit, rangés circulairement et latéralement, quatre petits mamelons munis chacun d'un suçoir circulaire que l'on peut regarder comme une ventouse. Un peu en avant de ces mamelons et formant l'extrémité de la tête, se trouve une espèce de trompe rudimentaire armée d'une double couronne de crochets. Cette trompe, suivant quelques auteurs, serait percée d'une ouverture ou bouche, et les suçoirs seraient des bouches accessoires (1). Mais la trompe est réellement imperforée.

D'ailleurs comme le tube digestif est composé de quatre petits canaux filiformes qui partent des suçoirs, et que ces canaux n'ont aucun rapport avec la trompe, il s'ensuit que l'on doit regarder ces suçoirs comme les bouches des tænias. Chez le bothriocéphale les orifices buccaux ne sont qu'au nombre de deux. Ils sont formés par deux fosettes latérales oposées et allongées (2). Suivant d'autres auteurs, la bouche proprement dite se trouverait en avant entre les deux dépressions (3).

Les *Trématodes*, qui font partie aussi des vers intestinaux, ont le

(1) Virey, par cette raison, avait appelé ces animaux *pentastomes*.

(2) Rudolphi n'admet que deux orifices buccaux.

(3) Bremser est de cet avis et prétend l'avoir vue ainsi placée chez le bothriocéphale du turbot.

corps plat et sans divisions transversales distinctes. Chez ces animaux la partie antérieure du corps est rétrécie en forme de col surmonté d'une petite dilatation céphalique. C'est au centre de cette dilatation que se trouve la bouche.

La classe des *Helminthes* ou *Nématoïdes* se compose de vers intestinaux qui ont le corps cylindrique et atténué aux deux extrémités. Leur canal intestinal est simple et étendu d'un bout du corps à l'autre. La bouche placée à la partie antérieure est un peu triangulaire et entourée de trois petits renflements nommés valves qui présentent une petite cavité à leur base intérieure. Cette bouche communique avec un œsophage visible à travers la peau et formé de parois épaisses et musculeuses (Moquin-Tandon).

Les *Turbellariés*, dont l'appareil digestif est ramifié et terminé en cul-de-sac, n'ont rien de particulier sous le rapport de la bouche.

Les *Rotateurs* ont été étudiés avec soin par M. Ehrenberg. Ils ont un canal digestif droit avec deux orifices opposés et sont pourvus d'une paire de mandibules engagées dans un bulbe pharyngien musculaire. Ces mandibules sont disposées de manière à pouvoir s'écarter ou se rapprocher de la ligne médiane et peuvent même se porter au dehors pour saisir la proie. Leur bouche est située entre leurs organes rotatoires, et le tourbillon produit par ces organes y aboutit directement.

Enfin les *Annélides*, qui complètent les diverses classes des vers, ont leur bouche située à l'extrémité antérieure du corps ou à la face inférieure de la tête. Cet orifice est souvent muni d'une trompe protractile et de mâchoires en forme de crochets cornés. D'autres fois, il est bordé de lèvres épaisses qui saisissent les aliments ou contribuent à la succion. Chez un certain nombre de ces animaux il est garni de cirrhes très-érectiles ou de tentacules servant à la préhension des aliments.

Parmi les annélides se trouvent les Hirudinées ou Sangsues, dont l'organisation buccale est fort remarquable. L'extrémité antérieure du corps présente une ventouse ovale concave, en bec de flûte à lèvre supérieure presque lancéolée. La bouche est pourvue de trois mâchoires garnies de denticules. Ces mâchoires, placées longitudinalement, sont des corps demi-lenticulaires cartilagineux offrant un côté fixe pourvu d'une racine implantée dans les chairs, et d'un bord libre tranchant, garni d'une rangée de denticules serrées les unes contre les autres et de grosseur inégale. Un peu en avant de ces organes maxillaires, il existe dans la ventouse un anneau tendineux assez fort qui forme la circonférence de la bouche (Moquin-Tandon). On peut regarder comme des glandes salivaires les corpuscules arrondis, situés autour de la partie antérieure du canal intestinal, corpuscules dont les conduits extérieurs après s'être anastomosés entre eux viennent s'ouvrir dans ce canal (Brandt).

Parmi les *Crustacés* les uns se nourrissent d'aliments solides, les autres ne vivent que de substances liquides. Chez les premiers, nommés broyeurs, masticateurs, il existe au devant de la bouche une lèvre courte et transversale suivie d'une paire de mandibules, puis une lèvre inférieure, une ou deux paires de mâchoires proprement dites et souvent, une ou trois paires de mâchoires auxiliaires nommées pattes-mâchoires et qui servent à la préhension des aliments.

Chez les *Crustacés décapodes* l'appareil buccal est logé dans une sorte de fosse limitée en avant par la région antennaire, sur les côtés par les prolongements ptérygostomiens de la carapace et en arrière par le plastron sternal. Ces limites forment le cadre buccal. Ce cadre renferme une lèvre supérieure, une lèvre inférieure et six paires de membres.

La première paire représente les mandibules dont le bord antérieur donne insertion à un petit appendice ou palpe maxillaire. Ces mandibules ont pour usage de couper et de broyer les aliments. Puis viennent les mâchoires proprement dites qui sont lamelleuses et ne servent, pour ainsi dire, qu'à retenir les aliments, et enfin les trois dernières paires ou pattes-mâchoires, dont l'usage est le même que celui des mâchoires.

Chez tous les crustacés les cinq paires de pattes proprement dites qui suivent l'appareil buccal servent à la locomotion. Cependant il existe quelques espèces chez lesquelles la première paire se termine par une forte pince qui devient un organe de préhension et de défense. Cette paire devient donc en ce cas complémentaire des paires buccales (Milne Edwards). Chez d'autres crustacés, les *Squilles*, par exemple, les trois paires de pattes suivantes se changent en pieds-mâchoires accessoires qui sont préhensiles à leur extrémité. Chez les *Édriophthalmes*, au contraire, l'appareil buccal se réduit à quatre paires de membres; les deux autres ne forment plus des pieds-mâchoires, mais bien des pattes qui ne servent qu'à la locomotion.

Enfin, chez les *Cirrhipèdes*, les membres qui, chez les autres crustacés, sont affectés à la locomotion, deviennent des appendices minces, bifides et garnis de longues soies destinées à produire des courants en se rabattant vers la bouche. Ils sont donc affectés à la digestion seule (Milne Edwards).

Chez les *Crustacés suceurs*, qui vivent toujours en parasites sur d'autres animaux, la bouche se prolonge en une espèce de tube dans l'intérieur duquel se trouvent des appendices pointus qui font l'office de petites lancettes et qui représentent les mandibules. Les mâchoires restent alors à l'état rudimentaire et les pattes auxiliaires servent à fixer l'animal sur sa proie.

Les *Arachnides* ont la bouche située à la partie antérieure du céphalothorax. Cet orifice diffère suivant que ces animaux se nourrissent d'insectes qu'ils saisissent vivants ou vivent en parasites. Chez les premiers la bouche se compose de deux mandibules ou pièces articulées en forme de petites serres et armées de crochets mobiles, de deux mâchoires portant chacune un grand palpe de plusieurs articles, d'une languette placée au-dessous des mandibules et fixée entre les mâchoires, enfin d'une lèvre inférieure. C'est à l'extrémité des crochets des mandibules que se trouve la petite ouverture du canal excréteur de la glande venimeuse dont la nature a pourvu ces animaux, ouverture par laquelle ils versent le liquide sécrété par cette glande dans les plaies qu'ils font aux insectes qu'ils chassent.

Chez les *Arachnides parasites*, la bouche a la forme d'une petite trompe d'où sort une espèce de lancette formée par les mâchoires.

Dans la classe des *Myriapodes*, la bouche est conformée pour la mastication. Dans l'ordre des *Chilopodes*, il existe d'abord une lèvre supérieure ou labre, puis quatre paires d'appendices formant une paire de mandibules, une paire de mâchoires antérieures, une paire de mâchoires postérieures, enfin des pattes-mâchoires réunies à leur base par une lèvre inférieure. C'est à l'aide de ces pattes-mâchoires que ces animaux saisissent leur proie, et c'est par la pointe de leurs crochets que sort le venin dont ils sont pourvus. Dans l'ordre des *Chilognathes*, l'appareil buccal se réduit à une lèvre supérieure rudimentaire suivie d'une paire de mandibules et d'une paire de mâchoires formant la lèvre inférieure. Les deux paires de pattes suivantes ne servent qu'à retenir les aliments (Savigny). On a trouvé des rudiments de glandes salivaires chez les *Myriapodes* (Longet).

Les *Insectes* sont remarquables par la complication de leur bouche et de leurs organes de préhension des aliments. Les appendices buccaux sont conformés de diverses manières suivant que l'animal est broyeur ou suceur.

Lorsque l'insecte est carnassier ou phytophage, sa bouche se compose, le plus souvent, d'une lèvre supérieure ou labre et de chaque côté d'une grosse dent mobile ou mandibule sans appendice palpiforme. En arrière des mandibules se trouvent les mâchoires, dont chacune est munie en dedans d'une lame garnie de poils ou de dentelures et en dehors d'une ou deux petites tiges appelées palpes maxillaires. Plus en arrière encore on aperçoit la languette et les palpes labiaux et enfin le menton.

Revenons maintenant sur chacune de ces parties d'une manière un peu moins succincte. Le labre, chez les *Orthoptères* par exemple, est un lobe corné attaché au bord inférieur de la partie frontale de la tête et descendant au devant des mandibules. Chez d'autres insectes il est caché sous un prolongement frontal comme chez les hannetons.

Les mandibules sont situées sur le bord de la bouche, opposées l'une à l'autre. Chaque mandibule est composée d'un seul article dont le bord interne est muni de prolongements dentiformes, ainsi que d'une sorte de brosse située près de sa base (Strauss). Tantôt ces mandibules sont préhensiles et sont simples ou bifides. D'autres fois elles sont lacérantes et leur bord interne est dentelé. Il existe même à la base une saillie plus grosse que les autres que l'on a nommée dent molaire (Cuvier). Les mandibules peuvent aussi être incisives, broyeuses, rongeuses suivant leur forme et les usages auxquels elles sont destinées.

Les mâchoires se composent d'une base appelée corps ou support terminée par trois branches. La branche externe, représentée par un appendice filiforme et mobile, constitue un palpe. La branche moyenne présente différentes formes : tantôt elle représente un casque ; d'autres fois elle est garnie de poils rigides et devient préhensile; elle peut aussi être filiforme et constituer un palpe surnuméraire. La branche interne forme souvent à elle seule la partie préhensile de la mâchoire. Elle peut aussi être lamelleuse ou n'exister qu'à l'état rudimentaire. Lorsque chez les insectes les mâchoires sont armées de crochets puissants, ces crochets sont presque toujours portés par la branche interne de ces organes (Milne Edwards).

La lèvre inférieure est un organe double analogue aux mâchoires et composé d'une paire de membres réunis à leur base. Leur support impair forme le menton, et la paire d'appendices grêles qui terminent du côté externe ces mâchoires postérieures, porte le nom de palpes labiaux.

Enfin la languette est formée par les parties qui se trouvent en avant du menton entre les deux palpes; elle correspond aux branches moyennes et internes des deux mâchoires proprement dites (Milne Edwards).

Mais ces différents organes de l'appareil buccal ne sont pas toujours aussi compliqués. Il arrive quelquefois que les mâchoires et les mandibules sont réduites à une seule pièce cornée en forme de crochet, ainsi que cela se voit chez les *Podurelles* (Nicolet).

Outre cet appareil que nous venons de décrire, il existe dans l'intérieur de la bouche des insectes masticateurs, une série de parties saillantes qui interviennent dans le travail de la mastication. Ces parties sont situées d'une part à la paroi supérieure de la bouche et d'autre part à la paroi inférieure. La réunion des premières forme l'hypopharynx; elles sont formées par un repli des téguments de la cavité buccale (1).

Chez les insectes lécheurs qui se nourrissent de matières plus ou moins liquides qu'ils prennent avec une langue longue et flexible, l'appareil, tout en étant composé des mêmes parties que les insectes broyeurs, est cependant différent.

Chez les *Hyménoptères* il existe un labre, une paire de mandibules qui ne sont plus des instrumeuts de préhension mais d'architecture, puis un faisceau de lamelles allongées, le plus souvent au nombre de sept qui sont les analogues des mâchoires et de la lèvre inférieure chez les insectes masticateurs. La langue déliée et flexible dont l'animal se sert pour lécher le miel est formée par la réunion des parties dont se composent les lobes moyens de la languette chez les orthoptères, et les mâchoires au lieu de former une pince accessoire ne font plus qu'une gaîne bivalve destinée à protéger la languette dans l'état de repos (Milne Edwards).

(1) On a quelquefois donné à l'hypopharynx le nom de langue.

Lorsque l'insecte est suceur, le labre ou les mâchoires s'allongent en une trompe qui contient des filaments en forme de lancettes, filaments qui ne sont que des modifications, des mandibules ou des mâchoires.

Chez les *Lépidoptères*, la bouche est prolongée en une sorte de pipette flexible, qui peut atteindre une longueur considérable. Elle consiste en un tube composé de deux pièces semi-cylindriques creusées en gouttière et réunies par leurs bords. De chaque côté de sa base se trouve un palpe qui s'avance comme une sorte de corne et au devant on voit trois petites pièces semblables à des écailles. Suivant Savigny, ces trois pièces sous-frontales sont les analogues du labre et des mandibules, les deux grands palpes représentent la lèvre inférieure, et la trompe elle-même est formée par les mâchoires (Savigny).

Chez les *Hémiptères*, la trompe n'est pas une simple pipette, mais un tube dans l'intérieur duquel on trouve deux paires de stylets mobiles destinés à faire la piqûre dans laquelle la trompe s'engage et pompe le liquide. C'est le rostre de Linnée ou promuscis de Kirby. Dans ce cas c'est la lèvre inférieure et le labre qui forment une paire de stylets et les mandibules une autre paire.

Chez les *Diptères* et en particulier chez le cousin, la bouche se compose d'un étui grêle et allongé, qui loge une espèce de dard, et d'une paire de petits palpes situés à la base de l'étui. Le dard se compose de cinq aiguilles réunies en faisceau, embrassé lui-même par une sixième lancette infléchie latéralement en manière de gouttière renversée. Mais ces parties peuvent toujours être ramenées par l'analyse aux divers organes que nous avons décrits comme fondements de l'appareil buccal des insectes.

Les glandes salivaires manquent chez un certain nombre d'insectes. Lorsqu'elles existent, elles consistent en une paire de tubes grêles comme chez les papillons, certains coléoptères et un petit nombre de diptères et de nevroptères; ou bien en une paire de poches plus ou moins compliquées, munies d'un canal excréteur, poches qui ne sont que les réservoirs des ampoules glandulaires qui produisent la salive. Enfin, chez certains hémiptères l'appareil salivaire se compose de deux ou plusieurs paires d'organes secrétoires fort compliqués.

§ 5. — Embranchement des vertébrés (1).

Chez les *Vertébrés*, la bouche, bien qu'elle livre passage au fluide respirable, ne loge jamais les organes de la respiration et appartient essentiellement au tube digestif. Sa conformation varie suivant que les aliments dont ces animaux se nourrissent sont liquides ou solides. Chez ceux qui sont exclusivement suceurs elle à la forme d'une ventouse; mais cette organisation est très-rare et ne se trouve que chez certains poissons. Chez tous les autres vertebrés l'organisation de l'appareil buccal est très-compliquée et consiste en une espèce de pince à deux branches, destinée à saisir les corps solides et à les préparer à la déglutition. Mais ces pinces au lieu d'agir comme chez les crustacés et les insectes en s'écartant latéralement et en se rapprochant dans le même sens, se meuvent en sens inverse, c'est-à-dire de haut en bas.

Cet appareil dont une branche, la supérieure, est presque toujours immobile, tandis que l'inférieure s'élève et s'abaisse alternativement, est formée par deux mâchoires. Le squelette de ces mâchoires est parfois cartilagineux, mais le plus souvent osseux. Il a pour tégument en dehors la peau, et en dedans la muqueuse.

La ligne de réunion de la peau à la muqueuse circonscrit l'orifice buccal et les bords de cet orifice constituent les lèvres.

Les lèvres existent chez divers poissons, chez quelques batraciens, mais surtout chez les mammifères (2). Dans cette dernière classe elles jouent un rôle puissant, non-seulement dans la préhension, mais encore dans la division des aliments. Elles permettent à l'animal de les saisir et de les retenir pendant la mastication. C'est donc une espèce de cloison intermittente douée de mouvements actifs. Chez certains mammifères cette cloison recouvre d'une manière per-

(1) Premier embranchement de la série animale, d'après Milne Edwards :

OSTÉOZOAIRES ou VERTÉBRÉS	VERTÉBRÉS ALLANTOÏDIENS.	Mammifères. Oiseaux. Reptiles.
	VERTÉBRÉS ANALLANTOÏDIENS.	Batraciens. Poissons.

(2) Chez le barbeau, il existe une lèvre supérieure fort grosse. Chez les grenouilles et les crapauds, les lèvres sont très-courtes.

manente la partie postérieure des mâchoires et forme ce que l'on nomme les joues.

Lorsque ces joues sont très-extensibles, elles constituent dans l'intervalle qui les sépare des mâchoires, un réservoir pour les aliments, et lorsque l'espèce de poche ainsi formée se développe considérablement, elle devient un magasin pour la nourriture que l'animal amasse jusqu'à ce qu'il puisse la mâcher à loisir. Ce sont ces cavités creusées dans l'intérieur des joues qui portent le nom d'*abajoues* et qui existent chez un certain nombre de singes. Chez les Guenons et les Macaques, elles sont considérables et descendent même plus bas que la mâchoire inférieure (1).

Des dépendances du plancher de la bouche remplissent des fonctions analogues chez quelques oiseaux tels que les pélicans (Milne Edwards).

§ 6. — Charpente de la bouche chez les vertébrés.

Les mâchoires diffèrent suivant qu'on les examine chez les vertébrés suceurs ou chez les vertebrés mâcheurs. Chez les premiers c'est une sorte de cadre rigide qui entoure l'orifice des voies digestives, mais chez les seconds la charpente solide doit pouvoir se dilater pour se prêter au passage des corps solides, plus ou moins gros, que l'animal introduit dans ces voies. Elle doit être assez puissante pour résister à l'action du broiement de ces matières dont la consistance est variable. Mais on conçoit que ces deux conditions, la dilatabilité d'une part, et d'autre part, la faculté de saisir fortement et de comprimer les corps, sont opposées et que lorsque l'une d'elles prédomine chez un animal, c'est aux dépens de l'autre. On peut même dire d'une manière générale que le mode d'organisation de la charpente buccale est lié à la manière dont fonctionnent les instruments sécateurs qui la garnissent.

Ainsi, chez les vertébrés inférieurs l'armature buccale ne sert pour ainsi dire qu'à opérer la préhension des aliments, et à cause de cela la charpente buccale est remarquable par la mobilité des parties qui la composent et par suite par sa dilatabilité. Chez les vertebrés supérieurs, au contraire, cette armature peut diviser les aliments d'une

(1) Chez plusieurs rongeurs, les abajoues sont très-développées. Il en est de même chez certains marsupiaux et chez l'ornithorynque.

manière parfaite, et la charpente est combinée de manière à assurer la solidité de l'armature et à utiliser le mieux possible sa puissance de mastication.

Mais pour bien faire comprendre ces diverses variétés de structure de la charpente de la bouche nous allons, à l'exemple et d'après M. Milne Edwards, en décrire brièvement le développement chez l'embryon d'un vertébré.

Dans les premiers temps de la vie d'un embryon, la portion vestibulaire des voies digestives a la forme d'une fosse infundibulaire placée entre les yeux et le cou, et destinée à constituer les cavités buccale et nasale.

Bientôt, de chaque côté de la base du crâne, naît un bourgeon qui devient l'*arc facial*. Ce bourgeon en s'allongeant descend le long de la fosse faciale et se bifurque.

La portion inférieure ou postérieure s'avance le long du bord correspondant de cette fosse et va rejoindre la portion semblable du côté opposé, de manière à constituer avec elle un arc transversal qui embrasse en dessous l'ouverture de la cavité encore commune de la bouche et du nez; puis une couche de tissu organogénique se produit sur le bord antérieur de cet arc et constitue de chaque côté une moitié de la mâchoire inférieure. La branche supérieure de l'arc facial s'allonge aussi et se dirige en avant sous la base du crâne, puis se subdivise en deux parties : l'une interne, qui se porte en dedans et vient rejoindre son analogue en établissant une cloison entre les cavités nasale et buccale pour former l'*arc palatin*; l'autre externe, qui s'avance parallèlement à la mâchoire inférieure, et va s'unir à un appendice facial antérieur, lequel descend de la région frontale du crâne pour laisser de chaque côté un espace vide destiné à former la narine.

En résumé donc, la cavité buccale se trouve cloisonnée de chaque côté par quatre systèmes de pièces cartilagineuses ou osseuses : *le sgstème temporal ou maxillo-crémastique ou suspensorium* qui suspend le tout à la base du crâne ; *le système maxillaire inférieur ou mandibulaire*, qui forme la mâchoire inférieure ; *le système maxillaire supérieur*, qui constitue la partie principale de la mâchoire supérieure, et *le système palatin*, qui devient la charpente solide de la cloison bucco-nasale.

Chacun de ces systèmes se compose de deux moitiés paires qui peuvent rester séparées ou se réunir, soit en partie, soit en totalité, sur la ligne médiane du corps. Enfin ces différents systèmes de pièces cartilagineuses ou osseuses, plus ou moins nombreuses, peuvent rester isolées ou s'appuyer plus ou moins solidement, soit les unes sur les autres, soit sur les parties voisines du squelette, c'est-à-dire sur le crâne et ses prolongements faciaux. Or, ce sont précisément les variations introduites dans ces diverses jonctions qui déterminent les différences de dilatabilité et de puissance préhensile de l'appareil constitué par l'ensemble de ces pièces (Milne Edwards).

Chez les *Poissons Sélaciens*, la charpente buccale est privée des pièces labiales et palatines ; elle ne se compose que du système maxillo-crémastique et des deux mâchoires. C'est ainsi qu'il n'existe pas de cartilages labiaux chez les Raies, chez les Rhinobates et les Myliobates, Dans ce cas, l'appareil maxillaire constitue en anneau brisé dont les deux moitiés mobiles l'une sur l'autre peuvent se superposer et fermer l'orifice buccal. La mâchoire inférieure s'articule par ses branches avec les pièces tympanales qui s'appuient sur le crâne, et le maxillaire supérieur, appuyé lui-même contre le crâne, n'y est attaché que par des parties molles extensibles.

Chez les *Poissons osseux*, la mâchoire supérieure s'articule directement sur la portion antérieure du crâne.

La mâchoire inférieure se compose de trois pièces : l'os dentaire, l'os articulaire, et l'os angulaire.

Le premier de ces os forme la portion antérieure de la mâchoire. Le second forme, avec l'extrémité inférieure du système temporal, la jointure en charnière qui sert de point d'appui au levier mandibulaire ; il est profondément enfoncé dans une grande échancrure située en arrière de la pièce précédente. Enfin le troisième sert à allonger en arrière au delà du point d'appui dont nous venons de parler l'os articulaire (Agassiz).

Le système temporal est très-volumineux et se prolonge en arrière pour donner naissance à l'appareil operculaire. Il se confond en avant avec l'os palatin qui s'étend lui-même jusqu'à la partie antérieure de la bouche où il s'articule avec le vomer. Un grand nombre d'os plats articulés entre eux composent cette *arcade temporo-palatine*.

L'os auquel la mâchoire inférieure est suspendue s'appelle l'os jugal, l'os carré ou mieux *hypotympanique* pour le distinguer de l'os *épitympanique* qui s'articule avec le crâne. Entre ces deux os, se trouvent deux autres pièces qui sont : l'os *mésotympanique* et l'os *prétympanique*. Ces quatre pièces forment ce que l'on nomme l'*arc-boutant tympanique*, ou la chaîne des *os tympaniques*.

Quant à l'*arc-boutant palatin*, il s'étend du bord antérieur des os tympaniques à l'extrémité antérieure du prolongement crânien qui sert de soutien à la mâchoire supérieure. Il se compose en avant de l'os palatin et en arrière des deux pièces ptérygoïdiennes. De ces deux pièces, l'une, appelée par Cuvier os transverse, s'étend de l'extrémité postérieure du palatin jusque dans le voisinage de l'articulation maxillaire; l'autre, appelée os ptérygoïdien interne, est située sur le bord interne de l'os hypotympanique et s'appuie en arrière sur le prétympanique.

La mâchoire supérieure est formée de deux branches indépendantes l'une de l'autre qui s'articulent avec le vomer et l'os palatin, à leur extrémité antérieure, mais qui, libres par leur extrémité postérieure, glissent sur le côté externe de la mâchoire inférieure de façon à l'emboîter. Chaque branche est composée de trois os, l'intermaxillaire, le maxillaire et le sus-maxillaire (Milne Edwards). Quelquefois les pièces sus-maxillaires manquent comme chez la Perche (Cuvier). Parfois même les maxillaires disparaissent ou ne sont que rudimentaires comme chez les Silures (Rosenthal). Il peut aussi arriver qu'ils soient soudés ensemble ; mais en général, ils sont libres et ne s'unissent que par l'intermédiaire de ligaments extensibles. Enfin il est certains poissons, tels que les Pleuronectes, où la mâchoire supérieure au lieu d'être symétrique est plus ou moins déjetée de côté.

La charpente de la cavité buccale est complétée dans sa partie postérieure par l'appareil hyoïdien, dont la portion inférieure et médiane se prolonge antérieurement pour constituer la base de la langue, tandis que la portion postérieure embrasse l'entrée de l'œsophage.

Chez les *Batraciens*, la mâchoire supérieure est complétement fixée au crâne et la mâchoire inférieure seule se meut en s'abaissant et en se relevant. Chez les êtres inférieurs de cette classe, l'arcade temporo-palatine est incomplète, et la mâchoire supérieure est presque rudimentaire, comme cela se voit chez la Sirène. Chez le Protée, les maxillaires supérieurs manquent complétement. Chez la Grenouille et le Crapaud, ils sont très-développés. Les intermaxillaires, les maxillaires et les jugaux forment en se réunissant une espèce de cadre très-large et relié de chaque côté à la base du crâne par deux arcs-boutants transversaux, dont l'un est constitué par l'os palatin et l'autre par les os ptérygoïdiens.

Chez la plupart des *Sauriens*, la mâchoire supérieure est immobile. Mais chez les *Serpents* il n'en est pas de même, et la bouche peut se dilater plus encore que chez les poissons. Leur mâchoire inférieure se compose, comme celle de ces animaux, de plusieurs pièces osseuses plus ou moins solidement articulées entre elles. Chez les Boas, par exemple, les deux branches de cette mâchoire sont libres à leur extrémité antérieure et peuvent s'écarter transversalement. L'arc temporal lui-même, qui les soutient, est susceptible de s'agrandir. La mâchoire supérieure est également mobile et n'est suspendue au crâne que par des ligaments. Les os intermaxillaires sont rudimentaires ; mais les maxillaires sont très-allongés et libres à leur extrémité antérieure.

Chez les *Serpents venimeux*, la mâchoire inférieure est à peu près disposée de la même manière, mais la supérieure diffère de celle des serpents non venimeux en ce que les os maxillaires très-courts sont très-mobiles afin de pouvoir dresser ou reployer en arrière le crochet dont ils sont armés. Il s'ensuit que les côtés de cette mâchoire ne sont formés, dans presque toute leur largeur, que par les os palatins.

Chez les *Oiseaux*, les mâchoires offrent en général moins de solidité que chez les reptiles supérieurs. La mâchoire supérieure est le plus souvent mobile sur le crâne, et la flexibilité du bec, chez ces animaux, résulte soit de l'élasticité des lames osseuses qui unissent cette partie de la face à la région frontale du crâne, soit de l'existence d'une véritable charnière située entre la base de cet organe et la portion adjacente de la tête, soit enfin de la réunion de ces deux particularités organiques. Quant à la mâchoire inférieure elle s'articule, de chaque côté, avec l'extrémité antérieure de deux arcs-boutants formés l'un par l'os jugal, l'autre par l'os palatin et l'os ptérygoïdien (Hérissant).

Chez les *Mammifères*, la mâchoire supérieure, unie au crâne d'une manière plus intime, devient plus solide. Les diverses pièces qui la composent sont le plus souvent soudées ainsi que les deux branches de la mâchoire inférieure. De plus les os, qui chez les vertebrés précédents étaient interposés entre les surfaces articulaires de la mâchoire inférieure et la base du crâne de manière à former des arcs-boutants, sont employés dans la composition même des parois de cette boîte osseuse, c'est-à-dire à former l'os temporal, de sorte que c'est directement sur le crâne que le levier mandibulaire prend son point d'appui. Cette articulation se fait à l'aide d'un condyle qui s'emboîte dans une cavité dite glénoïde, creusée de chaque côté de la base du crâne. Au moyen de cette articulation la mâchoire inférieure peut s'éloigner ou se rapprocher de la supérieure tout en restant retenue, contre la base du crâne, par des ligaments plus ou moins forts.

Les muscles destinés aux mouvements des mâchoires sont très-puissants. Les plus importants sont élévateurs de la mâchoire inférieure. Ce sont le temporal, le masséter et les ptérygoïdiens. Ces muscles varient de grosseur et de direction suivant la puissance d'élévation qu'ils ont à déployer ; mais ils n'existent pas toujours tous, et, dans ce cas, les fonctions de ceux qui manquent sont remplies par ceux qui restent. Quant aux muscles abaisseurs ou antagonistes des élévateurs ils sont en même temps élévateurs de l'appareil hyoïdien, et il faut que cet appareil soit fixe pour qu'ils deviennent abaisseurs de la mâchoire inférieure ; ce sont les génio-glosses et les mylo-glosses. Cependant on peut regarder les muscles digastriques comme affectés spécialement à l'abaissement de la mâchoire.

§ 7. — Appareil hyoïdien.

La partie inférieure et postérieure de la cavité buccale est occupée par l'*appareil hyoïdien*. Chez les mammifères, cet appareil est très-réduit ; mais, chez les poissons, il forme la plus grande partie du plancher de la bouche. C'est par sa partie antérieure qu'est portée la langue. Cet organe est tantôt essentiellement charnu, comme chez les mammifères et la plupart des reptiles et des batraciens, tantôt rigide et formé par des cartilages ou des os comme chez les oiseaux et les poissons.

Chez les *Poissons*, l'arc antérieur du système hyoïdien est placé dans la cavité buccale et attaché, par ses deux extrémités, à la face interne des arcades temporo-palatines. La pièce médiane de cet arc porte à son bord antérieur une pièce osseuse, l'*os lingual*, qui constitue la partie fondamentale de la langue. Cet os manque chez beaucoup de poissons et, dans ce cas, la langue est soutenue par l'extrémité antérieure des branches du premier arc hyoïdien. La langue est formée par cet os entouré d'une couche de tissu conjonctif entremêlé de graisse et de quelques fibres musculaires, le tout enveloppé par une gaîne de la muqneuse buccale.

La *langue* suit les mouvements de la ceinture hyoïdienne qui la porte mais n'a réellement pas de mouvements propres. D'après cette structure il est permis de conclure que le goût qui a pour organe la langue est à son minimum chez les poissons. Cependant il existe au palais des cyprins un organe mobile que plusieurs physiologistes ont cru être un appareil de gustation; mais, comme le dit M. Longet, ce n'est encore qu'une hypothèse.

Chez les *Oiseaux*, l'appareil hyoïdien, en même temps qu'il soutient le tube trachéen, constitue aussi la charpente de la langue. Cet organe, dans cette classe, est rigide, mais cependant mobile et protractile. Aussi les oiseaux s'en servent-ils pour introduire des liquides dans leur bouche et parfois même pour saisir à distance les insectes dont ils font leur proie.

Le corps de l'appareil hyoïdien est formé par l'os basihyal qui donne attache en arrière au larynx et en avant à une plaque linguale cartilagineuse qui forme la charpente solide de la langue. Celle-ci est donc sous la dépendance de l'appareil hyoïdien. Elle rentre ou sort de sa bouche sous son influence, et c'est de la longueur des cornes hyoïdiennes que dépend son plus ou moins de protractilité.

Ainsi, chez les Pics, ces cornes sont très-longues, très-grêles et élastiques; elles sont assez flexibles pour pouvoir se recourber de manière à suivre la forme de la surface postérieure et supérieure du crâne lorsque la langue est rétractée, et pour redevenir droites quand, en se portant en avant, elles cessent d'être serrées entre le crâne et la peau de la tête et se trouvent ramenées sous le gosier. Ces oiseaux vont chercher leur proie jusque dans les fentes étroites de l'écorce des arbres et peuvent y faire pénétrer leur langue enduite de salive visqueuse. Or il existe des muscles qui descendent de l'extrémité libre des cornes vers le milieu de la mâchoire inférieure et qui, en se contractant, les abaissent et par conséquent projettent la langue hors de la bouche.

Mais ces mouvements ne sont pas les seuls que la langue opère. Cet organe a aussi quelques mouvements propres qui sont dus aux muscles logés dans son épaisseur. Faibles et bornés chez le plus grand nombre des oiseaux ces mouvements sont cependant assez étendus chez quelques animaux de cette classe, chez le Perroquet par exemple. La langue peut alors se creuser en cuiller, se courber dans le sens de sa longueur. Ces mouvements sont dus à l'action des muscles cérato-glosses, hypoglosses droits, hypoglosses transverses ou muscle lingual et mylo-glosses (Duvernoy).

La langue des oiseaux varie beaucoup dans sa forme. Elle est épaisse et charnue chez ceux qui font subir un commencement de mastication à leurs aliments, large et molle chez les rapaces, sèche triangulaire et hérissée de pointes cartilagineuses à sa base chez les granivores. Enfin, elle est réduite à l'état rudimentaire chez certains oiseaux comme le cormoran et le pélican. Chez ce dernier en effet, elle n'est représentée que par un petit tubercule unique, et l'appareil hyoïdien tout à fait rudimentaire est suspendu au milieu du plancher de la poche sous-mandibulaire (Duvernoy).

Le goût est plus ou moins obtus chez les oiseaux. La plupart paraissent avaler leurs aliments sans les déguster. Cependant, les oiseaux de proie ont ce sens plus développé. D'une manière générale on peut dire que la faculté gustative de ces animaux est en rapport avec l'épaisseur et la mollesse de la langue et avec la quantité des papilles qui se trouvent sur la muqueuse de cet organe.

Chez les *Batraciens inférieurs*, la langue, formée principalement par l'appareil hyoïdien, est peu mobile. Il en est de même chez les Chéloniens. Mais chez les *Batraciens supérieurs*, les Ophidiens et le plus grand nombre des Sauriens, elle est extrêmement mobile. Chez la Grenouille, cet organe est trés-protractile, il se renverse hors de la bouche et se replie dans le gosier.

Chez les Caméléons, il constitue un instrument préhenseur très-puissant. Ces animaux, en effet, ont la faculté de darder leur langue à une grande distance et avec une agilité surprenante.

Chez les Lézards et chez le plus grand nombre des Serpents, la langue est protractile aussi, mais non préhensile ; elle est très-musculaire, très-grêle et bifide à son extrémité. Cependant, chez les

Amphisbènes et les Orvets, elle est épaisse, écailleuse, peu protractile et libre dans la bouche. Celle des Crocodiles est large, épaisse, arrondie en avant, très-musculaire, mais ne peut pas sortir de la bouche.

Le goût est un peu plus développé chez les reptiles que chez les oiseaux. Ainsi les Chéloniens, les Lézards mâchent et écrasent les insectes dont ils se nourrissent et il est évident qu'ils en perçoivent la saveur.

Chez les *Mammifères* la langue est tout à fait charnue. Elle est très-mobile et susceptible de sortir de la bouche à une assez grande distance. Ses mouvements sont très-variés : chez les Cétacés, cependant, elle n'est pas protractile (Fréd. Cuvier). Lorsqu'elle est très-volumineuse chez ces animaux, elle le doit à une matière grasse déposée dans son épaisseur. Ainsi, chez la Baleine où elle a parfois sept à huit mètres de long sur trois ou quatre de large, elle fournit jusqu'à six tonneaux d'huile (Lacèpède).

Chez le Marsouin la langue n'est libre que dans une petite étendue et n'est que fort peu mobile (Carus et Otto). Il en est de même chez le Dugong. Chez le Lamentin elle est presque complétement adhérente (Stannius et Siebold).

La langue chez les mammifères est attachée à l'appareil hyoïdien sur sa portion médiane. Cet appareil lui-même se compose d'un corps et de branches. Le corps envoie un prolongement médian et styliforme dans l'intérieur de la langue. Les branches sont de deux ordres, les unes antérieures et les autres postérieures. Les premières remontent de chaque côté du gosier vers la base du crâne, les secondes dirigées en arrière donnent attache au larynx. C'est ainsi du moins qu'il en est chez le Cheval, le Bœuf et d'autres animaux. Chez les Rats, les cornes postérieures manquent (Cuvier). Elles sont au contraire, comme nous le verrons plus tard, très-développées chez l'Homme.

Les muscles affectés à l'appareil lingual sont de trois ordres : ceux de l'os hyoïde, c'est-à-dire qui s'étendent de cet os aux parties voisines du squelette, les muscles extrinsèques et les muscles intrinsèques.

Les muscles protracteurs de l'hyoïde sont les génio-hyoïdiens. Les mylo-hyoïdiens le portent un peu en avant et en haut. Les stylo-hyoïdiens l'élèvent et quelquefois le portent en avant. Les sterno-hyoïdiens et les omo-hyoïdiens le ramènent à sa position première.

Les muscles extrinsèques sont d'abord les génio-glosses qui peuvent abaisser la langue, la projeter en avant et tirer sa pointe en arrière (c'est même à cause de ces divers usages qu'on leur a donné le nom de polychrestes (Kölliker); puis les hyoglosses qui sont abaisseurs et retracteurs de l'organe, les slylo-glosses qui le portent en arrière, et enfin les mylo-glosses qui l'attirent sur les côtés de la mâchoire inférieure.

Les muscles intrinsèques ou linguaux sont formés par une multitude de petits faisceaux longitudinaux transversaux et verticaux, et c'est à leur action que la langue doit les changements de forme dont elle est susceptible. Chez les Fourmiliers, les Pangolins et les Échidnés, les fibres transversales acquièrent un grand développement et forment un muscle annulaire dont l'action est d'allonger la langue (Duvernoy).

La muqueuse qui enveloppe la langue, loge dans son épaisseur beaucoup de petits organes sécréteurs. Elle est le plus souvent hérissée d'une multitude de papilles. Elle est même surmontée chez certains mammifères d'une saillie située à la partie postérieure du dos de l'organe, saillie qui tantôt simple, tantôt double semble constituer une langue accessoire ainsi que cela se voit chez les Cheiroptères, les Alouates et les Ouistitis (Carus et Otto).

Nous avons vu plus haut que la langue des mammifères sert souvent d'organe préhenseur pour les aliments solides, elle joue aussi un rôle très-important dans la préhension des liquides.

Chez les Chats, les Chiens et tous les animaux qui boivent en lapant, cet organe se recourbe en forme de cuiller et en se portant en arrière fait arriver le liquide dans le gosier.

Chez les mammifères dont les lèvres plongent complétement dans le liquide qu'ils veulent boire, la langue agit à la manière d'un piston. Il en est de même dans l'action de teter, dans celle de sucer, comme le fait, par exemple, le Furet, alors qu'ayant blessé ses victimes avec ses dents canines, il pompe leur sang au moyen du vide opéré par sa langue (1).

Chez les vertébrés inférieurs qui ne se nourrissent que de liquides,

(1) Suivant d'Azara, les Phyllostomes et les Sténodermes de l'Amérique septentrionale s'attaquent souvent à des animaux endormis et leur font perdre ainsi une grande quantité de sang. L'homme même n'est pas à l'abri de leurs atteintes.

comme les Poissons suceurs, l'appareil buccal ne ressemble plus à celui des mammifères. Il n'est conformé que pour la succion.

Chez la Lamproie, par exemple, l'appareil vestibulaire a la forme d'une cupule à bords hérissés de prolongements coniques de nature cornée. Il est percé dans son milieu par un orifice qui conduit dans le tube alimentaire et loge un piston dont l'extrémité antérieure est armée de tubercules cornés. Ce piston représente l'appareil lingual de ces vertébrés et le disque de la cupule représente les lèvres. Les pièces qui le soutiennent peuvent être considérées comme les représentants de la mâchoire supérieure, mais on ne retrouve pas l'analogue de la mâchoire inférieure.

Chez les *Myxines* il en est de même, mais le piston est armé d'un crochet qui permet à ces animaux de déchirer leur proie.

Au point de vue du goût, la langue des mammifères est la mieux organisée pour la perception des saveurs; celle de l'Homme surtout, dont le tissu est flexible, les mouvements faciles et variés, la surface étendue, l'enveloppe fine et humide et enfin les nerfs gros et nombreux. Celle des Singes et des Chiens offre la plus grande analogie avec la nôtre, seulement elle est plus mince. Celle des genres hyæna et felis est armée de papilles coniques saillantes destinées à déchirer la proie, mais qui sont évidemment étrangères au goût. Quant aux espaces interpapillaires de la base de cet organe, il est évident qu'ils concourent à la gustation. Les Rongeurs ont le goût moins développé. D'ailleurs, à mesure que l'on descend les degrés de l'échelle des mammifères, on arrive à le trouver de plus en plus obtus. Ainsi il est bien manifeste que la langue des cétacés qui est graisseuse et fixe est défavorablement disposée pour discerner les saveurs (Longet).

§ 8. — Armature buccale.

Presque tous les vertébrés ont une *armature buccale* constituée par des parties dures placées à découvert sur les parois de la portion vestibulaire du tube digestif. Chez les Crapauds cependant, chez les Pipas, dans la classe des Batraciens et chez les poissons Lophobranches il n'existe pas d'armature et les parois de la bouche sont entièrement inermes.

L'armature de la bouche des vertebrés se compose de deux sortes d'organes qui passent de l'une à l'autre d'une manière graduelle. Ces organes sont les *odontoïdes* et les *dents*.

Odontoïdes. — La membrane muqueuse de la cavité buccale se compose de deux couches principales : 1° le chorion muqueux pourvu de nerfs et de vaisseaux, tantôt lisse, tantôt hérissé de petites éminences où la circulation sanguine est très-active ; 2° l'épithélium constitué par un simple assemblage d'utricules microscopiques plus ou moins soudés entre eux, lequel est tantôt lisse, et tantôt soulevé par les bourgeons du chorion qui forment à sa surface les éminences qu'on a désignées sous le nom de papilles. Ces papilles peuvent être garnies d'un épithélium fort mince ou d'une couche cornée très-épaisse qui constitue alors ce que M. Milne Edwards appelle les *odontoïdes papillaires*. La langue du Lion en est pourvue d'un si grand nombre qu'elle sert de râpe à ces animaux pour déchirer la chair qu'ils lèchent. Elles sont grandes, fort dures, recourbées en arrière et disposées en séries longitudinales sur la partie moyenne de cet organe au milieu d'autres papilles qui sont très-petites et arrondies (Carus et Otto). On en trouve de semblables chez les autres espèces du genre Felis, chez les Civettes, les Chauves-Souris et le Porc-Épic. Il en existe aussi à la face interne des joues et du palais. Mais chez le Chien et chez les autres carnivores, la langue n'est garnie que de papilles molles. Les parties cornées du disque et du piston des Poissons suceurs sont analogues à ces odontoïdes papillaires. Chez les Oiseaux on en trouve à la base de la langue, à la voûte palatine. Elles sont même parfois disposées en rateau de chaque côté de la langue ou réunies en pinceau à l'extrémité de cet organe.

Voici, d'après M. Milne-Edwards, comment se forment ces odontoïdes :

Le bourgeon vasculaire ou bulbe papillaire qui en occupe l'axe est garni à sa surface d'un nombre considérable de prolongements coniques ou filiformes qui sont des centres de production pour le tissu épithélique superposé. De plus, dans les intervalles qui séparent les papilles entre elles, les gaînes cornées dont celles-ci sont revêtues se continuent par leur base avec la couche épithélique mince et peu consistante de la muqueuse adjacente. On peut donc considérer la substance cornée de l'odontoïde produite par les prolongements ci-dessus indiqués, comme formée par autant de filaments qui se soudent latéralement entre eux d'une manière plus ou moins solide, et dès lors on conçoit que la forme générale de l'agrégat, résultant de cette soudure, pourra varier par le seul fait du mode de groupement des filaments cornés. C'est en effet ce qui a lieu, le tissu corné affectant la forme soit de cônes isolés ou de cylindres grêles, soit de prolongements lamelleux, soit enfin de plaques adhérentes, sans cependant que la structure de ce tissu varie.

C'est encore de la même manière que se forment les fanons des Baleines, les étuis mandibulaires ou thécorhynques (1), le museau de l'Ornithorhynque, l'armure buccale des Têtards ainsi que celle de la Grenouille et des Chéloniens.

Tous les *Oiseaux* sont pourvus d'un bec formé par une couche de tissu corné enveloppant les os des mâchoires. Cette couche repose sur une membrane mince et molle qui dépend du chorion et qui adhère aux os sous-jacents. Elle est simple à la mandibule supérieure et composée de plusieurs pièces à l'inférieure. Le degré de dureté et la forme du bec varient suivant le régime de ces animaux.

Chez les oiseaux qui vivent de la chair des animaux qu'ils chassent, la mandibule supérieure, courte, robuste et crochue, est armée d'une pointe aiguë. Elle est même dentelée sur ses bords comme chez le Faucon. Chez ceux qui ne se repaissent que de cadavres, comme le Vautour, le bec est moins court et moins crochu.

Chez les oiseaux de mer qui ne se nourrissent que des poissons qu'ils dilacèrent il est gros et crochu mais bien moins court que chez les oiseaux de proie. Chez ceux qui vivent de poissons mais qui les avalent sans les déchirer, le bec s'allonge et prend la forme d'une simple pince.

Mais chez les insectivores et les granivores il n'est pas fait de la même manière. Chez ceux qui attrapent les insectes au vol il est court, élargi et profondément fendu. Chez ceux qui les trouvent sur le sol où ils n'ont pour ainsi dire qu'à les prendre, il est grêle, allongé, droit ou très-faiblement courbé. Chez les granivores il est court, droit, bombé en dessus et conique.

Dents. — Nous avons dit plus haut comment se forment les gros tubercules cornés qui reposent sur le bord libre des deux mâchoires de l'ornithorhynque. Ces organes consistent chacun en une plaque cornée convexe qui revêt une partie saillante de la muqueuse gingivale. On en compte deux paires à chaque mâchoire et ils sont placés

(1) De θήκη, étui, et ῥυγχος, bec.

de manière à s'opposer entre eux quand les mâchoires se rapprochent. Ils forment la transition entre les odontoïdes et les dents proprement dites.

Chez les *Mammifères,* les dents sont toujours en rapport avec les os des mâchoires ; mais chez quelques Sauriens et Ophidiens il existe des dents palatines qui correspondent aux os ptérygoïdiens, et chez les Poissons elles envahissent le vomer, les os pharyngiens, le bord supérieur des arcs branchiaux et parfois aussi la langue et les lèvres (Cuvier et Valenciennes). Les dents proprement dites diffèrent des odontoïdes par leur grande ressemblance avec les os, par leur composition, leur structure intime et leur mode de formation.

Les dents se composent : 1° de dentine ou ivoire, dentine qui présente trois variétés : la dentine simple, la vitro-dentine et la dentine vasculaire ou vaso-dentine (1) ; 2° d'émail ; 3° de cément ou substance corticale, enfin d'un véritable tissu osseux qui n'intervient guère que pour les souder aux parties voisines du squelette.

Il y a deux sortes de dents. Les unes, appelées par M. Milne-Edwards *gymnosomes*, ont leur partie principale ou dentine à découvert, c'est-à-dire sans émail et sans cément ; les autres, ou *steganosomes,* sont revêtues d'émail ou de cément, ou de ces deux tissus à la fois (2). Les premières ne se trouvent que chez les poissons. Les secondes présentent trois variétés : les unes, qui ne sont revêtues que par du cément, dents cortiquées, comme celles du Cachalot et de la plupart des Ophidiens ; les autres, qui ne sont recouvertes que d'émail, comme celles de certains poissons, entre autres des Sargus ; et enfin celles qui sont recouvertes d'émail, puis de cément, ou dents bicortiquées, comme celles de quelques poissons, les Balistes, par exemple, celles des reptiles Sauriens et de presque tous les mammiferes.

Les dents naissent toujours sur un mamelon vasculaire qui adhère aux parties molles sous-jacentes et dont les vaisseaux sanguins communiquent avec ceux de ces parties. Mais tantôt ce mamelon ou bulbe se constitue immédiatement au-dessous de la couche épithé-

(1) La dentine simple et la vitro-dentine sont dépourvues de vaisseaux sanguins et se distinguent entre elles par le degré de densité de leur texture. — La vasodenture est caractérisée par la présence de ramifications vasculaires distribuées au milieu de son tissu.

(2) Gymnosomes, de γυμνος, nu, et σωμα, corps ; stéganosomes, de στεγανος, ouvert.

liale, et forme l'espèce de dents appelées par M. Milne Edwards *phanérogénètes ;* tantôt, au contraire, il se constitue dans une cavité particulière placée au-dessous du chorion muqueux, de manière à former les dents *cystigénètes* (1).

Certains auteurs pensent que toutes les dents sont primitivement phanérogénètes, et admettent que le bulbe dentaire, placé simplement tout d'abord sous l'épithélium, s'enfonce peu à peu dans un sillon de chorion, puis dans une fossette qui se referme au-dessus de lui et constitue un sac dentaire qui n'est que le prolongement de l'enveloppe gingivale. Telle n'est point l'opinion de M. Milne Edwards, et nous admettons avec lui que le sac, dans certains cas, existe primitivement au-dessous de la muqueuse et ne communique jamais alors avec le dehors ; en un mot, que *les dents phanérogénètes sont toujours gymnosomes* et *les dents cystigénètes stéganosomes*.

Le bourgeon ou germe dentaire, garni extérieurement de sa tunique mince et membraneuse (tunique propre du bulbe dentaire), se garnit peu à peu de vaisseaux communiquant avec ceux du tissu sous-jacent. Il se forme un réseau vasculaire très-riche, entre les mailles duquel le tissu du bulbe subit la série des changements qui l'amènent à l'état de pulpe dentaire et de dentine.

Mais ces changements ne s'opèrent pas toujours de la même manière. Parfois, en effet, le réseau vasculaire persiste, et c'est autour de ses branches que la pulpe se développe, c'est-à-dire à travers ses propres mailles. Dans d'autres cas, les vaisseaux disparaissent à mesure que le tissu de la pulpe les remplace, et le bourgeon se trouve alors divisé en deux parties, l'une périphérique, non vasculaire, et l'autre centrale, très-vasculaire, ou bulbe proprement dit, qui ne communique plus avec le tissu sous-jacent que par sa base. La pulpe continue alors à se transformer, se creuse de canalicules, se durcit par le dépôt de sels calcaires, et en un mot se dentinifie (2). Dans le premier cas, il se forme de la dentine vasculaire, c'est-à-dire de la dentine qui reste parcourue par des vaisseaux et qui ne présente ni cavité centrale, ni bulbe distinct, comme cela se voit chez

(1) Phanérogénètes, de φανερος, apparent, et γενετη, origine ; cystigénètes, de κυστις, utricule.

(2) C'est toujours par le sommet de la dent que la dentinification s'opère. Ce n'est que peu à peu qu'elle envahit circulairement la dent et rétrécit le bulbe.

les Poissons. Dans le second cas, le corps de la dent est formé par de la dentine simple ou de la vitro-dentine creusée d'une cavité médullaire ouverte à sa base et contenant la pulpe, comme cela se voit chez le Singe, par exemple (1).

La dentinification commence par le sommet de la dent, couvre bientôt toute la surface du bourgeon et s'accroît en gagnant son centre, en même temps que le bourgeon croît lui-même par sa base. Mais cet accroissement du bourgeon ne se fait pas toujours suivant ce même mode. Ainsi, chez beaucoup de mammifères, le bourgeon se rétrécit à sa partie inférieure et finit par ne tenir au fond de sa capsule que par un, deux ou plusieurs points fort circonscrits, qui donnent passage aux vaisseaux nourriciers. La dent se rétrécit alors et se termine par une ou plusieurs racines qui servent à son implantation dans la mâchoire. Mais, chez d'autres mammifères, le bulbe ne se rétrécit pas en s'allongeant, chez les rongeurs, par exemple. Il n'est alors que coiffé par la dentine, et la dent continue à croître d'une manière illimitée pendant toute la vie.

Les dents phanérogénètes ne sont constituées que par de la dentine, mais les dents cystigénètes sont toujours recouvertes par des tissus accessoires qui se soudent à la surface externe de la dentine, c'est-à-dire par du cément, et dans beaucoup de cas par de l'émail.

Le cément, en se développant, acquiert une texture analogue à celle des os. Il forme autour de la dentine une espèce d'écorce simple. Les dents *cortiquées* se rencontrent principalement chez les Reptiles et un certain nombre de Poissons et de Mammifères.

Dans les dents *bicortiquées*, il existe une substance additionnelle entre l'enveloppe corticale et la dentine. C'est aux dépens de cette substance que se développe le tissu qui devient l'émail et qui recouvre la dentine. Si l'enveloppe corticale avorte, la dent reste simplement émaillée ; si au contraire elle persiste, l'émail à son tour est recouvert par le cément.

C'est la forme du germe dentinique qui donne la forme générale de la dent. Si la surface de ce germe est plane, l'émail ou le cément sont placés en couche régulière ; mais, si elle est creusée de sillons ou d'anfractuosités, alors l'émail ou le cément pénètrent dans les cavités et donnent lieu à des aspects de structure très-variés.

(1) Telles sont aussi les dents de l'homme.

D'après Cuvier, les dents sont désignées sous le nom de dents *simples* lorsque la dentine est à nu ou seulement recouverte par une couche mince d'émail ou de cément (1) et sous celui de dents *composées* lorsque la dentine est pénétrée par l'émail ou le cément qui s'y mélangent alors, de manière à présenter, lorsque la couronne est usée par la trituration, des couches diverses de dentine, d'émail ou de cément.

Les principales espèces de dents composées sont, d'après M. Milne Edwards : les dents *rubanées*, les dents *fossiculées, lobulées, fasciculées*, et enfin les dents *agrégées* (Milne Edwards).

Dans les dents *rubanées*, la surface de la dentine n'est creusée de sillons que latéralement, de façon que les replis de l'émail et du cément sont verticaux et se montrent partout en continuité de substance, quelle que soit la profondeur à laquelle arrive l'usure de la couronne. Telles sont les dents mâchelières du Lièvre et du Cochon d'Inde.

Dans les dents *fossiculées*, il existe des replis latéraux de l'émail, comme dans les dents précédentes; mais leur surface triturante offre en outre des dépressions dans lesquelles l'émail pénètre aussi, de façon que l'usure de la couronne y fait voir des espèces d'îles composées d'émail et séparées de la couche adamantine latérale par une couche de dentine. Telles sont les dents du Porc-Épic, de l'Agouti, du Cheval et de beaucoup de Ruminants.

Dans les dents *lobulées*, la dentine est partagée dans presque toute sa hauteur par une série de lobes entre lesquels l'émail et le cément se développent, de manière à empâter les prolongements verticaux de la dentine dans autant de gaînes d'émail isolées entre elles, si ce n'est à leur base, et à souder ensuite ces gaînes entre elles à l'aide d'un revêtement de substance corticale. Telles sont les dents des Éléphants.

Dans les dents *fasciculées*, les prolongements verticaux de la dentine, au lieu de former une rangée de grandes lames transversales, sont étroits, prismatiques, réunis en faisceau et soudés entre eux par du cément. Telles sont les dents des poissons du genre Myliobate.

Enfin, dans les dents *agrégées*, c'est un assemblage de dents sim-

(1) Telles sont les dents de l'homme et du chien.

ples qui se soudent latéralement entre elles de façon à former des plaques ou revêtements dont la structure rappelle la disposition d'une mosaïque. Telles sont les dents des poissons du genre Scare.

Les dents phanérogénètes adhèrent par leur base à la muqueuse sur laquelle elles ont pris naissance et ne sont attachées à la charpente buccale que par des brides tendineuses, qui se développent dans la muqueuse. Mais pour les dents cystigénètes la portion inférieure de la capsule dentaire se transforme en substance osseuse qui soude la base de la dent à l'os situé au-dessous d'elle, et parfois même cet os envoie une ou plusieurs éminences dans la cavité correspondante de la dent (1). Chez certains Poissons et chez la plupart des Reptiles, il se forme sur les mâchoires un prolongement lamellaire qui longe le côté externe des capsules dentaires, et c'est sur ce prolongement que les dents s'appliquent; chez d'autres reptiles, il s'élève une seconde lamelle derrière chaque rangée de capsules, et les dents naissent au fond de la gouttière formée par les deux lamelles (2).

Enfin, chez quelques reptiles, chez un certain nombre de poissons et chez tous les mammifères, cette gouttière se divise en autant de loges que de capsules dentaires. Ces loges forment les alvéoles dans lesquels les dents sont implantées par le mode d'articulation appelé *gomphose* (3).

Chez les Mammifères, les dents sont seulement en contact avec leurs alvéoles et ne s'y soudent presque jamais, mais elles y sont consolidées par l'existence d'une couche fibreuse qui forme les *gencives* et le *périoste alvéolo-dentaire*. La *racine* est constituée par la partie de la dent qui reste engagée dans les alvéoles et la *couronne*, par la portion située au delà des gencives. Le point de réunion de ces deux portions de la dent se nomme *collet*. La racine a la forme d'un cône renversé. Elle est simple quand il n'existe qu'un seul faisceau vasculo-nerveux; elle est bifide ou multifide lorsque le faisceau est lui-même double ou multiple.

Le plus souvent l'armature buccale peut se renouveler une ou

(1) Cette cavité est formée par la chambre médullaire de la dent.

(2) Telles étaient les dents des grands reptiles fossiles du genre Ichthyosaurus.

(3) De γομφωσις, γομφος, clou; articulation immobile par laquelle un os est emboîté dans une cavité comme un clou ou une cheville dans un trou.

plusieurs fois. Chez les Cétacés, cependant, il n'existe pas de dents de remplacement, toutes sont permanentes. Aussi ces animaux ontils été parfois désignés sous le nom de Monophytodons pour les distinguer des Diphytodons qui en produisent deux séries (1).

Chez un grand nombre de Poissons, leur production est presque illimitée et pendant toute la durée de la vie il existe derrière la dent en activité physiologique une ou plusieurs dents de remplacement destinées à la remplacer si la mue ou d'autres causes accidentelles viennent à la faire tomber. Ce phénomène est remarquable aussi chez les Reptiles et nous explique comment les reptiles venimeux peuvent retrouver leur puissance nuisible lorsqu'ils ont été privés temporairement de leurs crochets.

Chez les Mammifères, il existe presque toujours *deux dentitions* : l'une *caduque* et l'autre *permanente*. En général, les capsules dentaires sont distribuées sur deux rangs superposés. Les dents de la rangée superficielle sortent les premières, accomplissent leur évolution, et sont ensuite remplacées par un même nombre de dents permanentes de remplacement, qui sont fournies par la rangée profonde. Le surplus des dents permanentes est complété par les dents permanentes proprement dites. Nous ferons plus loin l'histoire complète de la dentition dans l'espèce humaine.

Chez la plupart des Mammifères, elle s'opère à peu près de la même manière. Cependant, chez quelques-uns, certaines dents dont la croissance est persistante ne sont pas destinées à tomber. Tels sont les Rongeurs pour leurs grandes incisives. Il existe d'ailleurs, chez certains animaux de cette classe, une particularité digne d'intérêt. Les dents mâchelières, tout en se renouvelant, ne se remplacent pas de la manière ordinaire. Elles descendent successivement de la partie postérieure des mâchoires dans le bord gingival, et ce n'est que lorsqu'elles y sont arrivées qu'elles se montrent à découvert (2). Il en est de même chez l'Éléphant dont les mâchelières sont assez volumineuses pour occuper toute la longueur de la portion gingivale des mâchoires. Ces organes s'usent très-vite pendant

(1) De μονος, une fois; φυω, j'engendre; οδους, dent; δις, deux fois, φυω et οδους (Owen).

(2) Oudet pensait que les molaires des rongeurs ne se renouvelaient pas. C'est une erreur; seulement, chez quelques-uns de ces animaux, la chute des dents temporaires a lieu de très-bonne heure.

le jeune âge et se renouvellent plusieurs fois, grâce à la réserve logée dans la partie postérieure des maxillaires (Corse).

Les dents sont de diverses formes suivant les usages auxquels elles sont destinées. Les unes servent à saisir la proie ou à l'empêcher de s'échapper de la bouche. Ce sont les dents appelées *préhensiles*, par M. Milne Edwards. On peut ranger dans la même catégorie celles dites en *velours*, en *brosses*, en *cardes* qui se voient chez certains poissons.

D'autres sont plus longues et peuvent arracher des lambeaux de chair, comme les dents canines du chien et du lion, ce sont les *dents lacérantes*.

D'autres se terminent par un bord mince, tantôt droit, tantôt oblique; ce sont les *incisives* ou *sécatrices*.

Puis viennent les dents *broyeuses* dont la surface est large, plane ou bosselée, hérissée de tubercules qui s'engagent dans les interstices laissés entre les tubercules des dents qui leur correspondent.

Enfin, les dents *râpeuses* dont la surface est armée de lignes d'émail saillantes qui agissent à la manière d'une râpe.

Du reste, ces diverses sortes de dents sont aidées dans leurs fonctions par la place qu'elles occupent dans la bouche.

Les *incisives* sont situées sur le devant de cette cavité. Elles servent à détacher d'une masse volumineuse des fragments en rapport avec les dimensions de la bouche. Il est donc nécessaire qu'elles soient situées à la partie libre de l'espèce de pince formée par les mâchoires.

Les *mâchelières*, au contraire, occupent le fond de la bouche et cela doit être ainsi, à cause de la pression considérable qu'elles sont appelées à exercer. Les mâchoires, en effet, sont des leviers qui ont leur point d'appui en arrière dans leur articulation; la force motrice représentée par les muscles élévateurs est appliquée en avant de cette articulation, mais à peu de distance; quant à la résistance, elle se trouve à l'endroit où la mâchoire presse le corps étranger qui doit être broyé. Il s'ensuit que, comme les effets produits par ces deux forces sont en raison inverse de la distance qui sépare le point d'appui du point d'application de ces deux forces, l'effet utile produit par l'action des muscles est en raison inverse de la longeur de la portion de mâchoire comprise entre cette articulation et le lieu d'implantation de la dent qui agit. Donc, plus elle sera en arrière et plus son action sera puissante avec le même effort musculaire (Milne Edwards).

Les dents *lacérantes* se trouvent dans une position intermédiaire, c'est-à-dire de manière à pouvoir saisir et à agir cependant avec puissance. En effet les dents canines (crocs ou œillères) sont situées entre les incisives et les mâchelières.

Quant aux dents *préhensiles*, elles sont placées aussi bien sur le bord des mâchoires qu'au palais, au pharynx, et partout où elles peuvent aider à la déglutition.

Le mode d'inplantation des dents est, aussi bien que la place qu'elles occupent, en rapport avec l'énergie de l'action qu'elles ont à endurer.

Ainsi, les incisives n'ont pas besoin d'une grande puissance. Elles n'ont qu'une faible tendance à s'enfoncer dans l'alvéole qui les contient, et elles ne sont munies que d'une seule racine. Mais cette racine est de forme conique, et il faudrait que son enveloppe osseuse éclatât pour que la dent cédât à la pression verticale. Pour les incisives à croissance continue, dont la racine n'est pas conique, la nature emploie un autre moyen pour arriver au même résultat. Cette racine est longue et se recourbe en arc de cercle. De cette manière la pression verticale est transmise aux parois latérales de l'alvéole, et par suite, est très-faible au fond de la cavité.

Les dents lacérantes, au contraire, qui sont destinées à arracher, c'est-à-dire à subir des pressions latérales, outre leur mode d'implantation semblable à celui des incisives, ont une racine très-longue et un alvéole à parois très-résistantes.

Enfin, lorsque les dents doivent supporter des efforts plus considérables encore, comme les mâchelières, les racines deviennent multiples et divergentes de manière à diviser la transmission de la pression.

Les dents sont quelquefois détournées de leurs fonctions ordinaires et sont transformées en armes offensives. Cette transformation n'exige pas de modifications importantes sous le rapport de la structure de ces organes, elle n'entraîne que des changements de forme. Ainsi, les dents lacérantes peuvent sortir de la cavité buccale et former des lances ou des crochets d'une grande puissance. Les défenses du Sanglier, celles de l'Éléphant (1), le rostre styliforme du

(1) Les défenses de l'Éléphant sont constituées par les incisives de la mâchoire supérieure.

Narval, l'armure buccale du Poisson-Scie, en sont des exemples très-remarquables. Les canines de la mâchoire inférieure des Hippopotames qui ressemblent à des défenses, servent plutôt d'instrument pour arracher les plantes sur la rive des fleuves que de véritables armes.

Chez le Morse, ce sont les canines de la mâchoire supérieure qui acquièrent une grandeur énorme et servent de défenses. Elles ont la pointe dirigée en bas, et l'animal s'en sert aussi comme d'une paire de crocs pour s'aider à monter sur les glaces (Cuvier).

Quelquefois les changements que subissent les dents sont plus profonds et les éloignent beaucoup du type ordinaire. C'est ce qui arrive pour les crochets des Serpents venimeux. Ceux-ci, en effet, sont tantôt tubulaires, et dans ce cas, ils ont la forme d'une lanière qui se roule sur elle-même en manière de gouttière et dont les deux bords se rejoignant en arrière, interceptent un tube ouvert aux deux extrémités de la dent et servent de passage au venin (1); ou bien au lieu d'être tubulaires, ils ne sont creusés dans leur longueur que d'un simple sillon (2). Chacune de ces dents outre ce canal ou sillon qui dépend de l'appareil excréteur, possède un autre canal, fermé à l'une de ses extrémités, qui en est tout à fait indépendant et qui contient le nerf et les vaisseaux dentaires : c'est la chambre médullaire (Fontana).

Maintenant que nous avons décrit les différentes formes des dents, nous devons dire comment, à mesure que cette armature se perfectionne, ces diverses formes y sont associées sous leur rapport anatomique et physiologique. Chez les reptiles, chez certains mammifères, tels que le dauphin et le marsouin, les dents qui ont toutes la forme d'un petit cône, ne servent qu'à saisir la proie et à en faciliter la déglutition. Chez d'autres, comme le requin et les autres squales, toutes les dents sont sécatrices. D'autres fois elles sont toutes mâchelières et ne font qu'écraser les aliments dans la bouche comme chez le tatou et l'oryctérope. C'est à ces dents dont l'action est uniforme, que M. Milne Edwards a donné le nom d'homomorphes pour les distinguer de celles qui, dans un même système dentaire, ont des formes différentes et qui sont alors polymorphes (3).

(1) Tels sont les crochets des Crotales, des Trigonocéphales, des Vipères.

(2) Tels sont ceux des Dypsas, des Eurostes, des Bongares.

(3) De ομος, semblable, et μορφη, forme; polymorphe, de πολυς, nombreux, et μορφη.

Lorsque les dents sont *polymorphes*, elles sont de deux, trois ou quatre espèces. Ainsi, chez certains poissons, il en existe de deux sortes, les unes *sécatrices*, les autres *broyeuses*. Il en est de même chez les rongeurs ; de même encore chez les paresseux ; mais chez ces derniers animaux, les sécatrices n'existent pas et sont remplacées par des canines lacérantes. Chez d'autres, il en existe trois espèces, et enfin chez ceux qui ont l'armature buccale tout à fait compliquée comme la plupart des mammifères, il y en a de quatre sortes : des *incisives*, des *canines*, des *prémolaires* et des *molaires*.

Cette variété dans la forme des dents, appliquée à un même système dentaire, est d'ailleurs parfaitement en rapport avec le régime des animaux qui en sont pourvus et a servi à classer les mammifères en diverses catégories ; les *omnivores*, les *carnassiers*, les *insectivores*, les *rongeurs*, les *herbivores* et les *frugivores*.

Chez les *Singes*, il existe à chaque mâchoire une rangée de dents sécatrices composée de quatre incisives ; derrière ces incisives et de chaque côté une canine lacérante, puis cinq ou six mâchelières dont deux prémolaires et trois ou quatre molaires à tubercules mousses. Or, les singes sont essentiellement frugivores ; mais ils mangent aussi des œufs, de jeunes oiseaux, des insectes et même des molusques. Leur système dentaire est donc parfaitement approprié à leur régime.

Chez l'*Homme*, il en est de même, comme nous le verrons plus loin. Chez les Cheiroptères, chez les Taupes, les Musaraignes et autres insectivores, il existe aussi quatre espèces de dents, mais les incisives sont plutôt lacérantes que sécatrices et de plus les mâchelières ont leur couronne hérissée de pointes engrenantes.

Chez les *Carnivores* il existe six incisives, deux canines et plusieurs mâchelières simples sécatrices. C'est avec les dernières prémolaires ou avec les premières molaires vraies que ces animaux mâchent la chair dont ils se nourissent, et c'est à l'une de ces dents plus volumineuse et plus coupante que les autres que l'on a donné le nom de *dent carnassière*. Quant aux mâchelières simples qui sont situées derrière, elles sont plutôt broyeuses que coupantes et sont d'autant moins nombreuses et d'autant moins tuberculées, que l'animal est plus sanguinaire. C'est en effet ce qui existe chez les animaux du genre Felis, où les mâchelières sont presque toutes tranchantes.

Chez les *Rongeurs*, il n'existe pas de canines, et la place que ces dents occupent chez les autres animaux, c'est-à-dire entre les incisives et les mâchelières, est vide. Les incisives, au nombre de deux, sont longues, aigües, taillées en biseau et terminées par un large bord tranchant. Ces dents, à mesure qu'elles croissent, s'usent par leur extrémité libre, en frottant les unes contre les autres ; mais elles conservent toujours leur bord coupant malgré cette usure, parce que l'émail qui est en avant résiste plus que l'ivoire qui est en arrière. Les mâchelières, au nombre de trois ou quatre de chaque côté, sont rubanées ou fasciculées et sont toujours rugueuses à cause de l'usure inégale de l'émail du cément et de la dentine (1).

Chez les *Herbivores*, les dents mâchelières ressemblent à celles des rongeurs ; mais les incisives n'ont plus la même importance, et souvent même il n'en existe pas à la mâchoire supérieure. Les canines, lorsqu'il y en a, ne servent que très-peu à la préhension, et l'espace correspondant répond chez le cheval au vide appelé barre, vide où l'on met le mors. Les mâchelières existent de chaque côté. Elles sont volumineuses, et leur couronne est hérissée de lignes saillantes formées par les replis de l'émail, entre lesquels se trouve du cément. Chez les Éléphants, ces crêtes sont transversales ; mais chez les Ruminants, les Solipèdes et les Pachydermes, elles sont longitudinales.

D'ailleurs, cette direction est indiquée par les mouvements que la mâchoire exerce. Or ces mouvements sont sous la dépendance de la forme de l'articulation de la mâchoire inférieure, et il en résulte un rapport forcé entre la forme des dents et la disposition de cette articulation. En effet, pour bien inciser les aliments avec les dents sécatrices, il est évident que la mâchoire doit toujours se mouvoir verticalement. Pour cela, le condyle est large, embrassé étroitement dans la cavité qui le reçoit, et qui est très-étendue dans le sens transversal.

Lorsque les incisives, au contraire, doivent agir comme un grattoir et les mâchelières comme une râpe, la mâchoire inférieure doit être plus libre dans ses mouvements et doit pouvoir frotter contre la supérieure dans tous les sens. Chez certains animaux, ce mouve-

(1) Chez un certain nombre de rongeurs, mais non chez tous, les mâchelières, comme les incisives, n'ont pas de racines proprement dites et continuent à croître pendant toute la vie. C'est ce qu'a démontré Tomes.

ment est surtout antéro-postérieur. Il faut donc que les condyles soient étroits et allongés d'avant en arrière, et que les cavités qui les reçoivent soient ouvertes en arrière et en avant; enfin il faut que les ligaments qui maintiennent l'articulation soient très-lâches. C'est ce qui arrive en effet chez les *Rongeurs*.

Chez les *Ruminants*, le frottement se fait latéralement, et les condyles, pour obéir à la même loi, sont petits, arrondis et reçus dans des cavités presque plates et larges, en même temps que les ligaments sont très-lâches (Milne Edwards).

§ 9. — Appareil salivaire.

Il nous reste maintenant à étudier l'appareil salivaire chez les vertébrés. On sait que la salive agit mécaniquement et chimiquement dans l'acte de la digestion : mécaniquement en facilitant la déglutition ou la préhension des aliments; chimiquement en modifiant et en dissolvant certaines substances. Il en résulte nécessairement que, chez les animaux qui vivent dans l'eau et qui ne peuvent rien avaler sans recevoir en même temps une certaine quantité de liquide, la salive est moins nécessaire que chez les animaux qui vivent dans l'air, et de plus, que les animaux qui mâchent longtemps leurs aliments doivent en être plus abondamment pourvus. C'est en effet ce qui a lieu. Ainsi, chez les poissons, l'appareil salivaire manque complétement, ou bien n'est que rudimentaire, tandis que, chez les mammifères, qui se nourrissent de plantes, il est très-développé.

L'appareil salivaire se compose des glandules disséminées sous la tunique muqueuse et des glandes salivaires proprement dites.

Il n'existe pas, ou pour ainsi dire pas, chez les *Poissons*.

Chez les *Batraciens*, on ne trouve que des glandules. Chez les *Reptiles*, il en est de même; mais ces glandules sont plus volumineuses. Chez les Crocodiles, outre ces glandules disséminées, on en trouve un amas assez volumineux comparable aux amygdales. Les Tortues ont des glandes sublinguales; les Ophidiens des glandules labiales qui s'ouvrent à la base des dents; les Reptiles venimeux enfin sont munis, en outre, de deux grosses glandes chargées de sécréter le poison, glandes dont le canal aboutit à la base des crochets.

L'appareil salivaire, sans être encore très-compliqué, acquiert cependant un peu plus d'importance chez les Oiseaux. Il existe sous la langue ou dans l'épaisseur même de l'organe, des glandes salivaires volumineuses. Quelquefois même ces glandes acquièrent un grand développement, ainsi que cela se voit chez les Pics (Muller); on en trouve aussi au palais, ainsi qu'à l'espèce de joue qui recouvre la commissure des mâchoires.

Enfin, dans la classe des *Mammifères*, cet appareil est très-compliqué (1). Il y a trois sortes de glandes salivaires chez ces animaux : les follicules muqueux, les glandes muqueuses ou glandules salivaires, et les glandes salivaires proprement dites.

Les *glandules* sont labiales, buccales ou linguales, suivant la place qu'elles occupent. Chacune est formée d'un canal excréteur court, dont les ramifications terminales constituent une multitude d'ampoules nommées *acini* et réunies en lobules irréguliers.

Les *glandes salivaires proprement dites* sont les parotides, les sous-maxillaires et les sublinguales.

L'activité fonctionnelle de ces glandes varie suivant les divers phénomènes dont la bouche est le siége. Lorsque la bouche est à l'état de repos, la quantité de salive sécrétée est faible. Lorsqu'au contraire elle est en activité, cette quantité est parfois très-considérable.

§ 10. — Déglutition.

Lorsque les aliments ont été bien mâchés et insalivés, ils sont réunis, par la langue, les lèvres et les joues, en un bol alimentaire qui passe dans l'arrière-bouche, et la *déglutition* s'opère. C'est ainsi du moins que cela se passe chez les vertébrés élevés ; mais, chez les vertébrés inférieurs, le pharynx n'est pas distinct de la bouche, seulement l'arrière-bouche offre toujours plusieurs ouvertures destinées au passage des fluides respirables. Or, puisque le transport des aliments dans l'œsophage s'opère sans que ces aliments s'engagent dans les voies respiratoires, il faut que l'arrière-bouche soit disposée à cet effet.

(1) Chez les Cétacés cependant, il est presque rudimentaire.

Chez les *Poissons*, il existe une série d'appendices odontoïdes qui garnissent le bord antérieur des fentes hyoïdiennes et qui les recouvrent en arrière, en manière de claire-voie, de façon à ne laisser passer que l'eau.

Chez les *Reptiles* et les *Oiseaux*, il existe une disposition analogue au devant des arrière-narines, et les bords de la glotte se rapprochent de manière à fermer l'entrée de la trachée. Mais cette clôture entraîne nécessairement la suspension de tout renouvellement d'air, et il faut que la déglutition soit très-rapide ou que les voies respiratoires puissent s'en rendre indépendantes.

Chez les *Serpents*, en effet, où la déglutition est lente, la glotte peut s'avancer entre les deux branches de la mâchoire inférieure, qui sont écartées, et fait saillie hors de la bouche pendant que celle-ci est remplie d'aliments.

Chez les *Mammifères*, comme la mâchoire n'est pas divisée et que cependant la mastication et l'insalivation se prolongent, il y a un autre mode de communication des poumons avec l'air extérieur, au moyen du pharynx et des fosses nasales.

La bouche est alors séparée du pharynx par le voile du palais qui s'applique sur la base de la langue. Ce voile du palais n'est encore que rudimentaire chez les reptiles les plus parfaits, et il n'est réellement bien constitué que chez les mammifères.

Il existe même un certain nombre de ces animaux, les *Cétacés souffleurs*, où il est disposé de manière à pouvoir embrasser le pourtour de la glotte et à maintenir cette ouverture en communication avec les arrière-narines, tout en laissant de chaque côté de l'arrière-bouche un passage libre pour les aliments. Il en est de même chez l'*Éléphant* et le *Chameau*.

Les aliments peuvent donc, par ces divers mécanismes, passer de la bouche dans l'œsophage, sans danger pour les voies respiratoires, et continuer leur chemin dans le reste du tube digestif.

Telle est l'histoire anatomique et physiologique de la bouche dans la série animale. Elle comporterait peut-être des développements beaucoup plus considérables ; mais nous croyons que l'idée générale que nous venons d'en donner suffit amplement pour nous permettre d'aborder plus facilement, et avec tous les détails que réclame son importance, l'étude de cette partie du corps dans l'espèce humaine.

BIBLIOGRAPHIE

AUDOUIN et MILNE EDWARDS. Résumé des recherches sur les animaux sans vertèbres faites aux îles Chausey. (Ann. des sc. nat., 1828. — Annélides des côtes de France, 1823.)

AGASSIZ. Recherches sur les poissons fossiles. (Neufchâtel, 1833-1843.)

D'AZARA. Ess. sur l'hist. nat. des quadrupèdes de la province du Paraguay.

BURDACH. Traité de physiologie. (Trad. par Jourdan, 1837-1841. Paris.)

BÉRARD. Traité de Physiologie (1848-1853. Paris).

BRANDT et RATZBURG. Medicinische Zoologie. (Berlin, 1829-1833.)

DE BLAINVILLE. Manuel d'actinologie. — Manuel de malacologie. — Art. DENTS, Nouveau dict. d'hist. nat., de Déterville (1817). — Ostéographie, ou Description iconographique comparée du squelette et du système dentaire.

BLANCHARD. Organisation du règne animal (1853). — Mollusques acéphales. — Recherches sur l'organisation des Mollusques gastéropodes de l'ordre des opistobranches. (Ann. des sc. nat., 1849.) — Recherches sur l'organis. des vers.— De la composition de la bouche dans les insectes de l'ordre des diptères (1850). — Observations sur le système dentaire des oiseaux (1860).

BRULLÉ. Recherches sur les transformations des appendices dans les articulés. (Ann. des sc. nat., 1844.)

BUFFON. Histoire des mammifères

BORELLI. De motu animalium et de musculorum, etc. (1743).

BROUSSONNET. Considérations sur les dents en général et sur les organes qui en tiennent lieu (1787).

CLAPARÈDE et LACHMANN. Études sur les infusoires et les rhizopodes (Genève, 1858).

N. J. CARTER. On the ultimate structure of spongilla. (Ann. of mag. and hist. nat., 1857.)

CUVIER. Règne animal.—Mémoires sur l'organisation des méduses, ; sur la limace et le colimaçon; sur les ascidies ; sur l'onchidie ; sur le clio ; sur les céphalopodes ; sur la composition de la mâchoire supérieur des poissons. — Histoire naturelle des poissons. — Atlas du règne animal. — Recherches sur les ossements fossiles.

CARUS et OTTO. Tubulæ anatomiam comparativam illustrantes (Lipsiæ, 1826-1855).

CARUS. Traité élémentaire d'anatomie comparée (Paris, 1835).

J. CLOQUET. Anat. des vers intestinaux (Paris, 1824).

COLIN. Traité de physiologie comparée des animaux domestiques (Paris, 1855-1856).

FR. CUVIER. Hist. nat des cétacés. — Des dents des mammifères.

COSTE. Hist. gén. et part. du développement des êtres organisés (Paris, 1848-1860).

CORSE. Of the different species of asiatic Elephants and their mode of dentition. (Philos. Trans., 1799.)

DUJARDIN. Hist. nat. des infusoires (1841).

DOYÈRE. Note sur quelques points de l'anatomie des hydres d'eau douce. (Comptes rend. de l'Ac. des sciences, 1842.) — Insectes de l'atlas du règne animal de Cuvier.

DICQUEMARE. Mém. pour servir à l'histoire des anémones de mer (1773).

DUGÈS. Rech. anat. et phys. sur la déglutition chez les reptiles. — Remarques sur la couleuvre de Montpellier avec quelques obs. sur le développement des dents venimeuses (1835).

DUVERNOY. Leçons d'anat. comp. de Cuvier. — De la langue considérée comme organe de préhension. — Mém. sur les organes de la déglutition. — Mém. sur la langue.

DUMÉRIL. Sur les mouvements de la langue chez le caméléon (1836).

DUMÉRIL et BIBRON. Hist. nat. des reptiles. — Erpétologie (Paris, 1835, 1850).

EHRENBERG. Die Infusionsthierchen (1838). — Rech. sur l'organis. et la distribution des infusoires, partic. ceux de la Sibérie.

EBRARD. Nouvelle monographie des sangsues médicinales (1857).

FERMOND. Monographie des sangsues médicinales (1854).

FLOURENS. Rech. anat. sur le corps muqueux de la langue dans l'homme et les mammifères (1837). — Rech. sur le développement des os et des dents (1841).

FONTANA. Traité sur le venin de la vipère (Florence, 1781).

GERDY. Mém. sur la structure de la langue du bœuf (1825).

GEOFFROY SAINT-HILAIRE. — Philosophie anatomique. — Sur les appareils de la déglutition et du goût chez les perroquets microglosses (1823). — Système dentaire des mammifères et des oiseaux. — Mémoire sur les dents antérieures des mammifères rongeurs (1833).

GOODSIR. On the follicular stage of dentition in ruminants (1839).

GRATIOLET. Rech. sur l'anatomie de la térébratule australe (1853).

Nat. GUILLOT. Rech. sur la genèse et l'évolution des dents et des mâchoires (1858).

HOME. Lectures on comparative anatomy. — Some observ. on the structure of the teeth of graminivorous Quadrupedes (1799).

HUNTER. The nat. hist. of the Human teeth. (Trad. de Richelot, 1859.)

HERISSANT. Obs. anat. sur les mouvements du bec des oiseaux. (Mém. de l'Ac. des sc., 1748.)

HUXLEY. On the development of the teeth.

HERMANN. Mém. aptérologique (1804).

JŒGER. De holothuriis (1833).

KÖLLIKER. Éléments d'histologie humaine. (Trad. par Beclard et Sée; Paris, 1856.)

LACAUCHIE. Traité d'hydrotomie (Paris, 1853).

LAURILLARD et CUVIER. Anatomie comparée.

LACÉPÈDE. Hist. nat. des cétacés (1828).

LAMARCK. Histoire des animaux sans vertèbres (Paris, 1836-1845).

LEBLOND. Quelques matériaux pour servir à l'histoire des filaires et des strongles (Paris, 1856).

LACAZE-DUTHIERS. Hist. de l'organis. et du développement du dentale (1857).

LATREILLE. Observ. nouv. sur l'organis. ext. et générale des animaux articulés. (Mém. du Muséum, 1822.)

LONGET. Physiologie (Paris, 1861).

MILNE EDWARDS. Leçons sur la physiologie et l'anatomie comparée de l'homme et des animaux, tom. V et VI. — Eléments de zoologie. — Recherches anatomiques, physiologiques et zoologiques sur les eschares. — Classification naturelle des polypes. — Atlas du règne animal de Cuvier : zoophytes.

MÉRY. Observations sur la langue du pivert. (Mém. de l'Ac. des sc., 1709.)

MAGITOT. Mém. sur la genèse et la métamorphose des follicules dentaires chez l'homme et les animaux (1860).

MOQUIN-TANDON. Zoologie médicale. — Hist. des mollusques terrestres et fluviatiles. — Monographie de la famille des hirudinées (1846).

MÜLLER. De glandularum secernentium structura penitiori.

MARCEL DE SERRES. Comparaison des organes de la mastication des orthoptères avec ceux des autres animaux.

NAYSMITH. Three mem. on the development and structure of the teeth and epithelium.

OUDET. Expér. sur l'accroissement continu et la reproduction des dents chez les lapins.

Owen. Notes on the anatomy of the Nubian Girafe. — On the anatomy of the great anteater. — Aves. — Marsupialia (Todd's Cyclop. of anat. and Physiol.). — Lectures on the comparative anatomy and physiology of the vertebrate animals. — On the young of the ornithorhyncus paradoxus (1835). — Odontography. — Recherches sur la structure et la formation des dents des squaloïdes et application des faits observés à une nouvelle théorie du développement des dents (1839). — On the osteology of the chimpanzé and orang-utang. — On the anatomy of Brachiopoda. — Lectures of the comparative anatomy of invertebr. animals. — Cephalopoda. — Entozoa.

Pictet. Traité de Paléontologie (Paris, 1853-1854).

De Quatrefages. Atlas du règne animal de Cuvier. — Zoophytes. — Annélides. — Mém. sur la synhydre parasite. (Ann. des sc. nat., 1843.) — Mém. sur la synapte de Duvernoy (1842); sur le genre Taret 1849); sur l'Eolidine paradoxale (1843); sur les Gastéropodes phlébentérés (1844); sur la famille des Polyophthalmiens (1850). — Description de quelques espèces nouvelles d'Annélides (1843). — Mém. sur la famille des Nemertiens.

Raspail. Hist. nat. de l'Alcyonelle fluviatile (1828).

Recluz. Observ. sur le goût des limaces pour les champignons (1841).

Réaumur. Mém. pour servir à l'histoire des insectes (Paris, 1734).

Robin. Mém. sur la composition anatomique de la bouche ou rostre des arachnides de la famille des sarcoptes (1859).

Robin et Magitot. Mém. sur la genèse et le développement des follicules dentaires (1860).

Em. Rousseau. De la dentition des cétacés. — Anatomie comparée du système dentaire chez l'homme et chez les principaux animaux (1828).

Savigny. Echinodermes de l'Egypte. — Mém. sur les animaux sans vertèbres. — Mollusques céphalopodes. — Théorie des organes de la bouche.

Stannius et Siebold. Manuel d'anatomie comparée (Paris, 1850).

Strauss. Considérations sur l'anatomie des animaux articulés (Paris, 1828).

Sappey. Traité d'anatomie descriptive.

Sinety. Sur une poche buccale chez le Casse-noix (1853).

Tremblay. Mém. pour servir à l'histoire d'un genre de polypes d'eau douce.

Tomes. A course of lectures on dental physiology and surgery. — On the structure of the dental tissues of masupial animals. — On the structure of the dental tissues, of the order rodentia.

Valenciennes. Atlas du règne animal de Cuvier. — Poissons.

Wagner. Icones Zootomicæ (Leipzig, 1841).

Waterhouse. Nat. hist. of Mammalia (London, 1846-1848).

Zaglas. Of the tongue of the cameleon and the mechanism of its projection and retraction (1852).

CHAPITRE II

DE LA BOUCHE DANS L'ESPÈCE HUMAINE

ANATOMIE DESCRIPTIVE ET HISTOLOGIE

---

§ 11. — De la bouche en général.

La bouche est située à la partie inférieure de la face, au-dessous des fosses nasales. Elle fait partie du tube digestif, dont elle forme la portion la plus élevée, et du conduit aérien dont elle est, avec les fosses nasales, la terminaison supérieure.

Elle loge l'organe du goût, reçoit les aliments et leur fait subir un commencement d'élaboration par la mastication et l'insalivation; enfin elle sert à la transmission et à l'articulation des sons.

Limites. — Sa cavité, cavité buccale, cavité orale, *cavum oris*, a pour limites en avant les lèvres, en arrière le voile du palais, latéralement les joues, en haut la voûte palatine, en bas le plancher de la bouche et la langue.

Parties dont elle se compose. — Les parties qui concourent à la former sont les *mâchoires*, les *lèvres*, les *joues*, la *voûte palatine*, le *voile du palais*, le *plancher de la bouche*, la *langue*, l'*appareil salivaire*, les *gencives* et les *dents*.

Nous allons d'abord faire l'anatomie descriptive et l'histologie de toutes ces parties. Nous indiquerons plus tard leurs fonctions, les rapports qu'elles ont entre elles et les déductions pathologiques que l'on peut en tirer, ce qui sera, d'ailleurs, l'objet de la *physiologie* et de l'*anatomie chirurgicale* de la bouche.

§ 12. — Des mâchoires.

Les *mâchoires* (1) dans leur acception la plus générale, indiquent tous les os du squelette de la face : maxillaires supérieurs, palatins, malaires, os propres du nez, unguis, cornets inférieurs des fosses nasales, vomer et maxillaire inférieur. Mais nous ne nous occuperons que de ceux qui font partie intégrante de la cavité buccale, c'est-à-dire des *maxillaires supérieurs*, des *palatins* et du *maxillaire inférieur*. Nous joindrons à cette description celle de l'*os hyoïde*, qui est indispensable pour l'étude de la langue.

§ 13. — Maxillaires supérieurs.

Les *os maxillaires supérieurs* (2), au nombre de deux, sont réunis sur la ligne médiane à la partie supérieure et antérieure de la bouche. Ce sont deux os irréguliers de la classe des os courts. Chacun d'eux offre à l'étude quatre faces et quatre bords.

Des quatre faces, l'une est supérieure ou orbitaire, l'autre antérieure ou faciale, la troisième postérieure ou ptérygoïdienne, et la quatrième interne ou naso-palatine.

Des quatre bords, l'un est antérieur, l'autre externe, l'autre postérieur et le dernier inférieur.

Face supérieure ou orbitaire. — La face supérieure a la forme d'un triangle dont la base est représentée par l'arête antérieure, inférieure et interne de l'orbite, tandis que le sommet répond au fond de cette cavité. Elle est horizontale, légèrement inclinée de haut en bas et de dedans en dehors, et forme la plus grande partie du plancher de l'orbite. Sa portion externe devient l'*apophyse malaire* qui s'articule avec l'os de ce nom et répond au sommet du sinus maxillaire ; sa portion interne s'articule par son bord, avec l'os unguis et l'os planum de l'ethmoïde, enfin, sa portion postérieure est creusée d'une gouttière qui se continue avec le canal sous-orbitaire (3).

Canal sous-orbitaire. — Ce canal, dirigé d'abord de dehors en dedans, et d'arrière en avant, s'infléchit en bas et se divise bientôt en deux conduits : l'un qui n'est que sa terminaison et qui aboutit

(1) Mâchoire, maxilla, σιαγων.
(2) Os sus-maxillaire.
(3) Sulcus infraorbitalis.

au trou sous-orbitaire, l'autre beaucoup plus petit qui descend le long et dans l'épaisseur de la paroi antérieure du sinus maxillaire, et qu'on nomme le *conduit dentaire antérieur* et *supérieur*. Ce conduit donne passage aux nerfs et aux vaisseaux qui se rendent aux dents incisives et canine.

FACE ANTÉRIEURE OU FACIALE. — La face antérieure est irrégulièrement convexe. On y remarque deux fossettes et une apophyse.

Des deux fossettes, l'une, située en bas et en dedans, donne attache au muscle myrtiforme; l'autre, située en dehors et en haut, donne attache au muscle canin. Cette dernière, qui est plus profonde, est percée à son sommet du trou sous-orbitaire (1); c'est la *fosse canine*.

L'apophyse (2), nommée *apophyse montante*, qui surmonte cette face, est légèrement aplatie. Elle a une face externe lisse et une face interne pourvue de deux crêtes horizontales qui s'articulent, l'une avec le cornet moyen, l'autre avec le cornet inférieur. Son bord antérieur s'articule avec les os propres du nez et son bord postérieur avec l'os unguis, mais seulement par sa portion interne. C'est sur ce bord que se trouvent la *gouttière lacrymale* et le *canal nasal*. La lèvre interne de cette gouttière correspond à l'unguis et la lèvre externe fait partie de la circonférence de l'orbite; quant au canal, sa direction légèrement courbe a sa concavité regardant en arrière et en dehors. Le sommet de l'apophyse s'articule avec le frontal, et sa base se continue avec le reste de l'os maxillaire.

FACE POSTÉRIEURE OU PTÉRYGOÏDIENNE. — La face postérieure se confond avec la *tubérosité maxillaire*. Celle-ci plus saillante avant l'éruption de la dernière dent, est moins volumineuse dès que cette dent est sortie. Elle est creusée de petits conduits qui traversent obliquement la substance de l'os et qui sont appelés *conduits dentaires postérieurs et supérieurs*, du nom des nerfs et des vaisseaux auxquels ils donnent passage.

FACE INTERNE OU NASO-PALATINE. — La face interne est divisée en deux parties par l'apophyse palatine : une supérieure et une inférieure.

La supérieure fait partie des fosses nasales. On y voit l'orifice inférieur du *canal nasal* et un peu plus en arrière l'*ouverture du sinus maxillaire*. Celle-ci, large sur un os maxillaire isolé, est, au

(1) Foramen infraorbitale.
(2) L'apophyse nasale, fronto-nasale,—processus frontalis.

contraire, sur un os maxillaire articulé, retrécie par des prolongements appartenant à l'os palatin, à l'ethmoïde, au cornet inférieur et à l'os unguis, lesquels tous s'articulent avec son pourtour (1).

L'inférieure est peu étendue. Elle fait partie de la voûte palatine et se confond avec le paroi interne des alvéoles. On y voit le long du bord externe de l'apophyse palatine un sillon bordé de crêtes saillantes qui protége les vaisseaux et les nerfs palatins postérieurs.

Apophyse palatine. — Quant à l'apophyse elle-même, elle a deux faces et trois bords (2).

La face supérieure fait partie du plancher des fosses nasales; elle est creusée en gouttière et plus étroite en avant qu'en arrière. La face inférieure fait partie de la voûte palatine; elle est rugueuse et comme chagrinée.

Les trois bords sont interne, antérieur, postérieur. L'interne articulé avec le bord interne correspondant du maxillaire opposé est surmonté d'une crête qui s'articule avec le vomer. C'est entre ces deux bords que se trouve le *canal palatin antérieur*, qui, double en haut et simple en bas, se dirige de haut en bas et d'arrière en avant (3). L'antérieur fait partie de l'orifice antérieur des fosses nasales et se termine par l'épine nasale inférieure. Le postérieur s'articule avec l'os palatin.

Bords. — Des quatre bords du maxillaire supérieur, l'antérieur, échancré inférieurement pour former l'orifice antérieur des fosses nasales, se continue avec le bord de l'apophyse montante; l'externe, situé au-dessous de la tubérosité malaire, est mousse et très-court; le postérieur, vertical, épais, s'articule en bas avec l'apophyse ptérygoïde par l'intermédiaire de l'os palatin et en haut fait partie de la fente ptérygo-maxillaire; l'inférieur enfin, formé par l'arcade alvéolaire supérieure, est creusé de cavités conoïdes ou alvéoles, dont les dimensions varient suivant la grosseur des racines qu'elles doivent loger. C'est ce bord épais et résistant qui sert de base à l'os.

Connexions. — L'os maxillaire supérieur s'articule avec les os suivants : le frontal, l'ethmoïde, le vomer, le palatin, le malaire, l'unguis, le cornet inférieur, l'os propre du nez et le maxillaire du côté opposé.

Conformation intérieure. — Cet os, épais et celluleux au niveau

(1) Cruveilhier.
(2) Apophyse palatine, — processus palatinus.
(3) Ce canal s'appelle aussi canal incisif, — canalis incisivus.

de l'apophyse palatine, de la tubérosité maxillaire et de l'éminence malaire, mince et compacte dans ses autres parties, est creusé d'une cavité qui s'ouvre dans le méat moyen des fosses nasales par l'orifice que nous avons indiqué à la face interne de l'os.

Sinus maxillaire. — Cette cavité, appelée *sinus maxillaire* ou *antre d'Hygmore*, a été parfaitement décrite par Vésale. Elle a une forme extrêmement variable, qui peut cependant le plus souvent être comparée à une pyramide triangulaire, dont la base serait dirigée en dedans et le sommet vers l'os malaire.

Des trois parois de cette pyramide, l'une répond au plancher de l'orbite, c'est la supérieure; l'autre à la fosse canine et à la joue, c'est l'antérieure; la troisième, enfin, qui est postérieure, à la tubérosité maxillaire; cette dernière, qui est concave et un peu plus épaisse que les précédentes, renferme les *conduits dentaires postérieurs et supérieurs*.

C'est le bord formé par la jonction de cette paroi avec la paroi antérieure qui correspond au fond des alvéoles des molaires. Ce bord est souvent très-mince; il arrive même que, les racines des dents étant très-longues, leur sommet peut être dépourvu de son enveloppe alvéolaire osseuse et faire saillie dans le sinus. Mais, lorsque les dents sont tombées et les cavités alvéolaires effacées, l'épaisseur de ce bord peut être portée jusqu'à 1 centimètre (Gosselin et Denonvilliers).

Les dimensions du sinus sont variables; cependant on sait qu'elles sont plus petites chez l'enfant que chez l'adulte et chez celui-ci que chez le vieillard. Bordenave a dit que, chez les adultes, elles étaient en raison inverse de celles des fosses nasales, en sorte que les sujets chez qui ces dernières sont étroites ont un sinus plus large et réciproquement.

Développement. — Les anatomistes ne sont pas d'accord sur le mode de développement du maxillaire supérieur. M. Sappey n'admet qu'un point d'ossification. M. Cruveilhier en admet trois, se fondant sur ce fait que, sur le maxillaire du fœtus et même sur celui de l'adulte, il a trouvé deux scissures remarquables, qui sembleraient indiquer la séparation primitive de l'os en trois pièces. MM. Beaunis et Bouchard pensent qu'il se développe par cinq points d'ossifications, y compris l'os incisif. Quatre de ces points paraissent vers le quarantième ou le quarante-cinquième jour de la vie fœtale; ce sont: un pour l'os intermaxillaire, un pour l'apophyse malaire, un pour la fosse canine, un pour l'apophyse palatine. Au troisième mois paraît le cinquième point d'ossification pour le plancher de l'orbite; c'est le point orbitaire. La soudure de ces différentes pièces se fait très-rapidement, et en première ligne celle de l'os incisif avec le reste de l'os. Au sixième mois cette soudure est à peu près complète.

L'apophyse montante est formée par la convergence des pièces palatine et faciale; le rebord alvéolaire aux dépens des pièces malaire, orbitaire et de l'os incisif. Le sinus maxillaire ne commence guère à se former que dans le troisième mois de la vie fœtale (Beaunis et Bouchard).

Dimensions de l'os suivant l'age. — A la naissance, l'os maxillaire supérieur a peu de hauteur, il n'est pour ainsi dire formé que par la portion alvéolaire. Cependant le sinus est déjà apparent. Dans l'âge adulte, il gagne en hauteur, pour diminuer un peu chez le vieillard. Dans le premier cas, l'accroissement est dû au développement du sinus, et dans le second le retrait est produit par l'affaissement de la portion alvéolaire.

§ 14. — Os palatins.

Les os palatins sont situés à la partie postérieure de la voûte palatine, en arrière des maxillaires supérieurs de chaque côté de la ligne médiane. Comme ce sont des os très-irréguliers, on facilite généralement leur description en divisant chacun d'eux en deux portions : l'une inférieure ou horizontale, l'autre supérieure ou verticale. Ces deux portions forment deux lames réunies à angle droit.

Portion horizontale. — La portion horizontale (1) offre à l'étude deux faces et trois bords : une *face supérieure* lisse et concave qui forme l'extrémité postérieure du plancher des fosses nasales; une *face inférieure*, rugueuse, qui fait partie de la voûte palatine. Sur cette face on voit en arrière et en dedans une crête transversale qui donne attache à l'aponévrose du voile du palais et un peu en avant de cette crête, l'orifice inférieur du canal palatin postérieur.

Des trois bords, l'un, antérieur, s'articule avec l'apophyse palatine du maxillaire supérieur; un autre, postérieur, concave, très-mince, donne attache au voile du palais; et le troisième enfin, interne, s'ar-

(1) Pars horizontalis, os quadratum.

ticule avec l'os palatin opposé. Cette dernière articulation est surmontée d'une crête qui s'articule elle-même avec le vomer et qui constitue en arrière l'épine nasale postérieure.

Portion verticale. — La portion verticale présente aussi deux faces et trois bords : une *face interne* qui fait partie de la paroi externe des fosses nasales, et sur laquelle on voit deux crêtes horizontales, qui s'articulent avec les cornets inférieur et moyen, et deux gouttières, l'une située entre ces deux cornets et l'autre au-dessous du cornet inférieur; une *face externe* qui fait partie en haut de la fosse zygomatique, s'articule en avant avec le maxillaire supérieur, en arrière de l'ouverture du sinus maxillaire, et forme en bas avec le maxillaire supérieur, le canal palatin postérieur.

Des trois bords, l'un, *antérieur* ou maxillaire très-mince, offre une languette qui rétrécit l'orifice du sinus maxillaire; l'autre, *postérieur*, s'appuie sur le côté interne de l'apophyse ptérygoïde et forme à sa partie inférieure l'apophyse pyramidale dirigée en bas et en dehors; enfin le dernier, *supérieur* ou sphénoïdal, correspond dans presque toute son étendue au sphénoïde et est surmonté de deux apophyses, l'une antérieure ou orbitaire, l'autre postérieure ou sphénoïdale. C'est entre ces deux apophyses que se trouve l'échancrure profonde, qui forme presque toujours la totalité du trou sphéno-palatin.

Apophyse pyramidale. — L'apophyse pyramidale, dont nous venons de parler, et qu'on nomme aussi apophyse palatine (1), tubérosité de l'os du palais, apophyse ptérygoïdienne, a trois faces, une base et un sommet. La *face supérieure* s'articule par ses deux côtés interne et externe avec l'apophyse ptérygoïde; la *face inférieure* fait partie de la voûte palatine et est percée de deux ou trois trous pour le passage des filets du nerf palatin; la *face externe* s'articule avec le maxillaire et concourt à former la fosse zygomatique. La *base* est creusée d'une gouttière qui fait partie du canal palatin postérieur; et le *sommet* n'offre rien de particulier.

Apophyse orbitaire. — L'apophyse orbitaire (2) est située en avant du trou sphéno-palatin. Elle est inclinée en dehors, soutenue par une partie étranglée ou col, et présente cinq facettes. Par sa facette supérieure elle fait partie du plancher de l'orbite; par l'anté-

(1) Processus pyramidalis.
(2) Processus orbitalis.

rieure elle s'articule avec le maxillaire ; par la postérieure, avec le bord de l'orifice du sinus sphénoïdal; par l'interne, avec les masses latérales de l'ethmoïde, et par l'externe fait partie de la fosse zygomatique.

APOPHYSE SPHÉNOÏDALE. — L'apophyse sphénoïdale (1) est située en arrière du trou sphéno-palatin. C'est une petite lamelle inclinée en dedans qui par sa facette interne fait partie des fosses nasales, par sa facette externe forme une portion du sommet de la fosse zygomatique, et par sa facette supérieure s'articule avec le corps du sphénoïde. C'est sur cette facette que se trouve la gouttière qui concourt à la formation du canal ptérygo-palatin.

CONNEXIONS. — L'os palatin s'articule avec l'os palatin du côté opposé, avec le maxillaire supérieur, le sphénoïde, l'ethmoïde, le cornet inférieur et le vomer.

CONFORMATION INTÉRIEURE. — Cet os est compacte dans presque toute son étendue, cependant il est celluleux dans l'apophyse palatine.

DÉVELOPPEMENT. — Il n'a qu'un seul point d'ossification qui a pour siége le lieu de réunion de l'apophyse pyramidale et des portions verticale et horizontale. C'est vers le quarante-cinquième jour de la conception qu'il apparaît.

D'abord, écrasé chez le fœtus de telle sorte que sa position verticale est moins longue que sa position horizontale, l'os palatin suit le développement du maxillaire supérieur, et, ce n'est que plus tard que ses dimensions verticales augmentent.

§ 15. — Os maxillaire inférieur.

L'os maxillaire inférieur est situé à la partie inférieure de la face. C'est un os impair qui constitue à lui seul la mâchoire inférieure. Pour simplifier son étude, on le divise en deux portions, l'une horizontale ou corps, l'autre verticale ou branches.

CORPS. — Le corps en forme de fer à cheval convexe en avant, concave en arrière, présente deux faces et deux bords.

FACE ANTÉRIEURE. — Sur la face antérieure, on voit la symphyse du menton représentée par une ligne verticale située à sa

(1) Processus sphenoïdalis.

partie moyenne (1) et terminée en bas par une éminence triangulaire à base large et rugueuse appelée saillie mentonnière; de chaque côté de cette ligne une petite fossette pour l'insertion du muscle de la houppe du menton; un peu au-dessous de cette fossette, le point de départ de la ligne oblique externe, qui va rejoindre obliquement le bord antérieur de la branche de la mâchoire et qui donne attache aux muscles carré du menton, triangulaire des lèvres, et peaucier; un peu au-dessus de cette ligne, au niveau de la deuxième petite molaire, le trou mentonnier ou orifice externe du canal dentaire inférieur qui donne passage aux vaisseaux et nerfs mentonniers; enfin, au-dessus de la ligne oblique, les saillies et les dépressions verticales correspondantes aux alvéoles et à leurs cloisons, et au-dessous de cette ligne une surface lisse qui n'est séparée de la peau que par le muscle peaucier.

Face postérieure. — A la face postérieure, on voit sur la ligne médiane un vestige de la symphyse du menton; de chaque côté les deux apophyses géni (2), dont la supérieure donne attache au muscle génio-glosse et l'inférieure au génio-hyoïdien; en dehors de ces éminences, une fossette destinée à loger la glande sublinguale et au-dessous un petit enfoncement pour l'insertion du ventre antérieur du digastrique; entre l'extrémité inférieure de la symphyse du menton et l'extrémité postérieure du bord alvéolaire, la ligne oblique interne ou ligne myloïdienne (3), qui donne attache en avant au muscle mylo-hyoïdien et en arrière au constricteur supérieur du pharynx; enfin, au-dessus de cette ligne les saillies et dépressions alvéolaires, et au-dessous d'elle la dépression large mais peu profonde de la glande sous-maxillaire (4).

Bords. — Le *bord supérieur* ou alvéolaire présente la série des cavités ou alvéoles destinées à loger les racines des dents et moulées

(1) C'est la trace de l'union des deux pièces dont cet os se compose chez les jeunes sujets. Nous avons vu plus haut (page 34 que, chez certains animaux, ces deux pièces ne se soudaient jamais.

(2) De γενειον, menton, — spina mentalis.

(3) De μυλος, dent molaire.

(4) Les deux lignes oblique interne et oblique externe divisent le corps de l'os en deux parties, l'une supérieure, l'autre inférieure. La première ou alvéolaire constitue presque à elle seule le corps de l'os chez le fœtus et l'enfant; la seconde ou basilaire croît peu à peu avec le progrès de l'âge, jusqu'à ce que chez le vieillard elle compose à peu près tout l'os, la portion alvéolaire disparaissant presque entièrement (Cruveilhier).

sur elles d'une manière exacte. Ce bord est déjeté en dedans et plus épais en arrière qu'en avant. La parabole qu'il forme est un peu moins grande que celle du bord alvéolaire de la mâchoire supérieure, de telle sorte que les incisives qui les garnissent sont débordées par les incisives supérieures.

Le *bord inférieur* ou base de la mâchoire qui est très-épais, lisse, arrondi, a une courbe plus considérable que le bord supérieur, et par suite tout le corps de l'os a une direction un peu oblique de haut en bas et de dedans en dehors. Ce bord est la partie la plus résistante de l'os, il donne attache à un certain nombre de fibres du peaucier.

Branches. — Les branches de la mâchoire inférieure sont destinées à l'insertion des muscles élévateurs de cette mâchoire. Elles présentent deux faces, quatre bords et quatre angles.

La *face externe* ou massétérine est couverte de rugosités pour l'insertion du masséter.

La *face interne* ou ptérygoïdienne est recouverte aussi de rugosités, mais seulement près de l'angle de la mâchoire pour l'insertion du muscle ptérygoïdien interne. Elle est percée à sa partie moyenne d'un orifice, qui est le point de départ du sillon mylo-hyoïdien, ainsi nommé parce qu'il loge le nerf mylo-hyoïdien. Cet orifice est celui du canal dentaire inférieur. Il est limité en dedans par une pointe osseuse saillante qui donne attache à la lame fibreuse à laquelle on a donné improprement le nom de ligament latéral interne de l'articulation temporo-maxillaire.

Bords. — Le *bord postérieur* est en rapport avec la glande parotide, il est mousse et arrondi.

Le *bord antérieur* est composé de deux lèvres, qui ne sont en bas que la continuation des lignes obliques externe et interne et qui après avoir formé entre elles une gouttière, se perdent en haut, l'externe sur le bord antérieur de l'apophyse coronoïde et l'interne sur la face interne de l'apophyse coronoïde.

Le *bord inférieur* se confond avec le corps de l'os.

Le *bord supérieur* présente deux apophyses séparées par une échancrure profonde en forme de Σ, d'où son nom d'échancrure sigmoïde. Ces deux apophyses sont l'apophyse coronoïde et le condyle.

Apophyse coronoïde. — L'apophyse coronoïde qui forme l'angle supérieur et antérieur de la branche de la mâchoire, a la forme d'une dent de couronne, elle est mince, triangulaire, aplatie de dehors en dedans et donne insertion au muscle temporal (1).

CONDYLE. — Le condyle qui forme l'angle supérieur et postérieur est articulé avec la cavité glénoïde de l'os temporal. C'est une éminence oblongue à grand diamètre dirigé de dehors en dedans et un peu d'avant en arrière. Elle est soutenue par une partie rétrécie ou col dont la partie interne est creusée d'une fossette pour l'insertion du muscle ptérygoïdien externe (2).

ANGLES. — Quant aux angles inférieurs de la branche maxillaire, l'antérieur se confond avec le corps de l'os, et le postérieur, qu'on nomme aussi angle de la mâchoire, donne attache au ptérygoïdien interne, au masséter et au ligament stylo-maxillaire.

CONNEXIONS. — L'os maxillaire inférieur ne s'articule de chaque côté qu'avec un seul os, l'os temporal.

CONFORMATION INTÉRIEURE. — Composé de deux tables très-épaisses de tissu compacte, cet os renferme dans son intérieur une couche de substance diploïque, que traverse dans toute son étendue le *canal dentaire*.

Ce *canal*, destiné aux rameaux nerveux et vasculaires des dents de la mâchoire, commence à la partie moyenne de la face interne de la branche maxillaire; de là, il se porte en avant et en dedans, et arrivé au niveau de la seconde petite molaire, il s'ouvre à la surface externe du corps de la mâchoire inférieure, par le trou mentonnier.

DÉVELOPPEMENT. — Le maxillaire inférieur se développe par deux points d'ossification. Cet os est le plus précoce parmi tous ceux de la tête et même du corps, après la clavicule. La suture de ses deux moitiés se fait dans la première année qui suit la naissance, et les traces de cette suture ou symphyse, après avoir existé longtemps, s'effacent peu à peu, avec les progrès de l'âge, pour disparaître presque entièrement. Son ossification est précédée d'une transfor-

(1) La grandeur de cette apophyse, dans les différentes espèces animales, est dans une proportion rigoureuse et constante, d'une part, avec la profondeur et l'étendue de la fosse temporale, de l'autre, avec la force et la courbure horizontale de l'arcade zygomatique (Cruveilhier).

(2) Le condyle varie dans sa forme et sa direction suivant les animaux, et nous avons plus haut (pages 53 et 54) comment cette forme et cette direction étaient en rapport constant avec leur régime.

mation cartilagineuse du bourgeon maxillaire inférieur (1). D'après un certain nombre d'auteurs, il existerait des points d'ossification complémentaires, pour diverses parties de l'os (2). Ainsi le condyle, l'apophyse coronoïde, et l'épine du canal dentaire, auraient chacun leur point d'ossification, mais cela n'est pas bien démontré (3).

VARIATIONS DE L'ANGLE DE LA MACHOIRE. — A peine coudé dans le premier âge, l'os maxillaire voit, du vingtième au trente-sixième mois, son angle se prononcer, et à partir de cette époque, s'accroître de plus en plus, jusqu'à ce qu'il devienne droit. Ces modifications sont en rapport avec l'éruption des dents de première et de seconde dentition, avec leur chute, et enfin avec la destruction des bords alvéolaires, chez le vieillard.

§ 16. — Os hyoïde.

L'os hyoïde est situé à la partie antérieure et supérieure du cou, au niveau de l'angle rentrant que fait ce dernier avec le plancher de la bouche, et à la hauteur du corps de la troisième vertèbre cervicale. C'est un os impair, complétement isolé des autres parties du squelette, et par conséquent extrêmement mobile. De forme parabolique, il a sa concavité en arrière, et sa convexité en avant. Il offre à l'étude cinq parties : une médiane ou corps, deux supérieures ou petites cornes, et deux latérales ou grandes cornes.

CORPS. — Le corps a la forme d'un quadrilatère allongé, recourbé de manière à présenter en avant une convexité.

Sa *face antérieure* est partagée par deux crêtes, l'une transversale, l'autre verticale, en quatre fossettes destinées aux insertions des muscles digastriques stylo-hyoïdiens, milo-hyoïdiens, génio-hyoïdiens et hyo-glosses.

(1) Voir au développement des lèvres.

(2) Autenrieth, Spix, Cruveilhier.

(3) Dès la fin du premier mois de la vie fœtale jusque vers le sixième, il existe en dedans du bourgeon maxillaire inférieur, et plus tard de la mâchoire inférieure, un organe transitoire en forme d'arc que l'on nomme cartilage de Meckel. Ce cartilage se soude à sa partie antérieure avec l'extrémité antérieure de son congénère et y forme comme une symphyse. Son extrémité postérieure, au contraire, se continue jusqu'à la base du crâne dans la région de la caisse du tympan, où il finit par constituer l'enclume et le marteau qui s'ossifient au quatrième mois de la vie fœtale. L'extrémité antérieure s'atrophie peu à peu et a complétement disparu vers le huitième mois (Magitot).

Sa *face postérieure* concave est en rapport avec le tissu cellulaire jaunâtre, qui la sépare de l'épiglotte.

Son *bord supérieur* donne attache au ligament, qui s'étend jusque dans l'épaisseur de la langue dont il constitue la charpente, et au muscle génio-glosse.

Son *bord inférieur* donne insertion à la membrane thyro-hyoïdienne, et aux muscles omoplato-hyoïdiens, sterno-hyoïdiens et thyro-hyoïdiens.

Les *deux extrémités* s'articulent avec les cornes grandes et petites et sont recouvertes d'une couche cartilagineuse.

GRANDES CORNES. — Les grandes cornes ou branches de l'os hyoïde, aplaties de haut en bas, plus longues que le corps présentent à leurs deux extrémités un renflement. Le renflement antérieur, s'articule avec le corps, le postérieur donne attache au ligament thyro-hyoïdien et au muscle hyo-glosse.

PETITES CORNES. — Les petites cornes ou cornes styloïdiennes, sont placées au bord supérieur de l'os, et dirigées de bas en haut et de dedans en dehors. Les petites cornes, représentent deux osselets cylindroïdes et quelquefois pisiformes (1); elles s'articulent par leur extrémité inférieure avec le corps et les grandes cornes, et reçoivent à leur extrémité supérieure, l'insertion du ligament stylo-hyoïdien (2).

CONFORMATION INTÉRIEURE. — Le tissu compacte forme la plus grande partie de cet os. Cependant, il existe une petite quantité de tissu spongieux dans les parties les plus volumineuses du corps et des grandes cornes (3).

DÉVELOPPEMENT. — M. Sappey admet six points d'ossification

(1) Ossa pisiforma lingualia (Sœmmering).

(2) L'os hyoïde ne s'articule avec aucune pièce du squelette. Cependant il se trouve réuni à la base du crâne par le ligament stylo-hyoïdien. Ce ligament, quelquefois osseux chez l'homme, l'est constamment chez les animaux, chez le cheval, par exemple (Cruveilhier).

(3) GÉNÉRALITÉS SUR LES OS. — CONFIGURATION. — Les os, sous le rapport de leur volume, ont été divisés en grands, moyens et petits, et sous celui de leur forme, en longs, plats et courts. Dans les os longs, un seul diamètre l'emporte ; dans les os plats, deux des diamètres prédominent, et dans les os courts, aucun des diamètres ne l'emporte d'une manière très-appréciable sur les autres.

STRUCTURE. — Le tissu osseux se présente sous deux aspects : ou bien il est compacte, composé de fibres fortement pressées les unes contre les autres, et alors il prend le nom de *substance compacte*, ou bien il est formé de cellules et d'alvéoles de capa-

pour l'os hyoïde, deux pour le corps, deux pour les grandes cornes, deux pour les petites. M. Cruveilhier n'en admet qu'un pour le corps, et par conséquent cinq pour tout l'os. Suivant MM. Beaunis et Bouchard, le point d'ossification du corps serait tout d'abord double. L'os commence à s'ossifier vers la fin du neuvième mois de la vie fœtale ou immédiatement après la naissance. La soudure des

cité variable communiquant entre eux, et alors on le nomme *substance spongieuse*. Mais ces deux substances sont identiques dans leur composition.

Elles ne sont pas réparties d'une manière égale dans les os longs, larges ou courts. Dans les os longs, c'est la substance compacte qui forme les parois du canal médullaire, et la substance spongieuse qui compose la plus grande partie des extrémités. Dans les os larges, la substance spongieuse, placée entre deux tables de substance compacte, prend le nom de *diploë* (1); enfin, dans les os courts, le tissu spongieux n'est enveloppé que d'une lame, parfois mince, de tissu compacte.

Quelques anatomistes ont admis une troisième espèce de tissu osseux, le *tissu réiculaire*, dont les filaments, entre-croisés dans la cavité médullaire, forment un réseau dans lequel la moelle est suspendue ; mais ce n'est en réalité qu'une variété de la forme spongieuse.

Structure intime. — Les éléments qui composent les os sont : 1° le tissu osseux proprement dit; 2° les vaisseaux (artères, veines et lymphatiques), et les nerfs ; 3° le périoste ; 4° la moelle.

Tissu propre. — Le tissu propre des os est blanc, opaque, dur, résistant, et se compose de deux substances : l'une organique, la gélatine ; l'autre inorganique, les sels calcaires. Il est creusé d'une quantité innombrable de cavités osseuses, imperceptibles, de lacunes qui communiquent entre elles par de minces canalicules ou *canalicules osseux*, et qui contiennent les cellules osseuses et leurs prolongements. Il est de plus parcouru par des canaux plus larges, remplis par les vaisseaux capillaires des os et qu'on nomme *canalicules de Havers* ou *canalicules vasculaires* des os (2). C'est à la disposition de ces canalicules que les os doivent leur aspect fibreux.

Vaisseaux. – Dans les os longs, il y a trois ordres de branches artérielles : un pour la moelle, un pour le tissu compacte et un troisième pour le tissu spongieux. Dans les os plats et les os courts, il n'y a que deux ordres d'artères, celles du tissu compacte et celles du tissu spongieux. Les veines correspondent aux artères Quant aux vaisseaux lymphatiques, on n'a pas encore démontré d'une manière certaine leur existence dans toutes les parties du tissu osseux. Il n'est pas douteux que les nerfs pénètrent dans les os, en accompagnant les ramifications vasculaires qui parcourent leur substance, mais on ignore comment ils s'y terminent.

Périoste. — Le périoste est une membrane fibreuse qui recouvre la plus grande partie de la surface des os. Par sa face interne, il adhère aux os, au moyen de prolongements vasculaires et fibreux qu'il envoie dans leurs canaux ; par sa face externe, il est en rapport, soit avec le tissu cellulaire sous-cutané, soit avec les membranes synoviales, soit avec les muqueuses, et dans ce dernier cas il se fusionne avec elles

(1) Διπλόος, double.

(2) Les canaux de Havers sont larges de $0^{mm},2$ à $0^{mm},1$, et distants les uns des autres de $0^{mm},1$ à $0^{mm},3$; ils communiquent les uns avec les autres par des branches transversales, et forment un réseau qui s'ouvre à la surface de l'os par des pertuis obliques.

grandes cornes au corps se fait de quarante à cinquante ans; celle des petites cornes beaucoup plus tard, et souvent même elle n'a pas lieu.

comme au palais, aux gencives, dans les sinus maxillaires, etc., pour former ce qu'on nomme des *membranes fibro-muqueuses* (1).

MOELLE. — La moelle remplit le canal central des os longs et des alvéoles de la substance spongieuse. Elle se compose d'une matière homogène amorphe, rangée parmi les substances connectives, de vésicules adipeuses, de petites cellules médullaires spéciales (médullocèles de Robin) (2), et de cellules plus volumineuses, remplies de noyaux (ou myéloplaxes) (3). Elle est divisée en moelle jaune et moelle rouge ou fœtale. La moelle jaune existe surtout dans les os longs; elle doit sa couleur à la graisse qu'elle contient. La moelle rouge existe surtout dans les os courts elle ne contient que des traces de graisse.

DÉVELOPPEMENT. — D'après M. Kolliker (4), en ce qui concerne leur développement, les os peuvent être divisés en deux groupes : 1° ceux qui procèdent de cartilages préformés, ou *os primitifs ;* 2° ceux qui apparaissent d'abord sous la forme d'un blastème mou et se transforment en os après un court espace de temps, ou *os secondaires.*

La substance osseuse se forme par la transformation que subissent les tissus cartilagineux et conjonctif.

Pour le *tissu cartilagineux,* l'ossification commence par la multiplication de ses cellules et se continue par le dépôt de matière calcaire dans l'épaisseur de la substance intercellulaire. A mesure que ce dépôt s'effectue, les cellules qu'il renferme deviennent des cavités et des cellules osseuses, de la périphérie desquelles naissent les canalicules osseux. Quant aux canalicules de Havers, ils se forment dans le blastème, qui résulte d'un ramollissement du cartilage, ramollissement qui se fait soit avant, soit après l'ossification. Ce même blastème donne aussi naissance à la substance médullaire et au tissu conjonctif qui environne les vaisseaux.

Pour le *tissu conjonctif,* à l'endroit où l'ossification doit se faire, il se dépose une couche de blastème mou, dont les cellules prennent peu à peu la forme étoilée des cellules osseuses.

A mesure que les sels calcaires se déposent, ils fournissent des cloisons qui entourent les portions de blastème non encore envahies par l'ossification, et ce sont ces portions du blastème non envahies qui se transforment, les superficielles en vaisseaux logés dans les canalicules, et les profondes en substance médullaire.

MARCHE DE L'OSSIFICATION. — Pour les os, l'ossification commence au milieu et

(1) Le périoste se compose de trois couches : une externe connective, une moyenne élastique, une interne cellulaire. La première est formée de tissu connectif ordinaire, mélangé de cellules adipeuses, dans lequel se ramifient les vaisseaux excessivement nombreux et les nerfs très-fins de cette membrane ; la deuxième est composée de fibres élastiques fines, disposées en réseaux ; elle est traversée par les vaisseaux qui vont de la couche externe dans les canaux de Havers ; la dernière enfin (nommée aussi blastème sous-périostique) est très-mince, riche en cellules plasmatiques, et joue un rôle très-important dans l'accroissement de l'os (Beaunis et Bouchard).

(2) Ch. Robin.

(3) De μυελος, moelle, et πλαξ, lamelle.

(4) Kolliker.

§ 17. — Articulations des mâchoires.

Les deux mâchoires, la supérieure et l'inférieure ne s'articulent pas entre elles, mais toutes deux s'unissent au crâne ; la première d'une manière immobile (*mâchoire syncrânienne*), la seconde d'une manière mobile (*mâchoire diacrânienne*).

Mâchoire supérieure. — Les os qui composent la mâchoire supérieure s'articulent entre eux et avec la partie inférieure de la base du crâne, soit par des sutures dentées ou écailleuses, soit par des sutures harmoniques (1). Ainsi, les deux os maxillaires s'engrènent

dans l'axe de leur corps, puis les extrémités s'ossifient à leur tour, et les parties ainsi ossifiées s'accroissent jusqu'à ce qu'elles se soudent. Pour les os plats; ceux qui sont symétriques ont le plus souvent deux points d'ossification placés sur les côtés de la ligne médiane ; pour ceux non symétriques, les uns n'ont qu'un point, d'autres plusieurs, et dans ce cas l'ossification s'irradie du centre à la circonférence. Dans les os courts, l'ossification se fait comme dans les extrémités des os longs.

Propriétés vitales des os. — La nutrition des os tout à fait développés, quoique peu active, existe cependant, ainsi que le prouvent leurs maladies et les modifications morphologiques qu'ils subissent : agrandissement des sinus des os du crâne, des points d'insertion des muscles et des tendons, etc. Cette nutrition s'opère par deux ordres de canaux, ou mieux par deux réseaux différents : 1° le réseau capillaire contenu dans le périoste, la moelle et les canaux de Havers ; 2° le réseau des cellules étoilées ou réseau plasmatique, n'admettant dans son intérieur que le plasma du sang (2).

La *sensibilité* des os est obtuse. Cependant, dans beaucoup d'affections pathologiques et de lésions traumatiques, les os transmettent vivement le sentiment de la douleur. Mais les nerfs des os sont presque tous des nerfs vaso-moteurs destinés à régler la circulation dans les vaisseaux sanguins.

Composition chimique. — Indépendamment d'une petite quantité d'eau et de graisse, les os sont composés principalement *d'une substance qui donne de la gélatine* (3) *et de matières inorganiques*. Ces matières inorganiques forment chez l'adulte environ les deux tiers de l'os desséché (4). Elles consistent principalement : en phosphate de chaux tribasique, 59 à 60 p. 100 ; en carbonate de chaux, 8 à 9 p. 100, et en phosphate de magnésie, 0,5 ou 0,6 p. 100. Quant aux autres substances, fluorure de calcium et silice, il n'en existe que des traces.

(1) Les *sutures* ou *synarthroses* (συν, avec, αρθρωσις, articulation, sont des articulations complétement immobiles, privées de cartilage d'encroûtement, de synoviales et de ligaments. M. Cruveilhier les considère comme des articulations temporaires, admet que la soudure qui les envahit tôt ou tard est analogue à l'union des pièces d'ossification, et regarde les os ainsi soudés comme de grandes pièces d'ossification. Colombus niait même ce genre d'articulation, et disait qu'il n'y avait pas d'articulation là où il n'y avait pas de mouvement.

(2) Beaunis et Bouchard.

(3) Osséine (Robin et Verdeil).

(4) On les obtient presque entièrement par la calcination des os.

fortement entre eux, tandis que les palatins et les apophyses ptérygoïdes sont simplement juxtaposés. Toutes ces sutures ou *synarthroses* sont d'ailleurs recouvertes d'une mince couche de tissu fibreux qu'envahit peu à peu l'ossification.

Machoire inférieure. articulation temporo-maxillaire. — La mâchoire inférieure s'articule avec la base du crâne, par une double articulation *condylenne*. Cette articulation appartient aux *diarthroses* et porte le nom d'*articulation temporo-maxillaire* (1).

Surfaces articulaires. — Pour cette articulation, d'une part, l'os maxillaire inférieur est muni de deux condyles ellipsoïdes, obliquement dirigés d'arrière en avant et de dedans en dehors, et recouverts à leur partie antérieure et supérieure de *cartilage d'encroûtement* (2); d'autre part, chaque os temporal est pourvu d'un cavité appelée *cavité glénoïde* et d'une portion articulaire fournie par la racine transverse de l'apophyse zygomatique. La *cavité glénoïde* (3) beaucoup plus considérable que le volume du condyle, n'est pas entièrement articulaire, et la partie qui est située en arrière de la scissure de Glaser ou cavité supplémentaire, est étrangère à l'articulation (4). La racine transverse de l'apophyse zygomatique qui est articulaire, est concave dans le sens transversal, et convexe dans le sens antéro-postérieur. Elle est pourvue à sa partie postérieure et inférieure d'un cartilage d'encroûtement.

Moyens d'union. — Il n'existe véritablemnent qu'*un ligament laté-*

(1) Les *diarthroses* (de δια et αρθρωσις) sont des articulations à surfaces contiguës ou libres se moulant parfaitement les unes sur les autres, pourvues de cartilage d'encroûtement, de synoviales, de ligaments périphériques, et exécutant des mouvements.

(2) Le *cartilage d'encroûtement* ou cartilage articulaire est une substance solide souple, élastique, qui recouvre les surfaces articulaires mobiles, et dont l'usage est de prévenir les effets des chocs et du frottement. Son épaisseur est proportionnelle à l'étendue des surfaces articulaires. Elle diminue sur les surfaces convexes du centre à la périphérie, et sur les surfaces concaves de la périphérie au centre. Il est formé par du cartilage hyalin, dont les cellules superficielles sont placées parallèlement à la surface libre, tandis que les profondes lui sont perpendiculaires. Sa surface adhérente s'engrène, par des rugosités, avec les rugosités de l'os sur lequel il est appliqué, mais sans substance intermédiaire. Suivant M. Cruveilhier, il ne serait formé que par la portion du cartilage d'ossification que n'aurait pas encore envahie l'ossification. Sa vitalité est fort peu active, et sa nutrition se fait par simple imbibition. Sa sensibilité est nulle.

(3) De γληνη, petite cavité articulaire.

(4) L'os temporal, situé dans la région inférieure et latérale du crâne, se divise en

ral externe pour cette articulation. Ce ligament s'attache en haut, au tubercule situé entre les deux racines de l'apophyse zygomatique et en bas au côté externe du col du condyle.

Les autres ligaments que l'on a décrits, doivent être plutôt considérés comme accessoires, et ne concourent que peu ou même nullement à consolider l'articulation. Ce sont : 1° une bandelette fibreuse qui s'étend de l'épine du sphénoïde à l'épine située au côté interne de l'orifice du canal dentaire, c'est cette bandelette qu'on a nommée improprement *ligament latéral interne*, *ligament sphéno-maxillaire;* 2° une bandelette qui s'étend de l'apophyse styloïde à l'angle inférieur de la mâchoire ou *ligament stylo-maxillaire;* 3° enfin, une lame aponévrotique résultant de l'intersection des muscles constricteur supérieur du pharynx et buccinateur, lame qui s'attache d'une part à l'aile interne de l'apophyse ptérygoïde, et d'autre part à la ligne myloïdienne, c'est *le ligament ptérygo-maxillaire.*

MOYENS DE GLISSEMENT. — Les moyens de glissement sont fournis par un fibro-cartilage interarticulaire ou ménisque et les synoviales (1).

Le *cartilage interarticulaire* a la forme d'une lentille elliptique à

deux parties : l'une verticale ou temporale proprement dite, l'autre oblique ou rocher.

La partie temporale présente l'écaille du temporal, formée dans sa partie supérieure par une lamelle mince, et dans sa moitié inférieure par les apophyses mastoïde et zygomatique.

A sa partie antérieure et inférieure, la portion écailleuse se porte en dedans, pour aller se réunir à la partie antérieure du rocher, dont elle est séparée par la fente de Glaser. C'est en avant de cette scissure que naît l'apophyse zygomatique, par deux racines entre lesquelles se trouve la cavité glénoïde. Des deux racines, l'une, transverse, convexe, est située en avant de la cavité glénoïde ; l'autre, antéro-postérieure, est située en dehors. C'est à la réunion des deux racines que se trouve le tubercule zygomatique destiné à l'insertion d'un ligament.

Quant au rocher, la lamelle quadrilatère de sa face antérieure complète en bas et en avant l'échancrure existant entre l'apophyse mastoïde, en arrière, et la partie zygomatique ou la cavité glénoïde en avant. Elle est séparée de cette cavité par la scissure de Glaser, et lui forme en arrière une sorte de paroi verticale non articulaire.

(1) Les *ménisques interarticulaires* sont des lamelles libres par leurs deux faces, adhérentes par leurs bords, flexibles, résistantes et moulées sur les surfaces articulaires, entre lesquelles elles se trouvent. Leur usage, comme celui des cartilages diarthrodiaux, est d'amortir les chocs et de prévenir la contusion des surfaces articulaires.

Ils sont composés de tissu fibreux compacte, mélangé de cellules plasmatiques, de tissu élastique, et souvent de cellules de cartilage, d'où leur nom de *fibro-cartilage interarticulaire.* Ils sont le plus souvent dépourvus de vaisseaux et de nerfs, et leur rôle est purement passif.

grand diamètre transversal et biconcave. Une des deux faces de cette lentille n'est cependant pas concave dans toute son étendue, car la supérieure, concave dans la portion qui répond à la racine transverse de l'apophyse zygomatique, est convexe dans la portion qui répond à la cavité glénoïde. Sa partie médiane est quelquefois très-mince et peut même être percée d'un orifice. Sa circonférence donne attache dans ses trois quarts internes au muscle ptérygoïdien externe et dans son quart externe aux muscles temporal et masséter.

Les *capsules synoviales* sont au nombre de deux (1). Elles adhèrent circulairement aux bords du ménisque. L'une est située à sa face supérieure, l'autre à sa face inférieure.

La supérieure s'attache en avant au bord antérieur de la racine transverse, en arrière à la partie la plus profonde de la cavité glénoïde en avant de la scissure de Glaser, en dehors au tubercule externe de l'apophyse zygomatique et en dedans près de la suture sphéno-temporale.

L'inférieure s'insère aux bords de la facette du condyle.

Lorsque le cartilage est percé d'une ouverture à son centre, les deux synoviales communiquent entre elles.

§ 18. — Lèvres.

Les lèvres (2) forment la paroi antérieure de la bouche. Ce sont

(1) Les membranes *synoviales* existent dans toutes les articulations mobiles. Elles sont constituées par une membrane qui sécrète un liquide onctueux, filant, semblable à du blanc d'œuf (de συν, avec, ωον, œuf), et qui, formant entre les surfaces articulaires une couche liquide mince, prévient l'effet du frottement. D'après Bichat, les membranes synoviales seraient des cavités closes dont la surface externe adhérerait aux cartilages ou ligaments, quelquefois d'une manière assez solide pour qu'il fût impossible de les séparer, et dont la surface interne, lubréfiée par la synovie, serait en contact avec elle-même.

Mais rien ne justifie cette manière d'envisager les synoviales, car on n'a pas encore démontré l'existence de ces membranes sur les cartilages articulaires, et si les surfaces de ces os sont lisses, cela tient, non à la présence de la synoviale sur ces surfaces, mais à ce qu'elles sont dures et dans un état de frottement presque continu.

Les synoviales se composent de deux couches : l'une externe, fibreuse, plus ou moins mince, très-vasculaire, et présentant à sa face interne ce qu'on nomme les villosités synoviales, c'est-à-dire des prolongements très-fins, les uns vasculaires et les autres sans vaisseaux ; l'autre interne, épithéliale, formée par un épithélium pavimenteux.

(2) Labium, labrum, χειλος.

deux voiles musculo-membraneux, mobiles, destinés à en fermer et à en dilater l'ouverture. Leur direction est verticale. Leur hauteur est mesurée par celle des arcades alvéolaires ; elle varie donc suivant les individus.

On les distingue en lèvre supérieure et inférieure. Toutes deux ont une face cutanée ou antérieure, une face muqueuse ou postérieure, un bord adhérent, un bord libre, et deux commissures.

Face cutanée. — A la lèvre supérieure, la face cutanée présente : sur sa partie médiane, un sillon superficiel vertical, qui se termine en bas par un petit tubercule ; sur les côtés de ce sillon, une surface quadrilatère convexe couverte chez la femme et l'enfant d'un léger duvet, et chez l'homme adulte, de poils longs et roides. A la lèvre inférieure, il n'y a pas de rainure médiane mais seulement une simple dépression où sont implantés, chez l'homme adulte, des poils raides et moins épais qu'à la lèvre supérieure.

Face muqueuse. — Conformée de la même manière aux deux lèvres, la face muqueuse est en rapport avec les arcades alvéolaires et dentaires, et reste toujours lisse et humide. Elle est libre dans toute son étendue, excepté sur la ligne médiane où l'on voit un petit repli plus saillant à la lèvre supérieure qu'à la lèvre inférieure, repli que l'on nomme *frein de la lèvre.*

Bord adhérent. — Le bord adhérent n'est qu'une limite purement artificielle des lèvres, destinée à en faciliter l'étude.

En avant et à la lèvre supérieure, ce bord est marqué par la base du nez et le sillon naso-labial, à la lèvre inférieure par le sillon mento-labial. En arrière, en haut et en bas, il suit le sillon profond que forme la réflexion de la muqueuse, alors que des lèvres elle se porte sur les os maxillaires.

C'est l'intervalle compris entre les arcades dentaires et maxillaires d'une part, et les lèvres d'autre part, qu'on nomme le *vestibule de la bouche.*

Bord libre. — Le bord libre est arrondi, renversé en dehors, surtout à la lèvre inférieure, et tapisé par une membrane délicate et rosée qui tient le milieu entre le tissu cutané et le tissu muqueux.

Il décrit à chaque lèvre une ligne ondulée que le chirurgien, dans certaines opérations, cherche autant que possible à imiter.

A la lèvre supérieure, il présente une saillie médiane quelquefois en forme de mamelon, et de chaque côté de cette saillie une dépression légère suivie elle-même d'une faible convexité. A la lèvre inférieure, au contraire, il présente une dépression médiane bornée en dehors par deux saillies.

COMMISSURES. — De chaque côté, les deux lèvres se réunissent en confondant leurs bords et forment, par leur réunion, les deux angles ou *commissures* des lèvres (1). L'espace qui est limité par le bord libre de chaque lèvre et par les commissures forme l'orifice supérieur des voies digestives, l'*ouverture antérieure de la bouche*, l'*orifice buccal.*

ORIFICE BUCCAL. — Lorsque les mâchoires sont rapprochées, cet orifice se résume en une simple fente transversale ; quand au contraire elles sont écartées, il se dilate et se prête à l'introduction de corps parfois très-volumineux. Il se modifie encore, et surtout suivant l'action des muscles qui meuvent les lèvres.

Mais, indépendamment de ces mouvements d'après lesquels il se dilate plus ou moins, cet orifice a des dimensions propres, variables suivant les individus, dimensions qui ont fait distinguer la bouche en *petite*, *moyenne* ou *grande* (2).

Cette extrême dilatabilité est très-importante, car elle rend facile l'exploration de la cavité buccale et des organes qu'elle contient, en même temps qu'elle permet de faire sans trop de difficultés les opérations que réclame parfois l'état de ces parties.

STRUCTURE DES LÈVRES. — Les lèvres sont composées de deux couches tégumentaires, l'une cutanée ou antérieure, l'autre muqueuse ou postérieure, entre lesquelles se trouvent une couche musculaire, une couche glanduleuse, des vaisseaux, des nerfs et du tissu cellulaire.

COUCHE CUTANÉE. — La couche cutanée, dense, épaisse, s'amincit de plus en plus en approchant du bord libre (3). Elle contient un grand

(1) Cum-miscere.

(2) Il est bien évident que cette distinction ne porte nullement sur la cavité buccale elle-même, mais seulement sur son ouverture.

(3) GÉNÉRALITÉS SUR LA PEAU. — La peau se compose de deux couches distinctes le derme et l'épiderme.

Le derme a une épaisseur variable. Aux lèvres cette épaisseur est en moyenne de $1^{mm},50$. Il se divise en deux couches : la *couche papillaire* et le *derme proprement dit*.

Le *derme proprement dit* est formé de faisceaux entre-croisés de tissu connectif avec des cellules plasmatiques et des fibres élastiques. Percé à jour comme un ré-

nombre de follicules pileux, très-développés chez l'homme adulte. Son adhérence à la couche musculaire sous-jacente est intime et empêche de l'en séparer facilement par la dissection. C'est elle qui constitue pour ainsi dire la charpente des lèvres.

seau, il circonscrit des espaces aréolaires qui contiennent les glandes de la peau et de la graisse.

La *couche papillaire* est formée par la matière amorphe du derme, elle présente une quantité considérable de petites éminences, appelées *papilles*. Ces papilles sont simples ou composées. Simples, elles ont de 0mm,035 à 0mm,112 de hauteur, les plus petites se trouvent aux joues et au menton; leur largeur est à peu près égale à leur hauteur. Composées, elles ont jusqu'à 0mm,20 de hauteur et présentent plusieurs saillies dont chacune est semblable aux papilles simples.

Les papilles sont divisées en deux classes : les papilles nerveuses et les papilles vasculaires.

Les *papilles nerveuses* ne reçoivent pas de vaisseaux et contiennent toujours un corpuscule du tact ou de Meissner. On les rencontre au bord rouge des lèvres, où elles sont cependant très-rares, puisqu'on n'en trouve à peine qu'une sur six. Chaque corpuscule est formé d'une enveloppe fibreuse et d'une masse molle finement granulée. A chaque corpuscule aboutissent au moins deux fibres nerveuses primitives dont la terminaison est inconnue.

Les *papilles vasculaires* renferment une, deux ou trois anses vasculaires et jamais de fibre nerveuse terminale.

L'*épiderme* est une membrane privée de vaisseaux et de nerfs et formée de cellules demi-transparentes. Il s'adapte exactement à toutes les dépressions ou éminences du derme et engendre, en en comblant toutes les anfractuosités, une surface à peu près unie. Il se compose de deux couches distinctes : une couche profonde muqueuse ou de Malpighi et une couche externe ou cornée.

La *couche profonde* est formée par plusieurs rangs de cellules épithéliales, molles et faciles à détruire. Ces cellules sont toutes des vésicules distendues par un liquide et renfermant un noyau. La *couche cornée* est formée de cellules épithéliales converties en lamelles superposées et très-adhérentes. Le corps muqueux de Malpighi est imparfaitement stratifié; la couche cornée, au contraire, l'est complétement dans toute son épaisseur. C'est dans la couche muqueuse que se dépose la matière colorante (granules pigmentaires), qui donne à la peau sa teinte plus ou moins foncée. L'épaisseur de l'épiderme varie de 0mm,03 à 3mm,75. Cela dépend surtout de l'épaisseur très-inégale de la couche cornée.

A la peau sont annexés d'autres organes : l'appareil pileux, les glandes sébacées, les glandes ou follicules glomérulés.

L'appareil pileux comprend *le poil lui-même et le follicule pileux.*

Le *poil* se compose d'une substance corticale ou fibreuse, d'une moelle et d'un épiderme.

La *substance corticale* est dure, homogène, transparente, élastique, hygroscopique; composée de lamelles allongées, rigides et homogènes; le plus souvent imprégnée d'une matière colorante spéciale qui donne aux poils leur variété de teinte. Cette substance contient une cavité remplie par la moelle, cavité qui commence au niveau de la surface de la peau et qui se termine vers l'extrémité du poil.

La *moelle* est composée de cellules polyédriques régulièrement entassées les unes sur les autres et renfermant des granulations fondamentales, analogues aux granu-

Couche muqueuse. — La couche muqueuse est assez résistante, quoique mince, et se continue avec la couche cutanée sur le bord libre des lèvres (1) Elle est en rapport immédiat avec la couche glanduleuse, et comme elle est demi-transparente, elle permet

lations graisseuses ou plutôt peut-être, d'après Kolliker, des petites bulles d'air qui donneraient aux poils blancs leur reflet argenté.

L'*épiderme* est une membrane transparente très-fine, intimement adhérente à la substance fibreuse. Il est formé d'un tissu analogue à celui que dessinent des écailles qui se recouvrent en partie. Il enveloppe complétement le poil et se compose de cellules épithéliales lamelleuses transparentes à bords clairs, contenant des vestiges de noyaux.

Le *follicule pileux* est la petite poche d'où émerge le poil. Il est long de 2 à 6 millimètres. La paroi du follicule est formée, d'après M. Robin, d'une substance amorphe granuleuse, parsemée de noyaux sphériques ou ovales, *substance phanérifère*, élément anatomique spécial, différent du derme dont le follicule ne peut pas être considéré comme une dépression (contrairement à l'opinion de Kolliker). Les vaisseaux ne font que ramper à sa surface qui est enveloppée de tissu cellulaire contenant des faisceaux de fibres-cellules longitudinales. Un faisceau de ces fibres est un véritable muscle pileux qui s'étend du fond du follicule à la face profonde du derme et soulève l'appareil dans le phénomène de la chair de poule et du hérissement des poils.

Au fond du follicule se trouve un renflement appelé *bulbe*. Ce bulbe est également composé de substance phanérifère et n'est pas vasculaire. La saillie qu'il forme dans la cavité du follicule est recouverte par la substance fibreuse du poil qui l'embrasse vers le niveau de sa continuité, avec le follicule lui-même, ce qui fait què souvent en arrachant l'un on arrache l'autre.

L'épiderme qui tapisse l'intérieur du follicule est composé de cellules épithéliales plus petites que celles de l'épiderme, pavimenteuses et à noyau.

A chaque follicule sont jointes deux *glandes pileuses* ou *glandes sébacées*. Ce sont des glandes en grappe simples, ayant un canal excréteur versant une matière grasse et s'ouvrant vers la jonction du follicule pileux avec le derme. Leur épithélium est pavimenteux à cellules sans noyau, pleines de gouttes d'huile qui les rendent opaques.

Les glandes ou follicules *glomérulés* sont de trois sortes : les *glandes sudoripares*, les *glandes du cérumen* et les *glandes de l'aisselle*.

Les glandes sudoripares sont les seules qui doivent nous occuper ici. Elles sont formées d'un tube long très-étroit, dont une partie constitue le canal excréteur de la glande et l'autre pelotonnée sur elle-même (glomérule), est la partie sécrétante.

Les *glomérules* ont une paroi propre, transparente, uniformément granuleuse et un épithélium formé de noyaux ovoïdes plongés dans une matière amorphe, finement granulée.

Le *canal excréteur* se dirige vers la surface de la peau à travers le derme, puis, entre les papilles et de là dans la substance cornée, où il se contourne en spirale et vient former le pore de la sueur. Ce canal est tapissé par un épithélium pavimenteux (G. Pouchet.)

(1) C'est une exception rare en anatomie, qu'une portion de muqueuse soit en contact habituel avec l'air extérieur.

d'apercevoir les glandes qu'elle recouvre. L'épithélium pavimenteux (1) qui la recouvre est très-facile à démontrer et se détache promptement à la suite de certains états pathologiques (2).

Couche musculaire. — La couche musculaire se compose de 21 muscles, dont 18 sont dilatateurs, 1 seul constricteur de l'ouverture labiale, et 2 constricteurs de la cavité buccale.

Muscles dilatateurs. — Ces muscles sont au nombre de 18, 9 de chaque côté de la ligne médiane. Ce sont : pour la lèvre supérieure, le releveur superficiel, le releveur profond, le petit zygomatique ; pour chaque commissure, le grand zygomatique, le canin, le risorius Santorini, le triangulaire des lèvres ; pour la lèvre inférieure, le carré et la houppe du menton (3).

Releveur superficiel. — Le releveur superficiel, ou élévateur commun de l'aile du nez et de la lèvre superieure, est situé sur le côté du nez. Il s'insère : en haut, à l'apophyse montante de l'os maxillaire supérieur et à la partie interne du rebord de l'orbite ; en bas, aux téguments de l'aile du nez et de la lèvre supérieure. Il est

(1) On appelle *épithélium* une espèce d'éléments anatomiques caractérisés par leur état de cellules ou de noyaux libres situés à la surface des membranes tégumentaires. Il y en a quatre variétés : le *nucléaire*, composé de corps sphériques ou ovoïdes, non placés au centre de cellules mais libres ; le *sphérique*, composé de cellules sphériques pourvues d'un noyau ovoïde ou sphérique ; le *cylindrique columnaire*, dont les couches sont formées par une seule rangée de cellules ; le *pavimenteux*, composé de cellules polyédriques ou polygonales aplaties, pourvues ou non d'un noyau ovale ou sphérique.

(2) La *muqueuse buccale* a une épaisseur de $0^{mm},2$ à $0^{mm},5$ et présente à sa face externe un grand nombre de papilles analogues à celles de la peau. Le tissu sous-muqueux sur le plancher de la bouche aux parois des lèvres et de la langue est lâche, mince, et pourvu de vaisseaux assez volumineux. Aux lèvres, aux joues, il est plus adhérent. Il est fixe à la base de la langue et au voile du palais. Il est très-serré, très-dense, blanchâtre sur les prolongements alvéolaires, où il forme les gencives. Il est encore très-serré sur la langue là où reposent les papilles. Le tissu connectif domine dans la couche sous-muqueuse et les éléments élastiques dans la muqueuse proprement dite.

Les vaisseaux de la muqueuse sont très-nombreux et se comportent comme ceux de la peau.

Les nerfs y sont difficiles à découvrir.

Les vaisseaux lymphatiques sont nombreux, mais peu connus.

L'épithélium est pavimenteux et sujet à une desquamation incessante. Il est perméable, ce qui favorise le passage du plasma exsudé des vaisseaux sanguins et la formation du mucus qui est fourni par toute la surface de la muqueuse.

(3) Parmi ces muscles quatre ne sont pas constants, ce sont : les deux petits zygomatiques et les deux risorii Santorini.

en rapport avec la peau qui le recouvre, l'orbiculaire des paupières, l'os maxillaire supérieur, le releveur profond et les muscles moteurs de l'aile du nez.

Action. — Il élève l'aile du nez et la lèvre supérieure.

Releveur profond. — Le releveur profond, ou élévateur propre de la lèvre supérieure, est situé en dehors du précédent, à la partie moyenne de la face. Il s'insère en haut au rebord de la base de l'orbite, au-dessous de l'orbiculaire des paupières, et en bas aux téguments de la lèvre supérieure.

Il est en rapport avec l'orbiculaire des paupières, la peau, le maxillaire supérieur, le nerf sous-orbitaire, qu'on ne peut atteindre qu'en soulevant ses fibres, et le muscle canin.

Action. — Il porte en haut la lèvre supérieure, et par quelques fibres qui s'insèrent à la peau de l'aile du nez, il dilate la narine.

Petit zygomatique. — Le petit zygomatique, ou petit élévateur oblique externe de la lèvre supérieure, est situé en dehors du releveur profond. Il s'insère en haut à la partie externe de l'os malaire, un peu au-dessous du grand zygomatique, et en bas à la commissure des lèvres. Il est en rapport avec l'orbiculaire des paupières, la peau, l'os malaire et le muscle canin.

Action. — Il porte la lèvre supérieure et la commissure en haut et en dehors (1).

Grand zygomatique. — Le grand zygomatique, ou grand élévateur externe de la commissure des lèvres, est situé à la partie moyenne de la face. Il s'insère, d'une part, à la face externe de l'os malaire, et d'autre part, à la commissure. Il est en rapport avec l'orbiculaire des paupières et la peau, avec l'os malaire, le masséter et le buccinateur.

Action. — Il porte la commissure des lèvres en haut et en dehors.

Canin. — Le muscle canin, ou élévateur oblique interne de la commissure, est situé dans la fosse canine. Il s'insère en haut à la partie la plus élevée de la fosse canine, au-dessous du trou sous-orbitaire, et à la base de l'apophyse montante de l'os maxillaire supérieur; en bas, à la commissure des lèvres. Il est en rapport avec le releveur profond de la lèvre supérieure, le nerf sous-orbi-

(1) Ces trois muscles, releveurs superficiel et profond et petit zygomatique, par leur contraction simultanée, expriment la tristesse; ce sont les muscles du pleurer, tandis que le grand zygomatique est le muscle du rire.

taire, la peau, l'os maxillaire, la muqueuse buccale, le buccinateur et le triangulaire des lèvres avec les fibres duquel il se continue.

Action. — Il porte la commissure des lèvres en haut et en dedans.

RISORIUS SANTORINI. — Le risorius Santorini est formé d'un certain nombre de fibres du peaucier, obliquement dirigées de la région parotidienne à la commissure, fibres que l'on a considérées comme composant un muscle séparé.

Action. — Il est élévateur de l'angle des lèvres.

TRIANGULAIRE DES LÈVRES. — Le triangulaire, ou abaisseur de la commissure, est situé à la partie inférieure de la face. Il s'insère en bas au bord inférieur du maxillaire inférieur, au tiers interne de la ligne maxillaire externe, et en haut à la commissure. Il est en rapport avec la peau, avec le peaucier, le carré du menton, le buccinateur et le canin avec lequel il se continue par ses fibres internes.

Action. — Il abaisse l'angle des lèvres (1).

CARRÉ DU MENTON. — Le muscle carré du menton, ou abaisseur de la lèvre inférieure, est situé, comme le précédent, à la partie inférieure de la face. Il s'insère en bas à la ligne maxillaire externe, et en haut aux téguments de la lèvre inférieure. Il est en rapport avec le triangulaire, la peau et le peaucier dont il n'est qu'une dépendance, l'os maxillaire inférieur, la muqueuse buccale et l'orbiculaire des lèvres.

Action. — Il porte la lèvre inférieure en bas et un peu en dehors (2).

HOUPPE DU MENTON. — La houppe du menton, ou muscle élévateur passif de la lèvre inférieure, est située sur les côtés de la symphyse. Elle s'insère en bas à la petite fossette qui se trouve au-dessous des incisives, et en haut aux téguments du menton. Elle y est en rapport avec la muqueuse buccale, l'orbiculaire des lèvres, le peaucier et le carré du menton.

Action. — Elle applique la peau du menton contre l'os maxillaire, en même temps qu'elle élève la lèvre inférieure et fronce la peau du menton (3).

(1) C'est le muscle des passions tristes et du mépris.

(2) Ce muscle contribue à exprimer l'effroi.

(3) Tous ces muscles dilatateurs contrastent par leur minceur et leur teinte pâle avec l'orbiculaire des lèvres, qui est très-épais et d'une coloration foncée. C'est d'ailleurs l'épaisseur plus ou moins grande de ce muscle, qui forme les différences d'épaisseur du bord libre des lèvres, chez les divers individus.

MUSCLE CONSTRICTEUR DE L'OUVERTURE LABIALE. — ORBICULAIRE DES LÈVRES. — Le muscle orbiculaire, ou labial, est situé dans l'épaisseur des lèvres. Il est formé de fibres demi-elliptiques entourant l'ouverture des lèvres. Ces fibres, parvenues aux commissures, s'entrecroisent à angle aigu et se continuent avec les fibres du buccinateur. Il est en rapport avec la peau qui le recouvre, avec la muqueuse et les glandules labiales, et avec tous les muscles qui se portent aux commissures.

Action. — C'est le seul muscle constricteur des lèvres : il coopère à la succion, ce qui fait qu'il est extrêmement développé chez les enfants, à la mastication, à l'occlusion de la bouche, au jeu des instruments à vent, à l'expression de la physionomie et à l'articulation des sons.

CONSTRICTEURS DE LA CAVITÉ BUCCALE. — BUCCINATEURS. — Le muscle buccinateur, souvent décrit avec l'orbiculaire, sous le nom de *buccinato-labial*, s'insère en haut, au bord alvéolaire supérieur, en bas au bord alvéolaire inférieur, en arrière à l'aponévrose buccinato-pharyngienne, et en avant à la commissure des lèvres. Il est en rapport avec la branche de la mâchoire inférieure, le masséter, les muscles grand et petit zygomatique, le risorius Santorini, le canin et le triangulaire des lèvres, la muqueuse buccale et le conduit de Sténon qui le traverse dans sa partie moyenne.

Action. — Il porte en arrière la commissure, et par conséquent allonge transversalement l'ouverture buccale. Il repousse les aliments entre les dents pendant la mastication et concourt à l'articulation des sons, au jeu des instruments à vent, ainsi qu'à l'expulsion des corps gazeux ou liquides contenus dans la bouche (1).

(1) GÉNÉRALITÉS SUR LES MUSCLES. — Les muscles se distinguent en muscles à fibres-cellules, muscles striés et muscles mixtes.

Les muscles à fibres-cellules ou *muscles de la vie organique* ou involontaires comprennent comme éléments anatomiques : des fibres-cellules juxtaposées qui adhèrent par simple contact, des fibres dartoïques qui rampent à la surface des fibres-cellules et qui sont destinées à provoquer le retour à leur état primitif des faisceaux contractiles des fibres-cellules, des fibres lamineuses placées entre ces faisceaux primitifs et formant une trame mince où circulent des vaisseaux capillaires, enfin des cellules adipeuses placées aussi entre ces faisceaux primitifs.

Les muscles à faisceaux striés ou *muscles de la vie animale* ou volontaires ont pour élément fondamental des fibrilles musculaires cylindriques d'un diamètre de $0^{mm},001$ et plus, d'une longueur variable. Leur substance molle, flexible, peu résistante, n'est pas homogène et présente dans sa longueur des zones de couleur différente, les unes claires, les autres foncées. On a considéré ces zones comme indépendantes les unes

COUCHE GLANDULEUSE. — La couche glanduleuse, située entre les couches musculaire et muqueuse, est assez épaisse. Elle est constituée par des petites glandes en grappe appelées glandes labiales. Ce sont de petits corps sphéroïdaux juxtaposés sur un seul et même plan, et pourvus d'un conduit excréteur qui s'ouvre, à la face libre de la muqueuse, par un orifice bien distinct (1).

VAISSEAUX. — Les lèvres sont pourvues de vaisseaux nombreux et volumineux.

Les artères viennent : 1° de la faciale, qui fournit les coronaires labiales; 2° de la maxillaire externe, qui donne les artères sous-orbitaire, alvéolaire supérieure, buccale et dentaire inférieure; 3° de la transversale (branche de la temporale) et de la sous-mentale (branche de la faciale).

Les *veines* portent le même nom que les artères, mais ne suivent pas

des autres et formant autant d'éléments anatomiques. Les fibrilles musculaires sont toujours réunies en faisceaux et disposées de manière que les parties claires des unes répondent aux mêmes parties des autres, ce qui fait que ces faisceaux ont un aspect strié qui leur a fait donner leur nom.

Chaque faisceau strié a sa gaine qui l'isole complétement, et qu'on appelle *myolemme* ou *sarcolemm* . Son diamètre mesure en général 0mm,020 à 0mm,150.

Les capillaires et les nerfs ne franchissent pas le myolemme et ne font que ramper à sa surface.

Les muscles à faisceaux striés se composent de faisceaux striés parallèles réunis au nombre de 7 ou 8 pour former les faisceaux secondaires (appelés autrefois fibres musculaires), de tissu lamineux ou périmysium formant autour des faisceaux secondaires une mince couche où sont logés les capillaires et les nerfs, enfin de tissu cellulaire placé comme le tissu lamineux.

Les *muscles mixtes*, parmi lesquels on range les sphincters des extrémités du tube digestif, participent à la fois des propriétés des deux espèces précédentes. Ils sont formés par la réunion d'un muscle à fibres-cellules et d'un ou de plusieurs muscles à faisceaux striés.

(1) Les glandes labiales font partie des glandes muqueuses. Elles ont 1 à 3 millimètres de diamètre. Elles se composent d'un certain nombre de lobules glandulaires et d'un canal excréteur ramifié. Chaque lobule repose sur un rameau du canal excréteur Les lobules se composent d'un certain nombre de conduits tortueux, garnis d'une foule de dépressions en cul-de-sac ou *acini*. Les canaux et les vésicules glandulaires sont composés d'une membrane amorphe spéciale ou membrane propre et d'un épithélium. Les éléments des lobules glandulaires laissent entre eux une certaine quantité de tissu connectif dans lequel cheminent les vaisseaux. Ces divers lobules et la glande entière sont munis d'une enveloppe plus solide de tissu connectif mélangé de fibrilles élastiques et de cellules adipeuses. Ces glandes sécrètent un mucus transparent et jaunâtre qui provient des cellules épithéliales. Ce n'est qu'accidentellement que ce mucus se charge de granulations, de noyaux, de détritus de cellules. Les prétendus corpuscules muqueux du liquide buccal ne se montrent jamais dans les glandes muqueuses. (Kolliker).

tout à fait le même trajet. Elles rampent vers la peau, alors que les artères sont situées sous les muscles. Suivant M. Sappey, elles sont munies de valvules résistantes que les injections ne dépassentque rarement.

Les *vaisseaux lymphatiques* de la lèvre supérieure suivent le trajet de l'artère faciale, pour se rendre ensuite aux ganglions sous-maxillaires postérieurs; ceux de la lèvre inférieure se rendent aux ganglions sous-maxillaires antérieurs (1).

(1) Généralités sur les vaisseaux. — Par rapport à leur structure, on divise les vaisseaux en artères, capillaires et veines. Mais les limites qui séparent ces trois catégories de vaisseaux ne sont pas bien tranchées, car les capillaires se continuent insensiblement d'un côté avec les artères et de l'autre avec les veines. En général les capillaires proprement dits n'ont qu'une seule tunique amorphe, tandis que les vaisseaux d'un certain calibre possèdent presque tous trois tuniques distinctes : une tunique interne, une tunique moyenne ou annulaire et une tunique externe ou adventice.

Il entre dans leur structure du tissu élastique et du tissu musculaire lisse, du tissu connectif et du tissu musculaire strié, enfin des cellules épithéliales des vaisseaux et même des nerfs. La *tunique interne* est la moins épaisse de toutes ; elle est formée d'une couche de cellules ou épithélium vasculaire, reposant sur une membrane élastique à fibres longitudinales. La *tunique moyenne* est généralement épaisse ; c'est elle qui est le siége principal des éléments transversaux et des fibres musculaires, mais dans les veines elle renferme aussi des fibres longitudinales, et sur tous les vaisseaux un peu volumineux on y rencontre un plus ou moins grande quantité d'éléments élastiques ou de tissu connectif. Dans la *tunique externe* la direction longitudinale des fibres redevient prédominante. Cette tunique est fort peu épaisse et se compose de tissu connectif et de réseaux élastiques (Kolliker).

D'une manière un peu moins générale, les capillaires sont les dernières ramifications vasculaires que le sang traverse pour se rendre des artères dans les veines et qui établissent une continuité non interrompue entre les deux ordres de vaisseaux. Le système capillaire est donc la portion du système vasculaire placée entre les artères et les veines et où les branches produisent ensemble un réseau uniforme dont les mailles sont à peu près également grandes et semblablement délimitées (Robin). Il y en a trois variétés. Dans la première, dont le diamètre est de $0^{mm},007$ (diamètre du globule sanguin) à $0^{mm},030$, les vaisseaux ne sont composés que d'une seule tunique de $0^{mm},001$ à $0^{mm},002$ d'épaisseur, homogène, sans stries, dans laquelle se trouvent des noyaux ovoïdes à grand diamètre, dirigé parallèlement à l'axe du vaisseau. Dans la seconde, les vaisseaux, larges de $0^{mm},030$ à $0^{mm},070$, ont une double paroi, l'une qui n'est que la continuation de celle de la première variété, et la seconde, extérieure, dont les noyaux ovoïdes sont dirigés perpendiculairement à l'axe du vaisseau. Enfin, dans la troisième, les vaisseaux, larges de $0^{mm},060$ à $0^{mm},140$, ont, outre les deux tuniques précédentes, une troisième enveloppe formée de fibrilles de tissu cellulaire longitudinales, parallèles et onduleuses. Ces derniers vaisseaux commencent à être visibles à l'œil nu et sont distincts comme artérioles ou veinules (Robin).

Artères. — Les artères sont composées de trois tuniques, ainsi que nous l'avons dit plus haut. La tunique interne est formée de deux couches : l'épithélium et une membrane spéciale brillante, appelée par Kolliker, membrane élastique interne (c'est la tunique de Bichat). Cette membrane a $0^{mm},002$ d'épaisseur. Elle se compose de fibres élastique en général longitudinales, laissant entre elles des fentes allongées. La

NERFS. — Les nerfs viennent de deux sources : 1° de la cinquième paire pour la muqueuse, la peau et la couche glanduleuse ; ce sont les nerfs sensitifs ; ils émanent, ceux de la lèvre supérieure des nerfs sous-orbitaire, ceux de la lèvre inférieure des nerfs dentaires inférieurs ; 2° de la septième paire ou faciale, pour la couche musculaire (1).

tunique moyenne forme à elle seule la plus grande partie des parois artérielles. Elle est constituée par des faisceaux d'élastiques disposés circulairement et formés en parties égales d'élastiques ordinaires et d'élastiques lamelleuses entre lesquelles sont distribués d'autres faisceaux de fibres-cellules. Cette tunique, appelée aussi tunique de tissu jaune, n'est pas vasculaire. La troisième tunique ou tunique adventice est constituée par du tissu lamineux, très-riche en fibres dartoïques et très-vasculaire. Cette tunique se continue directement avec le tissu lamineux, seulement un peu moins vasculaire, au milieu duquel l'artère est plongée (G. Pouchet).

VEINES. — Les veines sont constituées aussi par trois tuniques : la tunique interne, moins épaisse que celle des artères, mais qui présente une structure analogue ; la tunique moyenne, d'un gris rougeâtre, jamais jaune, qui contient plus de tissu connectif, moins de fibres élastiques que celle des artères, mais qui renferme des couches à direction longitudinale en même temps que les couches de fibres transversales ; enfin, la tunique adventice, qui est la plus considérable, et dont la structure ne diffère guère de celle de la tunique externe des artères, si ce n'est qu'en beaucoup de points elle présente des fibres musculaires longitudinales (Kolliker).

VAISSEAUX LYMPHATIQUES. — Les vaisseaux lymphatiques ont à peu près la même structure que les veines ; ils ont une tunique interne, une tunique élastique et une tunique de fibres-cellules.

(1) GÉNÉRALITÉS SUR LES NERFS. — Les nerfs servent de conducteurs au sentiment et au mouvement. Ils sont composés de filaments particuliers qui, dès qu'ils sortent des organes centraux se réunissent, en faisceaux ou racines des nerfs. Ces racines, en se réunissant, forment des troncs qui eux-mêmes se ramifient de plus en plus et semblent se perdre dans la substance des organes. Parmi les branches nerveuses, les unes appelées nerfs blancs, cérébro-rachidiens ou de la vie animale se rendent principalement dans les muscles du tronc et la peau ; les autres, nommés nerfs gris, sympathiques ou de la vie organique, appartiennent aux viscères.

Les premières n'offrent de ganglions qu'à leur origine et aux endroits où les secondes viennent se joindre à elles. Les secondes, au contraire, présentent des ganglions en différents endroits de leur parcours.

Les nerfs ont un névrilème ou gaine de tissu cellulaire, qui pénètre entre les faisceaux primitifs ou filets produits par la réunion des tubes nerveux. Lorsque les faisceaux se joignent les uns aux autres pour former des anastomoses et des plexus, les tubes nerveux ne se ramifient pas, mais passent d'un faisceau dans un autre, sans subir de scission.

Il y a deux genres de tubes nerveux : les tubes larges, tubes de la vie animale, tubes blancs et les tubes minces ou tubes de la vie organique, tubes sympathiques, nutritifs.

Le genre des tubes larges comprend deux espèces : les tubes sensitifs et les tubes moteurs. Au niveau des ganglions, chaque tube large sensitif porte un corpuscule ganglionnaire qui interrompt pour un instant la continuité du tube lui-même. Les tubes larges, moteurs, sont continus dans toute leur longueur et dépourvus de corpuscules ganglionnaires.

Tissu cellulaire. — Le tissu cellulaire ne se rencontre, à l'état libre dans les lèvres, qu'entre la couche muqueuse et la couche musculeuse. Cependant il en existe une petite quantité sous la peau, le long du bord adhérent (1).

Développement des lèvres. — Pour bien concevoir le mode de développement des lèvres, il est nécessaire d'entrer dans quelques détails sur l'état de l'embryon au moment où ce développement commence. C'est à M. Coste que nous empruntons ce que nous allons en dire (2).

A 20 jours, trois bourgeons supérieurs partent des cellules antérieure et cérébrales moyennes, et descendent peu à peu en convergeant vers la ligne médiane. En se rapprochant, ces trois bourgeons laissent entre eux un espace quadrangulaire limité inférieurement par les deux bourgeons inférieurs, ou bourgeons de la lèvre et du maxillaire inférieurs. Cet orifice quadrangulaire forme l'orifice buccal.

A 30 jours, celui des trois bourgeons supérieurs qui est parti de la cellule cérébrale antérieure, ou bourgeon frontal, se fissure sur la ligne médiane et forme deux nouveaux bourgeons (incisifs), qui deviendront la partie centrale de la lèvre et où se développent les os intermaxillaires ou incisifs. Les deux autres bourgeons primitifs, au contraire, qui sont partis des cellules cérébrales moyennes, fournissent les parties latérales de la lèvre supérieure, et les os maxillaires supérieurs proprement dits. En même temps les mâchoires et la lèvre inférieures se complètent et se soudent sur la ligne médiane.

A 40 jours, les bourgeons incisifs sont presque réunis, et bientôt les bourgeons maxillaires se soudent aux incisifs. Ce n'est qu'un

Les tubes minces sont comme les larges sensitifs ou moteurs. Les sensitifs ont des corpuscules ganglionnaires et les moteurs n'en ont pas. Les ganglions sont formés par la présence sur un même point du trajet du nerf de tous les corpuscules que portent tous les tubes qui constituent le nerf. Les corpuscules sont les éléments caractéristiques du tissu ganglionnaire, comme les tubes sont caractéristiques des cordons nerveux (Robin).

(1) Le tissu cellulaire ou connectif est composé d'une substance fondamentale parsemée de cellules plasmatiques, plus ou moins nombreuses, formant ou non un réseau anastomotique. Tantôt ce tissu est compacte et a pour usage principal la résistance à la distension, tantôt il est lâche et constitué par des filaments entrecroisés circonscrivant des mailles qui contiennent des capillaires et des vésicules adipeuses. Il est destiné alors à permettre le glissement des parties, les unes sur les autres ou à remplir leurs interstices (Beaunis et Bouchard).

(2) Coste.

peu plus tard que plus en arrière on voit se détacher, des parties latérales des maxillaires, deux appendices ou côtés de la voûte palatine destinés à se réunir sur la ligne médiane, pour séparer les fosses nasales de la cavité buccale. Il résulte de ces faits que la lèvre supérieure se forme par quatre points ou bourgeons : deux médians et deux latéraux, tandis que la lèvre inférieure ne se développe que par deux bourgeons symétriques. Or, comme, pendant cette évolution, le développement des parties molles se fait en même temps que celui du squelette, et que chaque bourgeon renferme tous les éléments (os, muscles, téguments) qui doivent concourir à la formation des divers organes, il s'ensuit que, lorsque deux bourgeons se rencontrent et se fusionnent, les parties similaires qui les constituent, et qui restent jusqu'à un certain point indépendantes l'une de l'autre, peuvent ou non se réunir, sans que la non-fusion d'une d'entre elles entraîne nécessairement la non-réunion de toutes les autres (1).

§ 18. — Joues.

Les joues (2) forment les parois latérales de la cavité buccale.

Elles sont limitées extérieurement en haut par la base de l'orbite, en bas par la base de la mâchoire inférieure, en avant par le sillon naso-labial, et en arrière par le bord postérieur de la mâchoire; intérieurement par la réflexion de la muqueuse, qui, après les avoir tapissées, se porte sur les os maxillaires.

On leur distingue une face cutanée et une face muqueuse.

Face cutanée. — La face cutanée varie d'aspect suivant qu'on l'examine aux différents âges de la vie. Chez l'enfant, elle est rosée à son centre et arrondie, grâce au tissu adipeux qui entre dans sa structure et au peu de développement des mâchoires.

Chez l'adulte, les joues s'amincissent vers leur centre, s'allongent comme tout le squelette de la face, et se soulèvent à leur circonférence, par suite de la saillie des os malaires des arcades zygomatiques et des angles de la mâchoire.

Chez le vieillard, elles deviennent trop longues par suite du rapprochement des mâchoires, se rident et forment sur le prolongement de l'orifice buccal une sorte de sillon angulaire quelquefois assez profond.

(1) Richet.

(2) Joue, *Gena*.

Face muqueuse. — La face muqueuse répond aux arcades alvéolaires et dentaires. Elle est moins étendue que la précédente, et présente l'embouchure du canal de Sténon, qui se voit au niveau de la partie postérieure du collet de la première grosse molaire supérieure.

Structure. — Les joues dont la charpente osseuse est formée par l'os malaire (1) et la mâchoire inférieure sont composées de six couches : une couche cutanée, une couche adipeuse, une couche fibreuse, une couche musculeuse, une couche glanduleuse et enfin une couche muqueuse. Elles contiennent de plus des vaisseaux et des nerfs.

Couche cutanée. — La couche cutanée fine, vasculaire, rosée chez l'enfant et chez la femme, d'une nuance presque uniforme dans toute son étendue chez l'homme adulte, couverte de poils chez ce dernier dans toute la portion postérieure et inférieure, est remarquable par la facilité avec laquelle elle s'injecte sous l'influence des émotions même légères.

Couche adipeuse. — La couche adipeuse varie d'épaisseur suivant les individus. Elle est très-épaisse au centre des joues, et c'est au niveau de cette épaisseur, c'est-à-dire, entre les muscles buccinateur et masséter que se trouve la boule adipeuse de Bichat, boule graisseuse très-volumineuse chez l'enfant, moins grosse chez l'adulte, mais constante cependant, puisqu'on la retrouve chez les sujets les plus maigres (2).

Couche fibreuse. — La couche fibreuse recouvre les muscles buccinateur et masséter. L'aponévrose du buccinateur, plus résis-

(1) L'os malaire ou os de la pommette est un petit os irrégulièrement quadrilatère auquel on distingue trois faces : une sous-cutanée; une orbitaire, faisant partie d'une grosse apophyse recourbée, formant un angle avec l'os, articulée supérieurement avec le coronal et le sphénoïde, inférieurement avec le maxillaire inférieur; une dernière temporale, qui s'articule en avant avec le maxillaire supérieur et qui correspond en arrière à la fosse temporale.

(2) La graisse est renfermée dans de petites vésicules particulières, formant le tissu adipeux tout à fait distinct du tissu cellulaire. Les vésicules adipeuses ont un diamètre de 0mm,06 à 0mm,08, et leurs parois minces et transparentes laissent apercevoir la couleur jaunâtre de la graisse. Ces vésicules sont réunies en grains plus volumineux qui eux-mêmes, par leur réunion, forment de petites masses de 1mm,50 à 6mm,00 de diamètre, sur lesquelles se jettent les capillaires qui viennent du tissu cellulaire et qui se subdivisent ensuite autour des vésicules qui sont les éléments anatomiques du tissu adipeux. La vésicule adipeuse présente souvent dans son intérieur des cristaux de margarine (Robin).

tante que celle du masséter, s'attache en haut et en bas au bord alvéolaire des mâchoires, en arrière à une intersection fibreuse où s'insère aussi le constricteur supérieur du pharynx et en avant à l'aponévrose massétérine. Celle-ci s'attache en haut à l'os de la pommette et à l'arcade zygomatique (1), en bas à la base de la mâchoire, en avant au bord antérieur de l'apophyse coronoïde, et en arrière au bord parotidien de la mâchoire (2).

Couche musculeuse. — La couche musculeuse est formée par le buccinateur, le releveur de la lèvre supérieure, le canin, les grand et petit zygomatiques, le trangulaire des lèvres, le risorius Santorini et le masséter. Tous ces muscles, à l'exception du dernier, ont été décrits à propos des lèvres ; il ne nous reste donc à décrire que le masséter.

Masséter. — Ce muscle est situé sur la partie latérale de la face au dessous de l'arcade zygomatique. Il s'insère en haut au bord inférieur de cette arcade et en bas à la face externe de la branche et de l'angle de la mâchoire.

Il est en rapport avec l'aponévrose massétérine qui le recouvre, avec l'orbiculaire des paupières, le grand zygomatique, le temporal et le buccinateur ; avec les divisions du nerf facial et avec le conduit de Sténon qui le croise. Son bord postérieur est embrassé par la parotide, et son bord antérieur, qui est longé par l'artère faciale, est séparé du buccinateur par la boule adipeuse de Bichat. On trouve quelquefois une bourse séreuse entre l'articulation temporo-maxillaire et sa face profonde (3).

Action. Le masséter est élévateur de la mâchoire inférieure.

Couche glanduleuse. — La couche glanduleuse dont l'existence n'est pas admise par M. Sappey, existe cependant, mais elle est moins considérable que celle des lèvres.

(1) L'*arcade zygomatique* est un arc osseux résultant de l'union de l'os de la pommette avec l'apophyse zygomatique, qui de la cavité glénoïde de l'os du temporal se dirige transversalement en avant pour cette articulation.

(2) Les *aponévroses* sont des membranes blanchâtres luisantes, très-fortes, formées de faisceaux entrecroisés, dans la composition desquelles entrent : des fibres de tissu cellulaire volumineuses et serrées ; des fibres de tissu jaune élastique accompagnant les précédentes ; enfin des capillaires peu nombreux.

(3) On appelle *bourses séreuses* des petits sacs membraneux minces demi-transparents, remplis d'un liquide onctueux, qui servent à faciliter les mouvements de certaines parties.

Les glandules qui la composent sont appelées glandules buccales; elles ont la même structure que les glandules labiales. Quelques-unes d'entre elles placées à la face externe du buccinateur forment une traînée qui s'étend de son extrémité antérieure à son extrémité postérieure. Les plus volumineuses même forment autour du canal de Sténon une sorte de collier et portent le nom de *glandes molaires*.

COUCHE MUQUEUSE. — La couche muqueuse présente les mêmes caractères que la muqueuse labiale dont elle est la continuation. Cependant elle est plus unie dans toute son étendue et plus adhérente aux tissus sous-jacents. C'est à sa surface que s'ouvre le canal de Sténon.

VAISSEAUX. — Les *artères* de la joue viennent de la faciale; de la temporale qui fournit la transversale de la face, et enfin de la maxillaire interne, d'où émanent les branches sous-orbitaire, dentaire inférieure, buccale, massétérine et alvéolaire (1).

Les *veines* portent le même nom que les artères (2) et se rendent dans le plexus veineux de la fosse zygomatique, ainsi que dans la jugulaire externe et la faciale.

Les *vaisseaux lymphatiques* viennent exclusivement des couches muqueuse et cutanée. Ils donnent naissance à deux ordres de rameaux : les uns postérieurs qui se rendent aux ganglions parotidiens, les autres inférieurs qui se terminent dans les ganglions sous-maxillaires (3).

(1) L'*artère faciale* traverse la région de la joue suivant une ligne qui partirait de l'angle antérieur et inférieur du masséter pour aller rejoindre l'aile du nez.

(2) La *veine faciale* n'accompagne pas l'artère correspondante. Au moment où elle contourne la base de la mâchoire, elle est située sur le tissu artériel qu'elle recouvre. Plus haut elle s'en sépare pour se placer à sa partie postérieure et s'éloigne d'autant plus que les vaisseaux s'élèvent davantage. Au niveau de la commissure labiale elle est déjà distante de l'artère de plus d'un centimètre et elle l'est de deux au niveau de la fosse canine. L'artère, en outre, est très-flexueuse, tandis que la veine est rectiligne jusqu'au niveau du plancher de l'orbite (Sappey).

(3) Les *ganglions lymphatiques* sont des petits organes situés sur le trajet des vaisseaux lymphatiques. Ils sont presque toujours placés dans les régions riches en tissu cellulaire. Leur forme est arrondie, ovoïde ou aplatie, suivant la situation qu'ils occupent. Leur grosseur varie de la tête d'une épingle à celle d'une noisette. Leur couleur est rougeâtre, rose vif, rose pâle, blanchâtre, brune ou noire, suivant les régions.

Les ganglions ne sont pas formés, comme on l'avait cru jusqu'à ces dernières années, par les lymphatiques réunis et entortillés sur eux-mêmes (cependant il en

NERFS. — Les nerfs des joues comme ceux des lèvres viennent de la cinquième et de la septième paire. La cinquième paire fournit par sa branche motrice les nerfs buccal et massétérin, par sa branche sensitive une foule de petits rameaux qui vont à la peau ou à la muqueuse. La septième paire ou nerf facial fournit des branches nombreuses aux muscles peauciers (1).

§ 19. — Voûte palatine.

La voûte palatine (2) forme la paroi supérieure de la cavité buccale et la sépare des fosses nasales.

Elle est limitée en avant et de chaque côté par les arcades alvéolaires et en arrière par le voile du palais qui, se continuant avec elle sans ligne de démarcation bien tranchée, la prolonge vers le pharynx. Sa forme plus ou moins concave et ses dimensions varient suivant les individus.

Elle a une face supérieure et une face inférieure.

La *face supérieure* forme le plancher des fosses nasales; nous n'avons pas à nous en occuper ici.

existe quelques-uns qui ne sont que des pelotons de vaisseaux). Ils sont composés d'une enveloppe de tissu connectif et de deux substances : l'une molle, rougeâtre, d'un aspect granuleux, ou *substance corticale;* l'autre spongieuse, gris-rougeâtre, ou *substance médullaire.*

La charpente des ganglions est formée par du tissu connectif mélangé de fibres musculaires lisses, et prend ses points d'appui sur l'enveloppe extérieure. Elle diffère suivant qu'on l'examine dans les deux substances corticale et médullaire. Dans la première, elle forme des alvéoles communiquant entre eux ; dans la seconde, des tubes communiquant entre eux ou avec les alvéoles.

Dans chaque alvéole, de même que dans chaque tube, se trouvent des globules analogues à ceux de la lymphe et du tissu connectif designé sous le nom de tissu réticulaire ou adénoïde. Ce tissu a ses mailles plus larges à la périphérie, où il forme les sinus lymphatiques, qu'au centre, où il est désigné sous le nom de *pulpe centrale* C'est à la pulpe que se rendent les artérioles qui aboutissent aux ganglions, et aux sinus que se terminent les vaisseaux lymphatiques (Beaunis).

(1) Les nerfs moteurs de la joue suivent une direction la plupart du temps transversale. Les nerfs sensitifs sont ascendants ou descendants, et par conséquent perpendiculaires aux précédents. Les nerfs encéphaliques, dont ces nerfs font partie, sont au nombre de douze paires : 1° le nerf olfactif, 2° le nerf optique, 3° le nerf oculo-moteur commun, 4° le nerf pathétique; 5° le nerf trijumeau, 6° le nerf oculo-moteur externe, 7° le nerf facial, 8° le nerf auditif, 9° le nerf glosso-pharyngien, 10° le nerf pneumogastrique, 11° le nerf spinal ou accessoire de Willis, 12° le nerf grand hypoglosse.

(2) Palatum, οὐρανίσκος.

La *face inférieure* présente sur la ligne médiane une crête quelquefois très-marquée, une sorte de raphé médian qui la partage en deux parties symétriques. Ce raphé se termine en avant, près de l'interstice qui sépare les deux grandes incisives, par un tubercule correspondant à l'orifice inférieur du canal palatin antérieur, dans lequel il se prolonge par sa partie adhérente et où il reçoit les deux nerfs naso-palatins (1).

Des deux côtés de la crête médiane et en avant, le palais est hérissé de saillies transversales rugueuses plus ou moins développées, suivant les individus, et de moins en moins prononcées à mesure que l'on s'éloigne de la partie antérieure de la voûte. Toutes ces saillies sont surmontées de petites éminences et de prolongements mamelonnés, comparables à ceux des papilles fongiformes de la langue.

La partie postérieure du palais, qui paraît lisse, est recouverte de papilles analogues à celles de la face inférieure de la langue. Elle présente entre ces papilles les orifices des glandes sous-jacentes, orifices dont le nombre augmente à mesure que l'on avance vers le voile du palais.

Ces orifices réunis, quelquefois en assez grand nombre, forment des petites fossettes dont les deux plus remarquables sont placées de chaque côté du raphé près du voile du palais (2).

Structure. — La voûte palatine est constituée par une charpente osseuse, une couche glanduleuse, une couche muqueuse, des vaisseaux et des nerfs.

Charpente osseuse. — La charpente osseuse, déjà décrite, est formée en avant par l'apophyse palatine des maxillaires supérieurs et en arrière par la portion horizontale des os palatins. Beaucoup plus épaisse en avant et sur les côtés qu'en arrière, elle est cependant consolidée à sa partie postérieure par la portion osseuse de la cloison des fosses nasales qui lui sert d'arc-boutant (3).

Couche glanduleuse. — La couche glanduleuse se compose de

(1) Vue à la loupe, la surface de ce tubercule est couverte de petites saillies qui l'ont fait comparer aux papilles caliciformes de la langue, dont elle offre en effet les principaux caractères (Albinus).

(2) Examinées à un faible grossissement, ces deux fossettes, privées d'épiderme, ont l'aspect d'un petit crible.

(3) Par ce mode de conformation, la voûte palatine est plus excavée, ce qui rend la cavité buccale plus considérable ; mais, sans cet arc-boutant, elle serait certainement

glandules situées sur les parties latérales de la voûte et semblables à celles des lèvres et des joues. Elles sont beaucoup plus nombreuses en arrière qu'en avant et sont munies chacune d'un conduit excréteur visible même à l'œil nu.

Couche muqueuse. — La muqueuse du palais est blanchâtre, épaisse, dense et très-adhérente au périoste auquel elle envoie des prolongements fibreux. Cette adhérence est très-intime au niveau du raphé médian et de l'arcade alvéolaire ; mais, dans les autres parties de la voûte, la muqueuse est séparée de la charpente osseuse par la couche glanduleuse (1).

Elle est recouverte d'un épithélium pavimenteux fort épais.

Vaisseaux. — Les *artères* de la voûte palatine ou artères palatines postérieures, viennent de la maxillaire interne (2). Les *veines* sui-

trop faible pour supporter les pressions que produit souvent la nature de ses fonctions. Le périoste est extrêmement adhérent aux sutures des os du palais et au rebord alvéolaire ; dans les intervalles, il se détache assez facilement de la surface osseuse.

(1) Cette adhérence a fait ranger cette couche muqueuse au nombre des membranes fibro-muqueuses.

(2) L'artère maxillaire interne, branche de la carotide externe, se porte dès son origine en dedans du col du condyle ; de là elle va retrouver le trou sphéno-palatin, par lequel sa terminaison pénètre dans les fosses nasales, sous le nom d'artère sphéno-palatine, où elle se distribue. Le plus souvent, l'artère maxillaire interne passe entre les deux muscles ptérygoïdiens ; quelquefois entre le ptérygoïdien externe et le temporal ; puis, au fond de la fosse zygomatique, elle s'engage entre les deux faisceaux du ptérygoïdien externe.

Les branches qu'elle émet sur son trajet sont : la tympanique, la petite méningée, la méningée moyenne ou sphéno-épineuse, la plus volumineuse de toutes ; la temporale profonde postérieure, la temporale profonde antérieure, la dentaire inférieure, qui gagne la face externe du ligament sphéno-maxillaire et pénètre dans le canal dentaire, qu'elle parcourt dans toute son étendue pour se diviser ensuite en deux rameaux, l'un incisif, qui se distribue aux dents incisives, l'autre mentonnier, qui s'anastomose avec la coronaire labiale ; (c'est la dentaire inférieure qui, dans toute l'étendue du conduit osseux, fournit les rameaux destinés aux racines des dents) ; la massétérine, qui naît tout près du condyle, passe par l'échancrure sigmoïde et se termine à la face profonde du masséter ; la buccale qui, partant de la maxillaire interne, juste au-dessous du bord inférieur du ptérygoïdien externe, s'applique sur la face externe du buccinateur, où elle se ramifie ; les ptérygoïdiennes, pour les muscles de ce nom ; l'alvéolaire, qui contourne la tubérosité du maxillaire supérieur et va se perdre dans les gencives et le rebord alvéolaire de la partie postérieure de cet os ; la sous-orbitaire, qui naît au niveau de la fente sphéno-maxillaire, pénètre dans le canal sous-orbitaire et vient dans la fosse canine se diviser en un grand nombre de rameaux qui s'anastomosent avec la coronaire labiale supérieure, la nasale et la transversale de la face (c'est elle qui, à la partie postérieure de son trajet intra-osseux, donne le rameau dentaire antérieur qui se distribue aux dents incisives et canine) ; la palatine descendante, qui naît dans le fond de la fosse zygo-

vent le même trajet et portent le même nom que les artères. Elles s'anastomosent largement avec les veines du voile du palais. Les *vaisseaux lymphatiques* sont d'autant plus développés qu'ils sont situés plus près du voile du palais ; ils vont tous se rendre aux ganglions situés sur les côtés de la membrane thyro-hyoïdienne.

Nerfs. — Les nerfs qui sont tous sensitifs et fournis par la cinquième paire, viennent du ganglion sphéno-palatin. Les postérieurs, après avoir longé le conduit palatin postérieur, se réfléchissent en avant pour passer à travers la couche glanduleuse et arriver à la muqueuse palatine. Les antérieurs longent le conduit palatin antérieur et vont se perdre, comme nous l'avons dit, dans le tubercule médian.

§ 21. — Voile du palais.

Le voile du palais est une valvule musculo-membraneuse, une espèce de cloison incomplète qui sépare la cavité buccale des fosses nasales et du pharynx. Cette cloison s'élève pendant la déglutition pour supprimer toute communication entre les fosses nasales et le tube digestif et s'abaisse ensuite pous rétablir cette communication. A l'état de repos, le voile du palais, horizontal dans sa partie supérieure, oblique de haut en bas et d'avant en arrière dans sa partie inférieure, forme une courbe à concavité antérieure. Il présente une face buccale, une face nasale, un bord adhérent et un bord libre (1).

Face buccale. — La face buccale, appelée aussi face antérieure, face inférieure, est légèrement concave et se continue sans ligne de démarcation avec le palais (2).

matique, se porte dans le canal palatin postérieur, donne plusieurs petites branches qui ont chacune leur conduit osseux et se rendent au voile du palais, s'infléchit à sa sortie de ce canal pour parcourir la voûte du palais d'arrière en avant et s'anastomoser dans le canal palatin antérieur avec la sphéno-palatine, la vidienne, la palatine descendante ou ptérygo-palatine, et la sphéno-palatine ou branche terminale de la maxillaire interne. Cette dernière, après avoir pénétré dans les fosses nasales par le trou sphéno-palatin, se divise en deux branches, l'une externe et l'autre interne ; c'est l'interne qui pénètre dans le canal palatin antérieur pour s'anastomoser avec la palatine descendante.

(1) Le voile du palais ou septum staphylin, mesuré du bord postérieur de la portion osseuse de la voûte palatine à la base de la luette, est ordinairement d'une étendue de 4 centimètres, tandis qu'il est de 5 centimètres environ dans le sens transversal ; mais, quand on l'examine par sa face supérieure, il a à peu près 5 centimètres de longueur et 4 de largeur. Son épaisseur, qui varie de 5 à 8 millimètres en avant, est très-faible sur les côtés et diminue de la ligne médiane au bord libre.

(2) Le voile du palais n'est du reste que le prolongement du palais, d'où le nom

On y remarque sur la ligne médiane un raphé qui fait suite au raphé de la voûte palatine et de chaque côté de ce raphé les orifices d'un grand nombre de glandules.

Face nasale. — La face nasale, face pharyngienne, face postérieure, face supérieure, est convexe d'avant en arrière et concave transversalement.

Elle prolonge en arrière le plancher des fosses nasales et présente une saillie médiane formée par les muscles palato-staphylins, saillie qui répond en haut à l'épine nasale postérieure. Son aspect est granuleux, grâce à la présence de nombreuses grandules qui soulèvent la muqueuse. Sa couleur est rosée, tandis que celle de la face buccale est plutôt blanchâtre que rosée.

Bord adhérent. — Le bord adhérent ou bord supérieur, épais et résistant, se confond avec le bord postérieur de la voûte palatine.

Bord libre. — Le bord libre, ou bord inférieur, se compose de la luette et des piliers du voile du palais.

Luette. — La luette (1) est un appendice conoïde, placé au milieu du bord libre du voile du palais. Sa couleur est rosée. Sa surface est lisse en avant et granuleuse en arrière. Son volume varie suivant les sujets et prend même parfois des proportions considérables, mais jamais ne peut faire descendre cet organe jusqu'à l'épiglotte. Tout au plus, dans son maximum d'allongement, la luette peut-elle toucher la base de la langue. Son extrémité libre est le plus souvent simple, mais elle peut être bifide.

Piliers du voile du palais. — Les piliers du voile du palais sont deux replis qui partent de chaque côté de la luette, et qui, disposés en arcade, descendent en divergeant, pour aller se terminer sur les côtés de la langue et du pharynx.

On les distingue en piliers antérieurs et piliers postérieurs.

Les piliers *antérieurs* partent de la base de la luette, se dirigent en bas en décrivant une courbe à concavité interne et viennent s'épanouir sur les parties latérales de la langue, en arrière des papilles caliciformes les plus externes.

Les piliers *postérieurs* partent du sommet de la luette, remon-

qu'on lui donnait autrefois de *palatum molle, mobile,* par opposition au *palatum durum, stabile.*

(1) Luette, *uvula.*

tent, puis redescendent en se recourbant pour se terminer en arrière et en dehors sur les côtés du pharynx.

Ces piliers débordent en dedans les piliers antérieurs, ce qui rend l'orifice qu'ils circonscrivent plus étroit que celui que circonscrivent ces derniers. Ils sont donc visibles comme eux, lorsqu'on examine le voile du palais par la bouche.

Excavation amygdalienne. — Entre les piliers antérieurs et les piliers postérieurs, il existe, de chaque côté, un espace triangulaire où sont logées les amygdales. Cet espace, nommé excavation amygdalienne, répond par sa base au bord de la langue, à l'épiglotte et à la paroi latérale du pharynx. Ses dimensions, variables à la base du triangle, sont toujours en raison du volume de l'amygdale et de la position de la langue, suivant que celle-ci est contenue dans la bouche ou portée en avant.

Isthme du gosier. — Comme M. Sappey, et contrairement à l'opinion de M. Cruveilhier qui nomme Isthme du gosier l'orifice formé par la luette et les piliers postérieurs, nous appelons de ce nom l'orifice circonscrit par la base de la langue, la base de la luette et les piliers antérieurs, orifice par lequel la bouche communique avec le pharynx. En effet, lorsque les aliments ont franchi les piliers antérieurs, ils ne sont déjà plus sous l'empire de la volonté et appartiennent au pharynx qui s'en saisit malgré nous, sans qu'il nous soit possible de les ramener dans la bouche. Il s'ensuit que les piliers postérieurs et la luette ne servent qu'à les empêcher de passer par les fosses nasales.

Structure du voile du palais. — Le voile du palais se compose d'une couche fibreuse, d'une couche musculeuse, d'une couche glanduleuse, d'une couche muqueuse, de vaisseaux, de nerfs et d'une petite quantité de tissu cellulaire.

Couche fibreuse. — La couche fibreuse ou aponévrotique que l'on peut regarder comme la charpente du voile du palais, n'occupe que son tiers supérieur et se compose de deux lamelles fibreuses superposées, entre lesquelles se trouve la couche glanduleuse. Ces deux lamelles sont, l'une supérieure, l'autre inférieure. La première fait suite au tissu fibreux, qui prolonge l'orifice postérieur des fosses nasales et qui double la membrane pituitaire ; la seconde fait suite à la membrane fibro-muqueuse de la voûte palatine.

Couche musculeuse. — La couche musculeuse se compose de six

paires de muscles qui sont les palato-staphylins, les pharyngo-staphylins, les occipito-staphylins, les péristaphylins internes, les péristaphylins externes et les glosso-staphylins.

PALATO-STAPHYLINS. — Les muscles palato-staphylins sont deux petites bandelettes grêles, allongées, situées de chaque côté de la ligne médiane. Ils naissent de l'aponévrose du voile du palais au niveau de l'épine nasale postérieure et se terminent dans l'épaisseur de la base de la luette (1). Ces muscles soulèvent la muqueuse de la face supérieure du voile du palais et y forment comme un raphé médian légèrement saillant.

Action. — Ils sont releveurs de la luette et raccourcissent le voile du palais. Ils appliquent la luette entre les deux piliers postérieurs et contribuent à empêcher la communication avec les fosses nasales pendant le passage des aliments.

PHARYNGO-STAPHYLINS. — Les pharyngo-staphylins sont deux muscles étroits à leur partie moyenne, élargis à leurs extrémités, situés dans l'épaisseur des piliers postérieurs. Ils s'insèrent en haut à l'angle postérieur du cartilage de la trompe, à la partie médiane de la muqueuse nasale, dans l'endroit qui correspond aux palato-staphylins et à la partie moyenne de l'aponévrose du voile du palais; en bas, à la partie postérieure du pharynx, où les fibres d'un côté s'entrecroisent avec les fibres de l'autre, et au bord postérieur du cartilage thyroïde, en même temps que les muscles stylo-pharyngiens (2).

Ces muscles sont en rapport par leur face interne avec les couches glanduleuse et muqueuse du pharynx, et par leur face externe avec les muscles constricteurs du pharynx et les stylo-pharyngiens.

Action. — Ils resserrent l'orifice de communication du pharynx avec les fosses nasales, lors du passage du bol alimentaire, et élèvent le pharynx ainsi que le larynx (3).

(1) Les deux palato-staphylins, en raison de leur juxtaposition, semblent au premier abord ne former qu'un seul muscle arrondi, auquel on a donné les noms de : azygos uvulæ, columellæ musculus teres.

(2) Ce qui leur a fait donner aussi le nom de thyro-staphylins.

Le cartilage thyroïde occupe la partie antérieure et supérieure du larynx. Il est plus large que haut, et semble formé de deux lames quadrilatères qui, par leur jonction en avant, forment un angle nommé pomme d'Adam.

(3) Suivant M. Sappey, ils serviraient aussi à attirer en bas et en arrière la portion cartilagineuse de la trompe d'Eustache, et, à l'aide d'un faisceau externe accessoire

Occipito-staphylins. — Les muscles occipito-staphylins, décrits par M. Sappey, sont deux petits faisceaux formés par la partie la plus élevée du constricteur supérieur du pharynx. Ils s'insèrent en arrière à l'apophyse basilaire de l'os occipital, par l'intermédiaire de la couche fibreuse du pharynx, et en avant sur la couche fibreuse du voile du palais, où ils se confondent avec les fibres des pharyngo-staphylins.

Action. — Leur action consiste à rétrécir l'arrière cavité des fosses nasales. Ils forment comme un sphincter accessoire destiné à compléter et à mieux garantir l'occlusion de l'orifice qui la fait communiquer avec le pharynx, à l'instant où cet orifice déjà circonscrit par les piliers postérieurs est presque entièrement fermé.

Péristaphylins internes. — Les muscles péristaphylins internes sont situés sur les côtés de l'orifice postérieur des fosses nasales, au-dessous de la portion fibro-cartilagineuse de la trompe d'Eustache et dans le voile du palais où ils s'épanouissent (1). Ils s'insèrent en haut et de chaque côté à la trompe d'Eustache, au niveau de l'union de sa portion cartilagineuse avec sa portion osseuse, et en bas à la membrane fibreuse du voile du palais où leurs fibres s'entre-croisent sur la ligne médiane.

Ils sont en rapport, en haut avec la muqueuse de la face supérieure du voile du palais, dont ils sont séparés seulement par une partie des pharyngo-staphylins et par les palato-staphylins ; en bas avec la muqueuse de la face inférieure du voile du palais et les pharyngo-staphylins; en dehors avec les péristaphylins externes, le constricteur supérieur du pharynx et les occipito-staphylins.

Action. — Ces muscles sont élévateurs du voile du palais.

Péristaphylins externes. — Les muscles péristaphylins externes ou ptérygo-staphylins sont composés chacun de deux parties : l'une verticale et l'autre horizontale. La première est située entre l'aile interne de l'apophyse ptérygoïde et le muscle ptérygoïdien interne, la seconde dans l'épaisseur même du voile du palais. La

très-mince, participeraient, avec les muscles péristaphylins externes, à la dilatation de ce conduit; mais cette action n'est pas encore parfaitement démontrée.

(1) La trompe d'Eustache est un canal en partie osseux, en partie fibro-cartilagineux et membraneux, dont une des extrémités se prolonge jusque dans la caisse du tympan, et dont l'autre s'ouvre à la partie supérieure et latérale du pharynx, près de l'aile interne de l'apophyse ptérygoïde.

partie verticale, mince et aplatie, s'insère à la partie interne de la base de l'apophyse ptérygoïde dans la fossette scaphoïdienne, ains qu'au cartilage de la trompe d'Eustache ; de là elle descend jusqu'au crochet de l'aile interne de l'apophyse ptérygoïde, devient tendineuse et se réfléchit à angle droit sur ce crochet qui lui sert de poulie (1). C'est alors qu'elle devient horizontale et s'épanouit en rayonnant sur la membrane fibreuse du voile du palais.

Les péristaphylins externes sont en rapport en dehors avec les muscles ptérygoïdiens internes, et en dedans avec les péristaphylins internes.

Action. — Ils sont tenseurs de la moitié supérieure, c'est-à-dire de la portion fibreuse du voile du palais et dilatateurs de la trompe d'Eustache (2).

GLOSSO-STAPHYLINS. — Les muscles glosso-staphylins forment les piliers antérieurs du voile du palais. Ils sont minces, pâles, aplatis, étroits à leur partie moyenne, et élargis à leurs extrémités. Ils s'insèrent, d'une part, au voile du palais où leurs fibres s'entrecroisent avec celles des pharyngo-staphylins, et, d'autre part, sur les côtés de la langue immédiatement en arrière des papilles caliciformes entre les fibres des stylo-glosses et du lingual supérieur.

Action. — Ces muscles sont abaisseurs du voile du palais, élévateurs des bords de la base de la langue et par suite constricteurs de l'isthme du gosier.

COUCHE GLANDULEUSE. La couche glanduleuse se divise en deux parties, l'une supérieure très-mince, située au-dessous de la muqueuse nasale, l'autre inférieure, volumineuse, qui fait suite à la couche glanduleuse du palais et qui se prolonge dans l'intérieur de la luette (3).

Les glandules dont ces deux parties sont formées sont identiques aux autres glandules de la bouche.

AMYGDALES. — A l'étude de cette couche glanduleuse, nous rattacherons celle des deux corps glanduleux placés entre les piliers du voile du palais et qu'on nomme *tonsilles* ou *amygdales* (4).

(1) Cette portion tendineuse glisse sur cette poulie à l'aide d'une petite synoviale.

(2) Ce phénomène a parfaitement été remarqué par Valsalva et Haller.

(3) Cette couche fort épaisse se prolonge sur la saillie qui limite en arrière le vestibule de la bouche et s'étend jusque sur la partie interne des gencives qui recouvrent le collet de la dernière grosse molaire.

(4) Amygdales, de ἀμυγδαλῆ, amande.

La forme de ces glandes est celle d'une amande.

Leur direction est oblique, de haut en bas et d'avant en arrière.

Leur volume varie suivant les sujets et peut atteindre des proportions considérables (1).

Les amygdales sont en rapport, par leur bord antérieur avec les piliers antérieurs du voile du palais et par leur bord postérieur avec les piliers postérieurs. Elles débordent en dedans les piliers antérieurs, mais à leur tour sont débordées par les piliers postérieurs. Leur extrémité supérieure, située vers le sommet de l'angle formé par les piliers, ne remplit pas entièrement cet angle et laisse une cavité qui porte le nom d'excavation amygdalienne, excavation à la partie inférieure de laquelle on voit un groupe d'orifices béants qui conduisent dans les cavités creusées au centre de l'amygdale. Leur extrémité inférieure est séparée des bords de la langue par un espace d'un centimètre environ, dans lequel se trouvent une certaine quantité de glandes qui font suite à la couche glanduleuse de la muqueuse de la base de langue. Leur face interne ou libre, visible chez les sujets dont on abaisse la langue, est criblée d'orifices qui conduisent à de petites cellules de dimensions variables. Leur face externe ou adhérente est en rapport immédiat avec l'aponévrose pharyngienne et le muscle amygdalo-glosse, et en rapport médiat avec le muscle stylo-glosse, la glande parotide et enfin avec la carotide interne dont elle n'est séparée que par un intervalle d'un centimètre à un centimètre et demi.

Les *artères* des amygdales viennent des temporales, des palatines supérieure et inférieure et des pharyngiennes. Elles sont volumineuses par rapport à la grosseur de ces organes.

Les *veines* forment autour de chaque amygdale et surtout vers sa face adhérente, un petit plexus qui dépend du plexus pharyngien et qui porte le nom de plexus amygdalien.

Les *vaisseaux lymphatiques* vont se rendre aux ganglions de l'angle de la mâchoire.

Les *nerfs* sont fournis par le lingual, le glosso-pharyngien et aussi par le pneumogastrique.

(1) Elles remplissent quelquefois l'excavation amygdalienne tout entière et proéminent au point de gêner la déglutition et même la respiration. En général, leur grand diamètre est de 2 à 2 centimètres et demi, le petit de 1 à 1 centimètre et demi, et leur épaisseur de 1 centimètre environ.

STRUCTURE. — Les amygdales sont aujourd'hui regardées comme une agglomération de glandes lymphatiques (1). Elles sont constituées par des corpuscules assimilables par leur structure et leurs fonctions à des ganglions lymphatiques (2). Ces corpuscules, ou glandes lymphoïdes, désignés ordinairement sous le nom de follicules clos, sont disposés dans l'amygdale d'une manière assez régulière.

Nous avons dit plus haut que la face interne de l'organe était criblée d'orifices qui conduisent dans des cavités ou lacunes creusées dans son épaisseur. Ces lacunes sont environ au nombre de 14 ou 15. Elles sont tapissées par la membrane muqueuse pharyngienne, qui s'y introduit par les orifices que nous venons de signaler. Elles sont en outre pourvues d'arrière-cavités, ou diverticules, unis entre eux par du tissu conjonctif, et dont la fonction ne consiste qu'à sécréter un peu de mucus. Or, c'est dans les parois des lacunes et de leurs diverticules, que sont placées les glandes lymphoïdes (3). Il en résulte donc que l'amygdale est composée d'une muqueuse, de glandes lymphoïdes, de tissu conjonctif, de vaisseaux et de nerfs (4).

COUCHE MUQUEUSE DU VOILE DU PALAIS. — Le voile du palais est revêtu d'une muqueuse qui tapisse ses deux faces et qui diffère suivant qu'elle en recouvre la face supérieure ou la face inférieure. Le feuillet supérieur a tous les caractères de la muqueuse nasale. Il est mince, rouge et recouvert d'un épithélium cylindrique. Le feuillet inférieur, au contraire, ressemble à la muqueuse buccale; il est d'un blanc rosé, épais, lisse et recouvert d'un épithélium pavimenteux. Au niveau du bord libre du voile du palais et de la luette, ces deux feuillets s'adossent l'un contre l'autre, et ne sont séparés que

(1) Th. Shmidt.

(2) Les ganglions lymphatiques sont eux-mêmes des amas de tissu conjonctif, dont les aréoles représentent l'origine des vaisseaux lymphatiques. Nous avons indiqué plus haut leur structure (page 94).

(3) A l'état normal, les dimensions des glandes lymphoïdes sont microscopiques; mais, lorsqu'il y a hypertrophie, elles ressemblent à des grains de semoule recouverts par l'épithélium. Les lacunes contiennent des concrétions de mucus qui sont rendues sous la forme de grumeaux caséiformes résistants et fétides, que l'on a pris quelquefois pour des débris de matière tuberculeuse venant des poumons.

(4) Les amygdales se forment vers le quatrième mois, mais les glandes lymphoïdes ne sont distinctes dans ces organes que vers les derniers mois de la vie fœtale.

(5) C'est cette infiltration de la luette qui allonge quelquefois assez cet organe pour qu'on lui donne le nom de luette tombée.

par du tissu cellulaire très-lâche et susceptible d'infiltration (5).

VAISSEAUX. — Les *artères* du voile du palais viennent de la maxillaire interne par la palatine supérieure, de la faciale par la palatine inférieure, et de la pharyngienne inférieure.

Les *veines* de la face postérieure se rendent au plexus ptérygoïdien; celles de la face antérieure aboutissent à la veine pharyngienne ou à la jugulaire interne (1).

Les *vaisseaux lymphatiques* sont très-nombreux. Ils forment deux réseaux : l'un supérieur (moins développé que l'inférieur), d'où partent cinq ou six rameaux qui descendent au-devant des piliers postérieurs et se terminent dans les ganglions qui occupent la bifurcation de la carotide primitive ; l'autre inférieur, qui se continue avec celui de la voûte palatine et fournit deux groupes de rameaux qui se terminent, les uns dans les ganglions situés dans le voisinage des muscles qui s'insèrent à l'apophyse styloïde, et les autres dans ceux qui sont placés sur les côtés de l'os hyoïde et du larynx.

NERFS. — Les nerfs sensitifs viennent du nerf maxillaire supérieur et se distribuent dans tout le voile, mais principalement dans les couches glanduleuse et muqueuse (2). Les nerfs moteurs viennent de la branche motrice de la cinquième paire (3) pour les muscles péristaphylins externes, glosso-staphylins, péristaphylins internes et palato-staphylins.

TISSU CELLULAIRE. — Quant au tissu cellulaire, on n'en trouve

(1) Ces dernières sont plus nombreuses, moins grêles, et se mêlent aux veines des amygdales et à celles de la base de la langue.

(2) Ils naissent du ganglion sphéno-palatin ou de Meckel, placé dans la fosse ptérygo-maxillaire, en dehors du trou sphéno-palatin et au-devant du trou vidien. Ce ganglion donne trois sortes de branches. Une postérieure, qui gagne le canal ptérygoïdien et se distribue à la muqueuse de la partie supérieure du pharynx, de la trompe d'Eustache et de l'ouverture postérieure des fosses nasales. D'autres, inférieures ou nerfs palatins, dont l'une, grand nerf palatin, traverse le canal palatin postérieur, arrive au trou palatin postérieur, se réfléchit à angle droit d'arrière en avant sur la voûte du palais, et se distribue à la muqueuse et aux gencives ; une deuxième, nerf palatin moyen, descend à travers un canal osseux situé en arrière du précédent et se perd dans la muqueuse du voile du palais ; une troisième, nerf palatin postérieur, parcourt aussi un petit canalicule osseux et se rend aussi à cette muqueuse. Une dernière branche du ganglion, ou branche sphéno-palatine, traverse le trou sphéno-palatin, arrive dans les fosses nasales et se divise en deux branches, dont l'interne gagne le conduit palatin antérieur et se perd dans la muqueuse de la partie antérieure de la voûte palatine.

(3) Ils naissent du rameau que le facial envoie à la base de la langue.

que fort peu au-dessous de la muqueuse nasale où il est très-lâche, et dans l'épaisseur de la luette où sa laxité est encore plus grande. Cependant il en existe aussi une faible quantité autour des muscles et dans les interstices des glandules, et alors il est extrêmement dense.

§ 22. — Plancher de la bouche.

Le plancher de la bouche est en réalité composé de deux étages : un étage inférieur, formé par un plan musculaire allant de la ligne myloïdienne du maxillaire inférieur jusqu'à l'os hyoïde; un étage supérieur constitué par la langue. Mais nous ne donnerons le nom de *plancher de la bouche* proprement dit qu'à la portion limitée par l'étroit espace que l'on voit sous la portion libre de la langue.

Cet espace, tapissé par la muqueuse buccale, a la forme d'une gouttière creusée entre la mâchoire inférieure et la langue. Il est destiné à favoriser les mouvements de ce dernier organe. Envisagé de cette manière, le plancher de la bouche est composé de trois couches superposées, qui sont, de haut en bas :

La couche muqueuse, où l'on voit : sur la ligne médiane, le frein de la langue ainsi que les orifices des deux conduits de Warthon portés sur une légère éminence; de chaque côté l'ouverture du canal de Bartholin, puis une petite surface un peu en relief, limitée par l'arcade alvéolaire et par le cul-de-sac que forme la muqueuse en se réfléchissant sur la face inférieure de la langue (cette surface répond à la glande sublinguale) ; un peu plus en dehors, une traînée d'éminences formées par des glandules qui dépendent de la glande sous-maxillaire ; enfin, en arrière, la fin de la gouttière qui s'étend jusqu'à la partie antérieure et inférieure du voile du palais (1);

La couche glanduleuse constituée par la glande sublinguale, les conduits de Rivinus et la série des glandules qui prolongent la glande sous-maxillaire et donnent naissance au canal de Warthon (c'est dans cette couche que se trouve le nerf lingual);

Enfin, la *couche musculeuse* composée des muscles mylo-hyoïdien et génio-hyoïdien.

MUSCLE MYLO-HYOÏDIEN.— Le muscle mylo-hyoïdien est situé entre les deux côtés du corps de la mâchoire inférieure (2). C'est un muscle

(1) Un liquide introduit dans la cavité buccale par l'orifice postérieur du vestibule de la bouche s'épancherait directement dans cette gouttière (Sappey).

(2) Le muscle mylo-hyoïdien, véritable diaphragme, est pour ainsi dire la charpente

quadrilatère, impair, médian, qui naît de toute l'étendue de la ligne myloïdienne et dont les fibres se dirigent de diverses manières, suivant la place qu'elles occupent : celles qui sont antérieures et rapprochées de la symphyse se continuent sans ligne de démarcation d'un côté à l'autre de l'os; les moyennes se portent transversalement à un raphé médian aponévrotique, attaché d'une part à la symphyse et d'autre part à l'os hyoïde; les postérieures vont s'insérer obliquement au corps de cet os.

Le muscle mylo-hyoïdien est en rapport, par sa partie supérieure et de chaque côté avec la muqueuse buccale, la glande sublinguale (1), le canal de Wharton, les nerfs grand hypoglosse et lingual, les muscles stylo-glosse, hyo-glosse et génio-hyoïdien; par sa partie inférieure avec la glande sous-maxillaire (2), le digastrique et le peaucier.

Il est innervé par le nerf mylo-hyoïdien, branche du nerf dentaire inférieur (3).

Action. — Par sa contraction, le mylo-hyoïdien, de courbe qu'il est à l'état de repos, devient rectiligne et refoule par conséquent tous les organes qui sont au-dessus de lui. Il joue un rôle important dans la déglution en comprimant la langue contre la voûte palatine et en chassant le bol alimentaire vers le pharynx.

Il sert de plus à comprimer les glandes situées au-dessus de lui et à favoriser l'expulsion des liquides qu'elles sécrètent.

Muscles génio-hyoïdiens. — Situés au-dessus du précédent, les muscles génio-hyoïdiens sont deux petits faisceaux placés de chaque côté de la ligne médiane. Chacun d'eux a la forme d'un triangle dont le sommet s'attache à une des apophyses géniinférieures et dont la base s'insère à la partie supérieure et moyenne de l'os hyoïde. Quelquefois ces deux muscles n'en forment qu'un seul, mé-

de la paroi inférieure de la bouche. C'est une sorte de sangle concave tendue d'un côté de la mâchoire à l'autre, dont l'usage est de soulever les organes situés au-dessus d'elle et dans sa concavité.

(1) Cette glande semble quelquefois s'insinuer par son extrémité inférieure entre les faisceaux charnus de ce muscle.

(2) Un prolongement de cette glande peut contourner le bord postérieur du muscle et se placer sur sa face buccale.

(3) Un peu avant de pénétrer dans le canal dentaire, le nerf dentaire inférieur (branche du nerf maxillaire inférieur qui est lui-même une branche du trijumeau) fournit le nerf mylo-hyoïdien, qui se porte en bas en longeant la gouttière mylo-hyoïdienne et vient se terminer dans le muscle du même nom.

dian, sous la forme d'un faisseau charnu, arrondi, ou bien ne sont séparés que par une lame extrêmement mince de tissu cellulaire. Leur direction est oblique de haut en bas et d'avant en arrière.

Ils sont en rapport, en bas et en dehors, avec le muscle mylo-hyoïdien, en haut avec le génio-glosse. Chacun d'eux reçoit un rameau nerveux venant de l'hypoglosse (1).

Action. — Ils tirent en avant et en haut l'os hyoïde (2).

§ 23. — Langue.

La langue, ainsi que nous venons de le dire, forme l'étage supérieur du plancher de la bouche.

Adhérente dans une certaine étendue de sa partie inférieure (3), elle est libre et mobile en haut, en avant et sur les côtés. On peut même dire qu'elle est mobile à sa partie postérieure, puisque l'os hyoïde auquel elle s'attache est lui-même mobile (4).

Elle a la forme d'un ellipsoïde à grand diamètre antéro-postérieur et tronqué en arrière (5). Aplatie de haut en bas, étroite et mince à son extrémité antérieure, elle augmente de volume d'avant en arrière, jusqu'au niveau de l'épiglotte pour diminuer ensuite jusqu'à l'os hyoïde. Horizontale dans sa partie antérieure, son axe se recourbe sur lui-même pour se porter en arrière et en bas et devenir vertical (6).

On lui distingue une face supérieure, une face inférieure, deux bords, un sommet et une base.

Face supérieure. — La face supérieure ou dorsale, libre dans

(1) Ce rameau naît de la convexité du tronc de la douzième paire, au niveau de la grande corne de l'os hyoïde.

(2) Suivant M. Sappey, ils sont aussi abaisseurs de la mâchoire si l'os hyoïde est immobile, et fléchisseurs de la tête si l'hyoïde et la mâchoire sont l'un et l'autre fixés dans leur position.

(3) C'est par cette partie adhérente que pénètrent dans cet organe les muscles logés dans son enveloppe muqueuse, les vaisseaux et les nerfs qui y aboutissent.

(4) L'os hyoïde a la faculté de s'élever ou de s'abaisser, et par suite la langue participe à ces mouvements d'élévation et d'abaissement.

(5) Cette forme est d'ailleurs déterminée par la courbe de la mâchoire inférieure qui la circonscrit.

(6) Cette direction est celle qu'a la langue lorsqu'elle est contenue dans la cavité buccale; mais, lorsqu'elle est sortie de cette cavité, alors que l'os hyoïde est soulevé, elle devient horizontale.

toute son étendue, répond au palais, au voile du palais et à l'épiglotte.

Elle est divisée dans ses deux tiers antérieurs par un sillon médian très-considérable chez quelques sujets et présente de chaque côté de ce sillon des saillies très-nombreuses formées par les papilles. Dans son tiers postérieur et au delà des sillons, elle est couverte de bosselures dues aux glandules sous-jacentes et perforées chacune par l'orifice du conduit excréteur de ces glandules. A l'union du tiers postérieur avec les deux tiers antérieurs se trouvent deux rangées de saillies qui par leur réunion forment un V ouvert en avant. C'est le V lingual, dont la pointe correspond au cul-de-sac, appelé *foramen cæcum* ou de Morgagni.

Face inférieure. — La face inférieure, moins étendue que la supérieure, n'est libre que dans son tiers antérieur, où elle répond au plancher de la bouche proprement dit, sur lequel elle se moule.

Sur cette partie libre on voit un sillon médian qui se continue au sommet de la langue avec le sillon de la face dorsale; derrière ce sillon un repli muqueux, nommé *filet* ou *frein de la langue* et plus ou moins long suivant les sujets (1); de chaque côté du sillon une saillie antéro-postérieure sur laquelle rampent les veines ranines; en dehors de cette saillie une traînée de replis semi-lunaires, semblables à des petites franges lamelliformes et engendrées par un éraillement de la muqueuse; enfin, de chaque côté du bord adhérent du filet, deux petites bourses synoviales dont l'existence n'est cependant pas constante (2).

Bords. — Les bords libres et mobiles dans leur moitié antérieure vont en augmentant d'épaisseur de la pointe vers la base de la langue. Ils répondent aux gencives et à l'arcade dentaire de la mâchoire inférieure (3). Dans leur moitié postérieure ils se continuent avec les piliers antérieurs du voile du palais, avec la muqueuse amygdalienne et avec la partie correspondante du pharynx. Toute la moitié

(1) Frein, *frenulus*.

(2) C'est Fleichman qui le premier signala ces deux bourses rudimentaires et les considéra comme le siége de la grenouillette. Suivant M. Sappey, leur existence n'est qu'exceptionnelle, et elles diffèrent si peu du tissu cellulaire ambiant, qu'on a beaucoup de difficulté à les en distinguer.

(3) Lorsque la langue se tuméfie, on voit ses bords se mouler sur les reliefs et les anfractuosités de cette arcade, et en conserver la forme jusqu'à la guérison.

supérieure de ces bords est couverte de papilles qui font suite à celles de la face dorsale.

Sommet. — Le sommet de la langue ou *pointe* présente sur sa partie médiane la réunion du sillon de la face supérieure avec celui de la face inférieure (1). Il varie de forme et d'épaisseur suivant les mouvements que la langue opère, et répond dans l'état de repos à la gencive des incisives inférieures.

Base. — La base réelle ou racine de la langue se fixe à l'os hyoïde dont elle suit les mouvements; mais la base apparente, c'est-à-dire celle qu'on voit à la partie la plus reculée de la face dorsale, présente trois replis, un médian et deux latéraux, qui l'unissent à l'épiglotte. Ce sont les replis glosso-épiglottiques (2). Pendant la déglutition, au moment où l'épiglotte s'abaisse sur l'ouverture supérieure du larynx, ces trois replis s'effacent complétement; mais, dès que le bol alimentaire est passé au delà, ils reparaissent et contribuent à redresser l'épiglotte (3).

Structure. — La langue se compose d'une muqueuse, de muscles, de vaisseaux, de nerfs, de glandes et de tissu cellulaire.

Muqueuse. — La membrane muqueuse est la continuation de celle du reste de la bouche. Cependant elle en diffère par des caractères assez tranchés. Ainsi ses papilles sont beaucoup plus développées, beaucoup plus rapprochées; sa consistance est plus considérable, et son adhérence aux muscles qu'elle recouvre plus forte; ses vaisseaux sont plus nombreux et sa sensibilité beaucoup plus délicate.

Son épaisseur n'est pas uniforme; elle est en général en raison directe du volume de la langue. Sa consistance, moins grande à la pointe et sur les bords, est tellement considérable au tiers moyen de la face supérieure de l'organe, qu'on l'a comparée à un fibro-cartilage; enfin sa coloration est d'un blanc d'autant plus rosé que sa consistance est moins grande.

(1) La légère dépression que forme la réunion de ces deux sillons peut être regardée comme un vestige de la bifidité qui existe chez certains vertébrés.

(2) Des trois replis, le médian est triangulaire et les latéraux ont une forme semilunaire. Ils sont formés par un prolongement du tissu jaune élastique de l'épiglotte, enveloppé par un prolongement de la muqueuse linguale.

(3) L'épiglotte est une valvule fibro-cartilagineuse ovalaire, souple, élastique, aplatie, ayant pour fonction de recouvrir exactement l'ouverture de la glotte au moment de la déglutition et d'empêcher l'introduction des aliments dans les voies aériennes.

Papilles. — La langue est couverte de papilles qui diffèrent par leur forme et leurs dimensions suivant la place qu'elles occupent à sa surface. C'est sur la face dorsale qu'on trouve les plus développées. Il en est une située à l'extrémité postérieure du sillon médian qui est très-remarquable. Lorsqu'elle est simple, elle est très-volumineuse et entourée d'un rempli qui la laisse à découvert; lorsqu'elle est double au contraire ou multiple, le repli qui l'entoure la déborde et forme un cul-de-sac nommé *foramen cæcum de Morgagni, trou borgne, lacune de la langue* (Chaussier). C'est de chaque côté du trou borgne que part la rangée des grosses papilles qui se dirigent obliquement en avant et en dehors et qui forment le V lingal dont nous avons parlé plus haut.

Chacune de ces grosses papilles est entourée d'un repli de la muqueuse qui lui forme une espèce de calice, d'où le nom qui leur a été donné de *papilles caliciformes*. Elles ont la forme d'un cône tronqué, dont la base regarde en haut et le sommet en bas. C'est ce sommet qui est adhérent au fond du calice.

Le nombre de ces papilles varie de 12 à 16. Vue à la loupe, leur base présente une multitude de saillies au nombre de cinq cents à mille suivant la grosseur de la papille, saillies qui ne sont que des petites papilles dont la papille caliciforme est la réunion. Le bord libre du calice a le même aspect; il ne paraît être lui-même que la réunion d'une quantité considérable de petites papilles (1).

Entre les branches du V et la pointe de la langue il existe d'autres papilles moins grosses, mais très-nombreuses, serrées les unes contre les autres et perpendiculaires à la surface de la langue. Les unes ont la forme d'un champignon, c'est-à-dire qu'elles ont une tête renflée, soutenue par un pédicule, d'où le nom qu'elles portent de *papilles fongiformes*. Elles sont au nombre de deux cents environ et se trouvent disséminées parmi d'autres papilles plus petites et beaucoup plus nombreuses, que l'on nomme *papilles corolliformes*. Les papilles fongiformes se reconnaissent à leur forme pédiculée, à leur

(1) Les papilles caliciformes portent aussi les noms de : papillæ truncatiæ (Haller), papilles boutonnées (Boyer), papillæ circumvallatæ (Cuvier). Elles sont formées, d'après Kolliker, d'une papille centrale arrondie dans son pourtour, aplatie à son sommet, mesurant 1 à 2 millimètres en diamètre, et 1 à 1 millimètre et demi en hauteur, et d'un anneau moins saillant, régulier, qui circonscrit exactement la base de la papille centrale et qui a 0mm,2 à 0mm75 de largeur.

grosseur et à leur couleur qui est d'un rouge vif; vue à la loupe, leur surface est finement granulée (1).

Les papilles corolliformes, ainsi nommées par M. Sappey, en raison de leur forme, sont moins volumineuses que les précédentes et couvrent toute la partie de la langue comprise en avant des branches du V. Leur portion libre vue au microscope a l'aspect d'une fleur dont la corolle est en voie de s'épanouir, et c'est là ce qui constitue leur caractère distinctif (2).

Il existe encore sur la langue une autre espèce de papilles qui sont extrêmement petites et qui portent le nom de *papilles hémisphériques* Elles sont situées au fond des sillons qui séparent les papilles corolliformes, et leur nombre est indéterminé. On les trouve aussi à la partie postérieure de la face de la langue, derrière le V, mélangées à un certain nombre de papilles corolliformes et disséminées à la face inférieure ainsi que sur les côtés de l'organe (3).

CHARPENTE DE LA LANGUE. — La charpente de la langue est for-

(1) Les papilles fongiformes ont une hauteur de $0^{mm},7$ à $1^{mm},8$ sur $0^{mm},8$ à $1^{mm},0$ de largeur. Elles sont séparées entre elles par des intervalles d'environ $0^{mm},5$ à 2^{mm}, et plus.

(2) Les papilles corolliformes sont aussi appelées papilles coniques, cylindriques, filiformes. Elles mesurent $0^{mm},75$ à $3^{mm},0$ en hauteur et $0^{mm},2$ à $0^{mm},5$ en largeur.

(3) D'après Kolliker, les papilles filiformes ou coniques sont formées essentiellement d'une saillie conique du derme muqueux garnie soit à son extrémité seulement, soit sur toute sa surface d'un certain nombre d'élevures (5 à 20) plus petites, de $0^{mm},2$ à $0^{mm},3$ de hauteur. Le tout est recouvert d'une couche assez épaisse de cellules épithéliales qui, à leur extrémité, se divisent en un grand nombre de filaments longs et fins, terminés en pointe et subdivisés à leur tour. Ces filaments donnent à l'ensemble de la papille la forme d'un pinceau très-fin. Les couches les plus superficielles de cet épithélium se rapprochent beaucoup des lamelles épidermiques. La portion dermique est composée d'un tissu conjonctif très net et d'une quantité très-remarquable de fibrilles élastiques qui donnent à la papille une certaine rigidité dont les papilles muqueuses simples sont dépourvues.

Dans chaque papille se ramifie une petite artère dont naît une petite veinule. Les nerfs sont visibles à la base de la papille principale. Ils représentent un ou deux petits troncs formés de cinq à dix fibres primitives foncées et se dirigeant vers le sommet des papilles en diminuant graduellement de volume. Leur terminaison est inconnue. Les papilles fongiformes ont pour base une élevure du derme muqueux en forme de massue, garnie à sa surface de papilles secondaires coniques. Elles sont recouvertes d'un épithélium simple, analogue à celui de la muqueuse buccale, et n'offrant ni cellules cornées ni prolongements filiformes. Elles renferment moins de tissu élastique que les papilles filiformes. Les vaisseaux s'y comportent comme ceux de ces dernières. Quant aux nerfs, chaque papille fongiforme reçoit un ou deux ramuscules principaux et plusieurs ramuscules secondaires qui s'irradient dans toutes les directions et gagnent les papilles secondaires ainsi que leurs corpuscules de Meissner. On ne sait pas encore d'une ma-

mée d'une part par l'os hyoïde, d'autre part par deux membranes fibreuses, et enfin par le chorion de la muqueuse. C'est donc une charpente à la fois osseuse et fibreuse.

L'os hyoïde, véritable os lingual, en est la base. Il lui est uni par une membrane fibreuse ou *membrane hyoglosse* (de Blandin) qui naît de la partie postérieure et supérieure de cet os pour pénétrer jusqu'au milieu des muscles linguaux. Cette membrane s'étend transversalement de la petite corné d'un côté à celle du côté opposé et n'est recouverte en haut que par la muqueuse linguale et le prolongement médian de l'épiglotte. Du milieu de cette membrane transversale part une lame fibreuse placée de champ sur la ligne médiane et qui se dirige dans l'épaisseur de l'organe. Cette lame appelée aussi *fibro-cartilage médian* est d'un blanc jaunâtre (1). Elle donne attache par ses deux faces latérales à un grand nombre de fibres musculaires. On peut considérer le chorion de la muqueuse comme faisant partie aussi de cette charpente, car il est très-résistant et donne insertion à une grande quantité de fibres musculaires.

Muscles. — Les muscles de la langue sont au nombre de quinze : un impair qui recouvre les autres, ou lingual superficiel, et sept pairs qui sont placés symétriquement de chaque côté de l'organe. Ces muscles sont : le stylo-glosse, l'hyo-glosse, le génio-glosse, le lingual inférieur, le pharyngo-glosse, le palato-glosse et l'amygdalo-glosse (2).

nière exacte si ces nerfs se terminent par des anses ou par des extrémités libres.

Dans les papilles caliciformes, la papille centrale peut être considérée comme une papille fongiforme aplatie. Elle est garnie à sa surface de petites papilles secondaires, coniques, très-serrées et revêtues d'un épithélium uniformement épais, sans filaments. L'anneau qui entoure cette papille centrale est une simple élevure du derme muqueux et présente un épithélium lisse, recouvrant plusieurs séries de papilles secondaires coniques. Les papilles caliciformes sont généralement dépourvues de tissu élastique et sont fort riches en nerfs. Chaque papille contient dans sa partie inférieure plusieurs ramuscules nerveux formant un magnifique réseau d'où partent en rayonnant une foule de nerfs destinés aux papilles secondaires.

Restées inaperçues jusqu'au XVIIe siècle ; les papilles linguales furent signalées la première fois par Malpighi, en 1665 ; puis Ruysch en 1721, et enfin Albinus en 1754, en donnèrent des descriptions rémarquables. Depuis cette époque elles ont été étudiées avec beaucoup de soin par un grand nombre d'auteurs, et principalement par M. Sappey, Kolliker, etc.

(1) Cette lame ne mérite pas le nom de cartilage qu'on lui donne, car elle n'est formée que de tissu tendineux ou ligamenteux ordinaire. Le nom de septum lingual que lui donne Kolliker est bien préférable. Elle a 0^{mm},27 d'épaisseur et s'étend en haut jusqu'à 3 ou 4 millimètres de la face dorsale de la langue.

(2) Les éléments musculaires de la langue, et en cela ils se distinguent des

Lingual supérieur. — Le muscle lingual supérieur est situé sous la muqueuse de la face dorsale de la langue, à laquelle il adhère fortement (1). Il s'étend de la base au sommet de cet organe. Ses fibres, nées en arrière du prolongement moyen de l'épiglotte ainsi que des petites cornes de l'os hyoïde se portent en avant pour s'insérer au derme de la muqueuse. Le faisceau médian, qui est fort distinct, a été appelé par quelques anatomistes muscle glosso-épiglottique.

Action. — Le muscle lingual supérieur raccourcit la face supérieure de la langue et porte sa pointe en haut.

Stylo-glosse. — Le muscle stylo-glosse grêle, fusiforme, très-long, naît en haut de la base et de la partie antérieure de l'apophyse styloïde du temporal par la plus grande partie de ses fibres et par quelques-unes seulement de la bandelette fibreuse qui de cette apophyse se rend à l'angle de la mâchoire. De là il se porte en bas et en dedans jusque sur les côtés de la langue, où il se divise en deux faisceaux. De ces deux faisceaux, l'antérieur suit le bord de la langue et arrive au sommet de cet organe, où quelques-unes de ses fibres se terminent à la muqueuse, tandis que les autres s'entrecroisent avec celles du stylo-glosse opposé; le postérieur, plus petit, passe entre les deux portions du muscle hyo-glosse, devient transversal, et va se confondre avec les fibres correspondantes du lingual inférieur et du génio-glosse (2).

Il est en rapport en dehors avec la glande parotide, le muscle ptérygoïdien interne, la glande sublinguale, le nerf lingual et la muqueuse buccale; en dedans avec le ligament stylo-hyoïdien, le constricteur supérieur du pharynx et le muscle hyo-glosse.

Action. — Les deux muscles agissant de concert portent la lan-

muscles striés periphériques, ont une disposition plexiforme. Il en résulte que les muscles ne sont pas séparés en masses parfaitement distinctes, mais représentés seulement par des faisceaux secondaires et des fibres musculaires. Cependant les anatomistes admettent généralement les muscles que nous décrivons ici.

(1) On peut avec M. Sappey le considérer comme le peaucier principal de la langue, le palato-glosse et la portion horizontale des stylo-glosses formant de chaque côté des peauciers accessoires. Les fibres du lingual ne marchent pas parallèlement; les unes suivent une direction longitudinale, d'autres une direction oblique en divers sens; elles logent dans leurs interstices les glandules de la base de la langue. Cependant en avant elles suivent une direction à peu près parallèle.

(2) Le muscle stylo-glosse est le plus long des muscles de la langue. Il reçoit ses nerfs du facial par le rameau lingual.

gue en haut et en arrière, élargissent sa base et la pressent contre le voile du palais dans la déglutition. Par leurs fibres supérieures, ils peuvent aussi transformer la face dorsale de cet organe en une gouttière

Hyo-glosse. — Le muscle hyo-glosse, mince, aplati, quadrilatère est situé à la partie inférieure et sur le côté de la langue. Il s'insère au corps et aux grandes cornes de l'os hyoïde et de là se porte sur les parties latérales de la langue. Il est composé de deux portions bien distinctes séparées par une ligne celluleuse verticale et auxquelles on a donné les noms de basio-glosse et de cérato-glosse (1). Le *basio-glosse* part de la partie supérieure et externe du corps de l'hyoïde et se porte sur la partie moyenne du bord de la langue, s'épanouit dans son épaisseur en suivant un trajet horizontal de dehors en dedans, et va s'insérer à la lame fibreuse médiane. Le *cérato-glosse* part du bord antérieur de la grande corne de l'hyoïde, se porte en haut, s'engage sous le stylo-glosse, devient à son tour horizontal, s'épanouit en éventail dans l'épaisseur de la langue, et se termine aussi à la lame fibreuse médiane (2).

Le muscle hyo-glosse est en rapport en dehors avec le stylo-glosse, le mylo-hyoïdien, le digastrique, la glande sublinguale, les nerfs grand hypo-glosse et lingual; en dedans avec l'artère linguale, le génio-glosse et le constricteur moyen du pharynx.

Action. — Les deux muscles dépriment les côtés de la langue et la rapprochent de l'os hyoïde; ils la resserrent dans son diamètre transversal et la ramènent en arrière, lorsqu'elle a été portée en avant.

Génio-glosse. — Le muscle génio-glosse est le plus volumineux des muscles de la langue. Il est épais, triangulaire, rayonné et accolé à celui du côté opposé, sur la ligne médiaire. Il s'insère à l'apophyse géni supérieure. De là ses fibres s'irradient d'avant en arrière de diverses façons : les postérieures ou inférieures vont s'attacher à l'os hyoïde, les moyennes s'épanouissent sur les côtés du pharynx,

(1) De βάσις, base, et γλωσσα, langue; de κερας, κερατος, corne, et γλωσσα.

(2) Albinus admettait, sous le nom de chondro-glosse (de χονδρος, et γλωσσα, langue), une troisième portion dont les fibres naîtraient de la petite corne. Haller en faisait un muscle particulier, mais M. Sappey affirme qu'il n'a jamais trouvé ce troisième faisceau. Suivant cet auteur, il ne part de la petite corne que deux ordres de fibres musculaires, les unes qui font partie du lingual supérieur et les autres du lingual inférieur.

et les antérieures se dirigent vers la pointe de la langue, pour s'y terminer, ainsi qu'à la partie moyenne de la muqueuse.

Ce muscle est en rapport en dehors avec la glande sublinguale, le canal de Wharton, les muscles mylo-hyoïdien, stylo-glosse et lingual inférieur, le nerf hypo-glosse ; en dedans avec le génio-glosse opposé dont les fibres se confondent avec les siennes (1).

Action. — Les fibres insérées à l'hyoïde élèvent cet os et portent la langue en avant, les fibres antérieures au contraire ramènent la pointe de cet organe dans la cavité buccale. Enfin, lorsque toutes les fibres se contractent à la fois, la langue se pelotonne derrière la mâchoire inférieure.

Lingual inférieur. — Le lingual inférieur situé à la face inférieure de la langue est placé entre les muscles génio-glosse et hyoglosse. Ses fibres dont une partie naît du sommet de la petite corne de l'hyoïde, une autre se confond avec les fibres du pharyngo-staphylin et une troisième enfin vient de la partie inférieure du stylo-glosse, se dirigent en avant vers la pointe de la langue et s'y terminent ainsi qu'à sa face dorsale.

Il est en rapport en dehors avec le muscle hyo-glosse, la glande sublinguale et la muqueuse, en dedans avec les muscles génio-glosse et stylo-glosse.

Action. — Ce muscle raccourcit la langue en rétractant sa pointe et en la portant en bas et en arrière (2).

Pharyngo-glosse. — Le muscle pharyngo-glosse, situé entre les muscles amygdalo-glosse et stylo-glosse, naît du constricteur supérieur du pharynx, donne une partie de ses fibres au lingual inférieur et se confond ensuite avec le génio-glosse (3).

Palato-glosse. — Le muscle palato glosse ou glosso-staphylin, naît de la face inférieure du voile du palais, constitue le pilier antérieur de ce voile et se perd sur la partie supérieure des bords de la langue (4).

(1) Les deux génio-glosses sont très-distincts et parfaitement séparables tant qu'ils n'ont pas pénétré dans l'épaisseur de la langue ; ils sont même séparés par un tissu cellulaire quelquefois adipeux. Mais, dès qu'ils y sont entrés, ils deviennent inséparables.

(2) Cette action est donc adjuvante de celle des fibres du génio-glosse et antagoniste de celle du lingual supérieur.

(3) Ce muscle est appelé aussi glosso-pharyngien, faisceau lingual du constricteur.

(4) Voir page 103 (muscles du voile du palais).

Amygdalo-glosse. — Le muscle amygdalo-glosse est situé sous la muqueuse, entre le bord inférieur de l'amygdale et le bord correspondant de la langue. Il naît en haut de l'aponévrose pharyngienne, se dirige vers le côté de la langue, en passant derrière le pharyngo-glosse, puis entre ce muscle et la muqueuse, et vient se réunir sur la ligne médiane à l'amygdalo-glosse opposé (1).

Action. — Il élève la base de la langue et retrécit la partie correspondante du pharynx.

Disposition générale des fibres musculaires dans l'épaisseur de la langue. — Toutes les fibres des muscles que nous venons de décrire peuvent être rangées en trois catégories, d'après leur direction. Les unes sont verticales, ce sont celles qui proviennent des génio-glosses; d'autres sont transversales, ce sont celles fournies par les hyo-glosses, le faisceau supérieur des stylo-glosses, les glosso-staphylins, les amygdalo-glosses ; d'autres enfin sont longitudinales, ce sont celles du lingual supérieur, des linguaux inférieurs, des stylo-glosses, des faisceaux antérieurs des hyo-glosses et des génio-glosses.

Mouvements de la langue. — Quant aux mouvements dus à ces fibres, ils sont extrinsèques ou intrinsèques. Les premiers ou mouvements de la totalité de l'organe lui permettent de se porter hors de la bouche, d'y rentrer, de s'incliner à droite, à gauche, et de se diriger en haut ou en bas. Les seconds lui donnent la faculté de se raccourcir dans les sens longitudinal et vertical, de se rétrécir transversalement, de se creuser en gouttière et de porter sa pointe en haut ou en bas. Tous contribuent à la préhension des aliments, à la mastication, à la gustation, à la déglution, enfin à l'articulation des sons et au jeu des instruments à vent (2).

(1) Ce muscle, dont l'existence est constante, a été décrit pour la première fois par M. Broca.

(2) Les principaux mouvements de la langue sont dus, pour les mouvements extrinsèques :

L'élévation, aux muscles stylo-hyoïdien, digastrique, constricteur moyen, mylo-hyoïdien, stylo-glosse, glosso-staphylin ;

L'abaissement, aux muscles sous-hyoïdien et hyo-glosse ;

Le mouvement en avant, aux muscles génio-hyoïdien, génio-glosse, mylo-hyoïdien, ventre antérieur du digastrique ;

Le mouvement en arrière, aux muscles constricteur moyen, omo-hyoïdien, ventre postérieur du digastrique, et à tous les élévateurs, sauf le mylo-hyoïdien.

Pour les mouvements intrinsèques :

VAISSEAUX. — Les *artères* de la langue sont toutes fournies par la linguale. Cette branche artérielle volumineuse est située à son entrée dans l'organe entre le constricteur moyen du pharynx et le cérato-glosse, puis entre le constricteur supérieur et le basio-glosse, et en dernier lieu entre le génio-glosse et le lingual inférieur, où elle prend le nom de ranine (1).

Les *veines* sont dorsales, profondes et inférieures. — Les veines dorsales forment sous la muqueuse un plexus duquel partent deux veines qui vont se jeter dans la jugulaire interne. — Les veines profondes suivent le trajet de l'artère linguale et s'ouvrent quelquefois dans les veines dorsales, mais le plus souvent dans la faciale ou même la jugulaire interne. — Les veines inférieures, appelées aussi ranines, suivent le trajet du nerf hypoglosse et se terminent dans les veines dorsales ou dans la faciale (2).

Les *vaisseaux lymphatiques*, dont le réseau est très-multiplié, ont pour origine principale la surface des papilles. Ils vont se rendre dans les ganglions de la partie latérale du cou à la région sus-hyoïdienne.

NERFS. — Les nerfs de la langue viennent : pour les muscles, de l'hypoglosse, du rameau lingual du facial, du plexus carotidien et de la corde du tympan ; pour la muqueuse, du lingual, du glosso-pharyngien et du laryngé supérieur (3).

L'allongement, aux fibres transversales ;

Le raccourcissement, aux fibres longitudinales ;

L'élargissement dans le sens traversal, aux fibres verticales ;

Le rétrécissement transversal, aux fibres transversales.

Les mouvements de latéralité, au stylo-glosse et aux fibres longitudinales d'un seul côté ;

L'excavation de la face dorsale s'incurvant en gouttière à l'action combinée des fibres internes des génio-glosses, des stylo-glosses, lingual supérieur et glosso-staphylins (Beaunis et Bouchard).

(1) L'artère linguale naît de la partie antérieure de la carotide externe. Elle se dirige en haut et en dedans en arrière du nerf grand hypoglosse, arrive à la partie moyenne des grandes cornes de l'hyoïde recouverte par le muscle hyo-glosse, gagne la face inférieure de la langue et arrive jusqu'à sa pointe. Là elle prend le nom d'artère ranine et s'anastomose avec celle du côté opposé. Dans son trajet, elle fournit trois branches : la sus-hyoïdienne, la dorsale de la langue et la sublinguale.

(2) Les veines linguales, ainsi que la veine faciale, s'ouvrent dans la jugulaire interne, au-dessous de l'angle de la mâchoire.

(3) Le nerf grand hypoglosse ou nerf de la douzième paire, immédiatement après sa sortie du trou condylien antérieur, se dirige en bas et en dehors, arrive aux muscles styliens, chemine entre eux en dedans du digastrique et du stylo-hyoïdien, passe en

Glandes. — Les glandes linguales peuvent se diviser d'après Kolliker, en glandes muqueuses de la base de la langue, glandes marginales de la racine de cet organe, glandes de la pointe et follicules simples.

dehors de la carotide externe, s'applique sur la face externe des muscles constricteur moyen et hyo-glosse, et arrive au bord postérieur du muscle mylo-hyoïdien. Il marche alors parallèlement au canal de Warthon et au nerf lingual, avec lequel il s'anastomose par des filets assez nombreux, et fournit des branches terminales jusque dans la pointe de la langue.

Dans son trajet, il donne un grand nombre de rameaux. Les uns s'anastomosent avec le pneumogastrique, d'autres avec les deux premières paires cervicales ; une branche plus importante ou branche descendante s'anastomose avec le rameau descendant du plexus cervical, une autre se rend au muscle thyro-hyoïdien, quelques-unes aux muscles hyo-glosse et stylo-glosse, et enfin sa terminaison s'épanouit dans le génio-glosse, en donnant de nombreux filets aux divers muscles de la langue.

Le rameau lingual du facial ou de la septième paire naît au niveau du trou stylo-mastoïdien, se dirige vers le côté externe du muscle stylo-pharyngien, s'anastomose avec le glosso-pharyngien, passe entre l'amygdale et le pilier antérieur du voile du palais, gagne la base de la langue et se termine par des rameaux dont les uns, destinés à la muqueuse, vont jusqu'à la partie antérieure de la langue, tandis que les autres se perdent dans les muscles stylo-glosse et glosso-staphylin.

Les filets qui viennent du plexus carotidien (qui lui-même dépend du ganglion cervical du grand sympathique) forment autour de l'artère linguale un plexus (plexus lingual) qui l'accompagne, et se terminent par des ramuscules qui, d'après M. Ludovic Hirschfeld, s'anastomoseraient avec des filets des nerfs hypoglosse et lingual.

La corde du tympan naît du facial un peu avant sa sortie du trou stylo-mastoïdien, pénètre dans la caisse du tympan, en sort par une petite ouverture située au voisinage de l'épine du sphénoïde, s'accole au nerf lingual entre les deux ptérygoïdiens, et se termine dans le ganglion sous-maxillaire (Longet). Suivant M. Cl. Bernard, il se diviserait en deux rameaux terminaux, l'un qui aboutirait à ce ganglion et l'autre qui accompagnerait le lingual jusqu'à sa terminaison. Suivant M. Cusco, la corde du tympan se perd entièrement dans le nerf lingual et provient du nerf intermédiaire de Wrisberg, que M. Claude Bernard regarde comme une racine sympathique née du bulbe.

Le nerf lingual, branche du nerf maxillaire inférieur (branche du trijumeau), placé d'abord entre le ptérygoïdien externe et le pharynx, puis entre les deux ptérygoïdiens, continue son trajet entre le ptérygoïdien interne et la branche de la mâchoire, parcourt, sous la muqueuse, le plancher de la bouche et arrive à la langue. Là il se termine par des filets nombreux qui viennent aboutir à la muqueuse des deux tiers antérieurs de la langue et jusqu'à sa pointe. Un certain nombre de ces filets s'anastomosent avec des filets du nerf grand hypoglosse. Il donne des rameaux aux glandes sous-maxillaire et sublinguale ainsi qu'au ganglion sous-maxillaire. (Ce ganglion lui-même reçoit trois espèces de filets nerveux : les uns provenant du nerf lingual, un autre de la corde du tympan et un autre des filets sympathiques qui accompagnent l'artère faciale.)

Le nerf glosso-pharyngien (neuvième paire), après avoir contourné la carotide interne et s'être placé devant elle, passe entre les muscles stylo-pharyngien et stylo-glosse, longe les côtés du constricteur supérieur et la face externe de l'amygdale, et arrive à la muqueuse vers le tiers postérieur de la langue. Là il se divise en plusieurs

Les glandes muqueuses de la base de la langue forment une couche souvent très-épaisse au-dessous des follicules simples (glandes lymphoïdes), dont nous parlerons plus loin. L'épaisseur de cette couche atteint jusqu'à 9 millimètres et s'étend presque sans solution de continuité d'une amygdale à l'autre. En avant du *foramen cæcum*, ces glandes sont plus rares et plus petites, mais jamais elles n'atteignent la moitié antérieure de la langue. Leurs conduits excréteurs ont quelquefois jusqu'à 14 millimètres de longueur dans les glandes postérieures; ils s'abouchent aux follicules simples de la base de la langue en s'élargissant en entonnoir; mais pour les glandes qui sont situées en avant du trou borgne, ces conduits ont un orifice distinct situé entre les papilles et dans les sillons qui séparent les papilles caliciformes.

Les glandes marginales de la racine de la langue sont situées sur les bords de cet organe, au niveau des papilles caliciformes, au milieu des expansions du muscle hyo-glosse.

Les glandes de la pointe sont situées à la face inférieure de cette pointe, dans l'épaisseur des muscles lingual inférieur et stylo-glosse. Il en existe de chaque côté deux groupes, longs de 20 millimètres environ, larges de 8 millimètres et épais de 6 millimètres, dont les conduits excréteurs au nombre de 5 ou 6 s'ouvrent sur les côtés du frein de la langue, au sommet des replis semi-lunaires de la muqueuse. Ce sont les glandes de Blandin ou de Nuhn. Toutes ces glandes sont des glandes en grappe.

Quant aux glandes lymphoïdes simples, dites solitaires ou lenticulaires, appelées par Kolliker follicules muqueux simples, et qui forment immédiatement au-dessous de la muqueuse une couche presque continue, qui s'étend des papilles caliciformes à l'épiglotte et d'une amygdale à l'autre, elles ont la disposition suivante. A leur niveau la muqueuse se déprime en cul-de-sac ou lacune, qui reçoit par sa face profonde le conduit excréteur d'une glande muqueuse, située plus profondément, et c'est dans les parois de cette

branches qui se subdivisent elles-mêmes, s'anastomosent entre elles et constituent le plexus lingual et le plexus circulaire du *foramen cæcum*.

Le nerf laryngé supérieur, ou rameau provenant des branches cervicales du nerf de la dixième paire ou pneumogastrique, après avoir traversé la membrane thyro-hyoïdienne, se divise en plusieurs branches dont quelques-unes ascendantes vont à la muqueuse de la base de la langue jusqu'auprès du *foramen cæcum*.

lacune que sont les petites granulations arrondies, molles, lymphoïdes, appelées improprement follicules clos, et qui sont analogues aux globules lymphatiques.

Chaque lacune a un second orifice, situé sur sa face superficielle et cet orifice n'est, à la base de la langue, que l'ouverture supérieure du canal de la glande muqueuse sous-jacente (1).

Tissu cellulaire. — Les diverses couches muculaires de la langue sont séparées les unes des autres par du tissu cellulaire plus ou moins abondant dans lequel cheminent les vaisseaux et les nerfs. Il existe aussi une certaine quantité de cellules adipeuses, mélangées à ce tissu, surtout au voisinage de la lame fibreuse médiane et dans les interstices des fibres musculaires centrales. Ces cellules adipeuses sont plus nombreuses en arrière qu'en avant où le tissu cellulaire est plutôt séreux.

Développement. — La langue, d'après M. Cruveilhier, est visible chez les plus jeunes embryons, elle apparaît sur le plancher de la bouche dès la septième semaine et fait saillie en dehors vers neuf semaines. Dès le quatrième mois, on aperçoit déjà les papilles. On conçoit très-bien que ce développement soit très-précoce, car la langue est un des organes essentiels de la succion et elle doit nécessairement être préparée à agir dès la naissance.

§ 24. — Appareil salivaire.

Outre les glandes que nous avons signalées aux lèvres, aux joues, au palais et à la langue, il existe encore dans la bouche et de chaque côté trois masses glanduleuses appelées glandes *parotide*, *sous-maxillaire* et *sublinguale*, et destinées à sécréter la salive. Ce sont *les glandes salivaires*.

Ces trois glandes sont des glandes en grappe composées. Leurs lobules se composent de culs-de-sac ou *acini* (2), qui se réunissent autour d'une branche du conduit auquel ils sont appendus. Ces acini ont une membrane propre et un épithélium glandulaire pa-

(1) Ces glandes lymphoïdes peuvent ne point avoir d'orifice inférieur. C'est ce qui arrive lorsqu'il n'y a pas de glande muqueuse sous-jacente et que par conséquent il n'y a pas de canal qui vienne s'y aboucher; mais l'orifice supérieur ou superficiel, représenté par un point bien visible, existe toujours.

(2) Voir à la page 87 (Description des glandes labiales).

vimenteux. Leur conduit excréteur est muni d'un épithélium cylindrique. Toutes ces glandes reçoivent leurs filets nerveux des plexus sympathiques situés autour des artères (1).

GLANDE PAROTIDE. — La glande parotide est située en avant et au-dessous du conduit auditif externe, dans l'excavation parotidienne (2).

En haut elle atteint l'arcade zygomatique, en bas elle dépasse un peu l'angle de la mâchoire. Elle pèse 25 grammes environ (3). Sa forme est celle d'une pyramide dont la base serait en dehors et le sommet en dedans. Cette forme est d'ailleurs déterminée par celle des parties environantes sur lesquelles la glande est pour ainsi dire moulée.

La grande parotide est en rapport : par sa base, avec la peau dont elle est séparée par les fibres postérieures du peaucier qui forment le muscle *Risorius Sanctorini* et par l'aponévrose parotidienne; par sa face antérieure qui est creusée en gouttière pour recevoir le bord parotidien de la branche de la mâchoire, avec le muscle ptérygoïdien interne, le ligament stylo-maxillaire, la face externe du masséter dont elle est séparée par les divisions du nerf facial et par l'artère transversale de la face; par sa face postérieure, avec la partie cartilagineuse du conduit auditif externe, avec l'apophyse mastoïde et les muscles sterno-mastoïdien et digastrique; par sa

(1) D'après Kolliker, les glandes salivaires peuvent être considérées comme une agrégation de nombreuses glandes muqueuses, dont les canaux excréteurs sont plus ou moins ramifiés, suivant le nombre des subdivisions de l'organe. Leur membrane propre est toujours tapissée à sa surface d'un épithélium pavimenteux dont les cellules à noyau unique, et larges de $0^{mm},01$ à $0^{mm},018$, s'obtiennent quelquefois à l'état d'isolement lorsqu'on écrase simplement une de ces glandes. Quant aux vésicules glandulaires, elles ont un diamètre de $0^{mm},036$ à $0^{mm},067$; leur forme est variable et le canal excréteur en naît de la même manière que dans les glandes muqueuses (page 87). Ce canal est revêtu extérieurement d'un épithélium cylindrique en couche simple, dont les éléments ont jusqu'à $0^{mm},036$ de longeur; le reste de la paroi, dont l'épaisseur est variable suivant les glandes, est formé par un tissu dense et serré, composé de tissu conjonctif et de nombreux réseaux étroits de fibres élastiques fines et moyennes. Cependant, dans le canal de Warthon, il existe une faible couche de fibres musculaires lisses, rangées dans le sens de la longueur et recouvertes par une couche de tissu conjonctif mêlé de fibrilles élastiques.

Les glandes salivaires ont des vaisseaux sanguins très-nombreux, des vaisseaux lymphatiques et des filets nerveux émanés du plexus carotidien externe.

(2) Parotide, de παρα (auprès de), et de ους, ωτος (oreille).

(3) Elle est plus volumineuse que chacune des autres glandes salivaires, et même que toutes les autres glandes salivaires réunies.

face supérieure, avec l'arcade zygomatique et l'articulation de la mâchoire ; enfin, par son sommet avec l'apophyse styloïde, avec les muscles qui s'y insèrent et avec l'artère carotide externe à laquelle la glande forme le plus souvent un demi-canal.

Outre ces rapports, la carotide en affecte d'autres d'une très-grande importance avec les vaisseaux et les nerfs qui la traversent. Nous venons de dire qu'elle fournissait un demi-canal à la carotide externe ; elle est encore parcourue par les auriculaires postérieure et antérieure, par la maxillaire interne, la temporale superficielle, la transversale de la face et par les veines qui accompagnent ces artères ; par le nerf facial par l'auriculo-temporal et la branche auriculaire du plexus cervical.

Structure. — La glande parotide se compose d'une enveloppe fibreuse, d'une substance glanduleuse, de vaisseaux, de nerfs et de tissu cellulaire.

Enveloppe fibreuse. — L'enveloppe fibreuse, très-résistante, envoie dans l'intérieur de la glande des prolongements lamelleux qui la divisent en lobes et en lobules. Chaque lobule se compose d'un certain nombre de granulations glandulaires ou acini. Ces granulations, séparées les unes des autres par du tissu lamelleux, sont polyédriques et se compriment l'une l'autre. Leurs culs-de-sac sont étroits et allongés. De chacune d'elles part un petit conduit excréteur qui se réunit à ceux des autres granulations, et de la réunion de ces conduits naît un canal unique nommé : *Canal de Sténon.*

Canal de Sténon ou conduit parotidien. — Ce canal s'avance horizontalement dans l'épaisseur de la joue jusqu'au bord antérieur du masséter. Là, il se recourbe pour traverser obliquement le buccinateur et la muqueuse sur laquelle il s'ouvre au niveau du collet de la deuxième grosse molaire supérieure. Le canal de Sténon reçoit souvent au milieu de son trajet le conduit excréteur d'une glande dite accessoire de la parotide et qui est située entre l'arcade zygomatique et ce canal (1).

Ce canal, qui n'est pourtant pas flexueux, est beaucoup plus long qu'on ne le suppose au premier abord. Il n'est pas non plus très-épais et en tout cas il n'est pas plus épais que la plupart des autres

(1) M. Cruveilhier dit avoir rencontré deux petites glandes accessoires situées l'une à la partie moyenne, l'autre à la partie antérieure du masséter, au-dessus du canal.

conduits ; mais cependant, par rapport au volume du conduit et de la glande, son calibre est peu considérable. Le canal de Sténon est constitué par deux couches intimement unies : l'une fibreuse qui se continue avec l'enveloppe de la parotide, l'autre muqueuse qui se continue avec la muqueuse buccale.

Vaisseaux et nerfs. — Les *artères* de la parotide viennent de la carotide externe de la temporale superficielle, de la transversale de la face, des auriculaires antérieure et postérieure.

Les *veines* suivent le même trajet, portent le même nom et vont se jeter dans la jugulaire externe.

Les *vaisseaux lymphatiques* presque inconnus vont se rendre aux ganglions de l'angle de la mâchoire et à ceux qui sont situés au devant du conduit auditif.

Les *nerfs* sont fournis par l'auriculaire antérieur, branche du plexus cervical, et par l'auriculo-temporal.

Tissu cellulaire. — Le tissu cellulaire d'ailleurs peu abondant se trouve entre les lobes et les lobules, il est souvent mélangé à des vésicules adipeuses.

Glande sous-maxillaire. — La glande sous-maxillaire est située dans la région sus-hyoïdienne en dedans du corps de la mâchoire inférieure, entre les deux ventres du muscle digastrique qu'elle déborde inférieurement. Son volume est beaucoup moindre que celui de la parotide. Son poids est de 6 à 7 gr. Sa forme est irrégulièrement ovoïde, un peu prismatique, de sorte qu'on peut lui considérer trois faces et deux extrémités.

Sa face externe est en rapport avec l'os maxillaire, les ganglions sous-maxillaires qui reposent sur elle, l'artère ainsi que les veines sous-mentales et le rameau mylo-hyoïdien du nerf dentaire inférieur; sa face inférieure avec la peau, le peaucier, l'artère et la veine faciales; sa face interne avec les muscles digastrique, stylo-hyoïdien, hyo-glosse, mylo-hyoïdien et avec les nerfs hypoglosse et lingual (1); son extrémité antérieure avec le ventre antérieur du digastrique, et son extrémité postérieure avec le ptéry-

(1) Au-dessus du muscle mylo-hyoïdien, il existe souvent un prolongement de la glande sous-maxillaire. Ce prolongement, en forme de traînée glanduleuse, simule quelquefois un second canal de Warthon, placé au-dessus du véritable. Il est quelquefois assez considérable pour constituer comme une seconde glande sous-maxillaire.

goïdien interne, la parotide et l'artère faciale à laquelle elle forme un sillon.

STRUCTURE. — La structure de la glande sous-maxillaire est la même que celle de la parotide. Elle comprend une enveloppe fibreuse, une substance glanduleuse, des vaisseaux, des nerfs et du tissu cellulaire, sans trace de cellules adipeuses.

VAISSEAUX ET NERFS. — Les *artères* de la glande sous-maxillaire émanent de la faciale et de la sous-mentale. Les *veines* portent le même nom et suivent le même trajet. Les *vaisseaux lymphatiques* sont encore peu connus et vont aux ganglions voisins. Les *nerfs* viennent du lingual et du ganglion sous-maxillaire.

CANAL DE WARTHON. — Les divers lobules de la glande donnent naissance, à l'extrémité antérieure de cet organe, à un conduit excréteur ou *canal de Warthon,* long de 6 centimètres environ. Ce canal se dirige obliquement en haut et en dedans, glisse entre le génio-glosse et la glande sublinguale et arrive sur le côté du frein de la langue ; là il forme une courbe pour se porter d'arrière en avant et s'ouvrir, par un orifice très-étroit, au sommet d'un petit tubercule qui est placé derrière les incisives de la mâchoire inférieure (1).

Ce conduit, dans toute sa largeur, est en rapport avec le nerf lingual qui longe son côté externe. Son calibre est plus considérable que celui du conduit de Sténon. Ses parois sont d'une faible épaisseur et facilement extensibles. Elles se composent de deux tuniques, l'une fibreuse, l'autre muqueuse, intimement unies (2).

GLANDE SUBLINGUALE. — La glande sublinguale est située dans la fossette sublinguale de l'os maxillaire inférieur, sous la muqueuse du plancher de la bouche, sur les côtés du frein de la langue. Elle est beaucoup moins volumineuse que les glandes parotide et sous-maxillaire. Elle est grosse environ comme une amande et pèse 3 à 4 grammes. Sa forme est celle d'un ovoïde aplati transversalement.

Elle est en rapport : à sa partie supérieure, avec la muqueuse buc-

(1) Cet orifice porte le nom d'*ostiolum umbilicale* (Bordeu).

(2) Suivant MM. Beaunis et Bouchart, ces parois se composent de quatre couches : 1° une tunique externe fibreuse de tissu connectif ordinaire, 2° une couche de fibres musculaires lisses longitudinales, 3° une couche de fibres élastiques longitudinales, 4° un épithélium cylindrique reposant sur une membrane propre.

cale ; à sa partie inférieure, avec le muscle mylo-hyoïdien, sur lequel elle repose ; à sa partie externe, avec l'os maxillaire ; à sa partie interne, avec le muscle génio-glosse, dont elle est séparée par le canal de Warthon, le nerf lingual et la veine ranine ; à son extrémité antérieure, avec la glande sublinguale du côté opposé, et à son extrémité postérieure, avec le nerf lingual (1).

STRUCTURE. — La structure de la glande sublinguale est la même que celle des deux autres glandes salivaires. Cependant son enveloppe, au lieu d'être fibreuse, est formée d'un tissu cellulaire fort lâche qui l'unit aux parties voisines.

VAISSEAUX ET NERFS. — Les *artères* sont fournies par la sublinguale et la sous-mentale. Les *veines* leur correspondent. Les *vaisseaux lymphatiques* sont presque inconnus. Les *nerfs* émanent du lingual et du ganglion sublingual.

CONDUITS EXCRÉTEURS. — Les conduits excréteurs de cette glande sont au nombre de 5 ou de 6 ; ce sont les conduits de Rivinus. Ils sont très-courts, verticaux, et s'ouvrent sur la muqueuse du plancher de la bouche. Mais, outre ces conduits, il en existe un autre de 2 centimètres de longueur qui va s'ouvrir sur les côtés du frein de la langue, un peu au-dessous du canal de Warthon ; c'est le conduit de Bartholin.

DÉVELOPPEMENT DES GLANDES SALIVAIRES. — C'est par un bourgeon épithélial solide que les glandes salivaires, comme les glandes de la peau, commencent à paraître. On les aperçoit dès la deuxième moitié du deuxième mois ; et à trois mois, leur formation est achevée. La glande sous-maxillaire se montre la première, puis la glande sublinguale, et en dernier lieu la parotide.

§ 25. — Muqueuse buccale et Gencives.

La muqueuse buccale, sur le bord libre des lèvres, se continue avec la peau. Elle tapisse leur face postérieure et la face interne des joues, c'est-à-dire toute la paroi externe du vestibule de la bouche. De cette paroi elle se réfléchit, en haut et en bas, sur les os maxillaires, c'est-à-dire sur la paroi interne du vestibule, et après avoir formé par cette réflexion une rigole supérieure et infé-

(1) De cette extrémité part un petit prolongement glanduleux qui longe le bord de la langue.

rieure, ainsi que les freins des lèvres, elle constitue autour des dents et sur leurs alvéoles la membrane gingivale. Cette membrane elle-même, en se réfléchissant sur le bord alvéolaire, pénètre dans les alvéoles et s'y continue avec le périoste alvéolo-dentaire.

Du bord alvéolaire interne, la muqueuse se porte sur les parois supérieure et inférieure de la bouche. En bas, elle revêt le plancher de la bouche proprement dit, se réfléchit sur les bords et la face inférieure de la langue, et forme sur la ligne médiane le frein de la langue ; puis elle couvre toute la face dorsale de cet organe et se continue avec les muqueuses laryngienne et pharyngienne.

En haut elle revêt la voûte palatine, passe sur les trous palatins antérieurs et postérieurs sans y pénétrer, se prolonge sur le voile du palais et se continue sur le bord libre de ce voile avec la muqueuse nasale. Sur les côtés, elle revêt les piliers de ce voile, les amygdales, les excavations amygdaliennes, et se continue avec la muqueuse de la langue et celle du pharynx.

Nous avons étudié cette membrane sous le rapport de sa densité, de son épaisseur, de son adhérence aux tissus sous-jacents et de sa structure, en faisant l'histoire des parties qu'elle revêt, à l'exception des gencives cependant. Il nous reste donc à parler des modifications qu'elle subit pour constituer ces organes.

Gencives. — Nous avons dit que la muqueuse buccale, en se réfléchissant sur le bord alvéolaire, forme les gencives. De mince qu'elle était avant d'y parvenir, elle devient, à mesure qu'elle s'en approche, plus épaisse, plus dense, plus résistante et plus adhérente au périoste sous-jacent. Arrivée au niveau de ce bord, elle s'applique sur la partie libre de la racine des dents jusque sur leur collet, et même un peu au delà, et forme ainsi à cette racine une espèce de manchon très-résistant, d'une épaisseur qui peut varier de 2 à 4 millimètres, et le plus souvent peu adhérent à cette racine, quoi qu'on en ait dit.

Les gencives, par leur face adhérente, se confondent avec le périoste maxillaire qui leur correspond, et se continuent avec le périoste alvéolo-dentaire. Par leur face libre, elles ressemblent au reste de la muqueuse buccale et sont en rapport avec les lèvres, les joues et la langue.

Elles constituent entre chaque dent, dans l'espèce de prisme triangulaire formé d'une part par les faces contiguës des deux couronnes, et d'autre part par la cloison interalvéolaire, ce que l'on nomme les pointes de gencives, et autour de chaque collet une gouttière appelée gouttière gingivo-dentaire, qui est plus ou moins profonde et qui, dans certains cas, se remplit de tartre (1).

STRUCTURE. — Dans les gencives, la membrane muqueuse proprement dite, le tissu sous-muqueux et le périoste sont tellement unis entre eux qu'il est presque impossible de les séparer. Ils ne forment pour ainsi dire qu'une seule membrane fort épaisse, très-résistante, dont le tissu est extrêmement serré.

Comme dans le reste de la muqueuse buccale, il existe dans les gencives du tissu conjonctif et des éléments élastiques; mais ces derniers sont plus nombreux dans la muqueuse proprement dite que dans le tissu sous-muqueux. Les faisceaux du tissu conjonctif n'y sont pas arrangés en réseaux, mais s'entrecroisent dans tous les sens et ne sont pas distinctement stratifiés. Dans les papilles, qui y sont extrêmement nombreuses, la structure fibreuse n'est pas très-distincte. Ces papilles, d'après Kolliker, sont composées dans leur ensemble d'une substance conjonctive à peu près homogène, légèrement granulée et pourvue de cellules plasmatiques.

Le tissu élastique est très-abondant dans la couche muqueuse des gencives; il l'est beaucoup moins dans la couche sous-muqueuse. Quant aux cellules adipeuses, elles existent dans les deux couches à peu près en égale quantité.

Les papilles sont volumineuses; elles se congestionnent facilement sous l'influence de la plus légère irritation et donnent à la gencive un aspect chagriné fort remarquable. Elles laissent entre elles des petits espaces déprimés que l'on a pris longtemps pour les orifices de glandes ou follicules, qui, d'après M. Cruveilhier, seraient chargés de sécréter le tartre; mais il n'en est rien, ainsi que nous le verrons plus tard, car le tartre a un autre mode de formation, et l'existence de ces follicules n'a jamais été démontrée. L'épithélium qui recouvre les gencives est un épithélium pavimenteux stratifié (2).

(1) C'est surtout pendant la durée des diverses inflammations de la bouche que se produit le tartre, et, chez les individus qui négligent de l'enlever, il forme quelquefois une couche de 1 à 2 millimètres d'épaisseur. M. Sappey rapporte que, sur une vieille femme de la Salpêtrière, le tartre accumulé au devant de ses dents formait une véritable tumeur calculeuse repoussant les deux lèvres en avant, les écartant l'une de l'autre et occasionnant ainsi une étrange difformité.

(2) Cet épithelium est formé de cellules polygonales aplaties, rangées en couches

Vaisseaux. — Les *artères* des gencives viennent, pour celles de la mâchoire supérieure, de l'alvéolaire et de la sous-orbitaire en avant, de la palatine supérieure et de la sphéno-palatine en arrière ; pour celles de la mâchoire inférieure, de la dentaire inférieure, de la sous-mentale et de la linguale. Les *veines* sont extrêmement nombreuses. Elles forment un réseau très-compliqué qui, lorsqu'il devient turgescent, donne aux gencives la couleur violacée qu'elles ont dans certaines maladies. Les *vaisseaux lymphatiques* sont assez développés, mais peu connus. Ils se terminent aux ganglions sous-maxillaires et aux ganglions qui occupent la bifurcation de la carotide primitive (1).

Nerfs. — Les nerfs sont fournis par la cinquième paire (2).

Usages. — Les gencives ferment complétement les alvéoles et concourent à y maintenir solidement les dents. Elles sont surtout organisées en vue des résistances mécaniques qu'elles ont à subir. Avant l'éruption de ces organes, elles recouvrent tout le bord libre de l'arcade alvéolaire, et sont douées d'une consistance qui leur permet de résister aux pressions diverses auxquelles elles sont exposées jusqu'à cette éruption. Après leur chute et la résorption des alvéoles, elles reprennent ce rôle, mais ne permettent qu'une mastication extrêmement imparfaite.

§ 26. — Dents.

Les dents (3) forment une série d'organes ossiformes articulés avec les deux mâchoires. Elles sont implantées les unes à côté des autres dans les arcades alvéolaires, et forment ainsi les deux arcades dentaires. Leur mode d'articulation se nomme *gomphose*.

superposées. Son épaisseur est de $0^{mm},4$. Il forme une couche transparente, blanchâtre et peu élastique. Les cellules possèdent une membrane de cellule très-mince et un noyau (dont l'existence est constante) sans nucléole distinct. Cet épithélium répond à la couche muqueuse de l'épiderme de la peau.

(1) Les vaisseaux des gencives sont très-nombreux ; chaque papille renferme un réseau de capillaires. Quant aux vaisseaux lymphatiques, on ne connaît que fort imparfaitement leur origine. M. Sappey cependant est parvenu à les injecter.

(2) Les nerfs sont difficiles à démontrer. Les gencives sont d'ailleurs peu sensibles à l'état ordinaire ; mais, dès que l'inflammation les atteint, elles deviennent très-douloureuses. — Il existe dans les papilles une ou deux fibres nerveuses dont le mode de terminaison est encore incertain. Ces fibres sont ondulées et ont un diamètre d'environ $0^{mm},005$ à $0^{mm},002$. Les papilles ne contiennent pas de corpuscules de Meissner.

(3) Dent (dens, ὀδούς).

Examinée dans sa forme, chaque dent se compose d'une *couronne* et d'une *racine*, séparées par une portion rétrécie ou *collet*.

Couronne. — La couronne est la partie libre qui déborde l'alvéole, et se trouve située en dehors de la gencive.

Racine. — La racine est la partie contenue dans l'alvéole et ne peut être vue que sur une dent qui a été extraite.

Collet. — Le collet est caché sous le bord de la gencive et n'est visible que sur les dents déchaussées ou extraites.

Structure intime. — Étudiée dans sa structure intime, chaque dent se compose de cinq parties distinctes : l'*émail*, l'*ivoire*, le *cément*, la *pulpe* et le *périoste alvéolo-dentaire* (1).

§ 27. — Émail.

L'émail est la substance d'un blanc de perle, dure, résistante, qui revêt la couronne de la dent jusqu'à son collet (2). La couche qu'il forme est très-épaisse à la partie triturante de la dent, et le devient de moins en moins à mesure qu'elle gagne le collet. Sa densité, qui varie suivant l'époque de sa formation, est plus grande là où elle s'est formée tout d'abord (3).

Cuticule. — L'émail est revêtu d'une membrane que l'on retrouve seulement lorsqu'il a macéré dans l'acide chlorhydrique. C'est la capsule dentaire persistante de Nasmyth, la cuticule de l'émail de Kolliker. Cette pellicule amorphe, composée d'une matière organique azotée, est très-riche en sels calcaires. Elle a une épaisseur de $0^{mm},0029$ à $0^{mm},0018$; elle n'est que très-difficilement attaquée par les réactifs chimiques (4).

Prismes de l'émail. — L'émail se compose de prismes microscopiques extrêmement nombreux, légèrement ondulés, soudés entre eux, et qui, parcourant toute son épaisseur, reposent, par une

(1) Les dents humaines sont stéganosomes, bicortiquées et cystigénètes (voir page 47.)

(2) L'émail a été ainsi appelé à cause de son aspect semi-vitreux et de sa grande dureté.

(3) Lorsque cette formation n'est pas régulière, il peut exister entre les différents points d'émail des fissures plus ou moins profondes qui quelquefois vont jusqu'à l'ivoire. Il en résulte des réceptacles pour les matières acides qui s'y glissent et par cela même deviennent des causes de carie.

(4) Kolliker.

de leurs extrémités, sur l'ivoire, et par l'autre sur la cuticule (1). Ces prismes hexagones très-intimement unis entre eux et qu'on ne sépare qu'à l'aide d'un peu d'acide chlorhydrique étendu, ont de $0^{mm},0035$ à $0^{mm},005$ de largeur (2). Leur longueur varie suivant l'épaisseur de la couche d'émail. On y remarque de légers renflements séparés par des lignes qui sont distantes de $0^{mm},003$ à $0^{mm},005$ l'une de l'autre (3). La face externe de l'émail n'est parfaitement unie qu'au moment où la trituration l'a polie, et présente souvent une série de rides transverses qui correspondent aux diverses périodes de sa formation. Sa face interne présente des lacunes grêles et allongées, dans lesquelles pénètrent des prolongements de la dentine sous-jacente. Elle lui adhère donc d'une manière très-intime (4).

Composition chimique. — La composition chimique de l'émail est représentée par Bibra de la manière suivante (5) :

	Femme de 25 ans.	Homme adulte.
Phosphate de chaux avec du fluorure de calcium...	81.63	89.82
Carbonate de chaux..............................	8.88	4.37
Phosphate de magnésie...........................	2.55	1.34
Chlorure de sodium..............................	0.97	0.88
Tissu cartilagineux.............................	5.97	3.39
Graisse...	traces	0.20

Il contient donc de 90 à 97 centièmes de matières minérales, et rappelle l'espèce de glacis dur que l'on nomme en céramique la glaçure (6.)

(1) Ces prismes ou colonnes à 5 ou 6 pans ont été appelées par beaucoup d'anatomistes fibres de l'émail.

(2) Retzius.

(3) Milne Edwards.

(4) Ces prismes microscopiques, s'élevant normalement à la surface de la dentine, ressemblent en miniature à des colonnes de basalte quand on observe une section verticale de l'émail, et simulent une mosaïque quand on les voit sur une tranche horizontale (Milne Edwards).

(5) Berzélius a trouvé 98 p. 100 de matières minérales. Ainsi il donne comme composition chimique de l'émail :

Phosphate de chaux mêlé à un peu de fluorure de calcium....	88.5
Carbonate de chaux..................................	8
Phosphate de magnésie...............................	1.5
Soude...	1
Matière animale.....................................	1
	100

(6) On nomme glaçure un enduit qu'on applique à la surface des produits cérami-

Lorsqu'il est développé, l'émail n'éprouve qu'un mouvement organique très-lent, mais ce mouvement existe cependant. Suivant M. Magitot, les changements de densité et de coloration dont ce tissu est le siége pendant le cours de la vie, ainsi que la fragilité qu'il acquiert lorsque la dent est séparée de l'économie et par conséquent morte, en sont la preuve évidente. L'émail semble assimiler continuellement des matériaux calcaires; mais l'on ne peut apprécier les phénomènes de nutrition qui s'opèrent dans son tissu que par l'accroissement de densité qu'il présente avec les progrès de l'âge (1).

§ 28. — Ivoire.

L'ivoire, ou mieux la *dentine*, forme la partie la plus considérable de la dent (2). C'est une substance d'un blanc jaunâtre, moins dense que l'émail, mais plus dure que les os et le cément (3).

Placée au centre de la dent, la dentine est recouverte à la couronne par l'émail, et à la racine par le cément.

Elle est creusée d'une cavité centrale dans laquelle est logée la pulpe dentaire. Cette cavité, qui, d'ailleurs, varie dans ses dimensions suivant les âges, s'étend jusqu'à l'extrémité de la racine, où elle est ouverte pour le passage des nerfs et vaisseaux de la dent (4).

Structure intime. — L'ivoire est constitué par une substance fondamentale désignée sous le nom de *dentine*, traversée par un

ques et qui recouvre ces derniers d'une couche vitreuse destinée à les rendre imperméables et à leur donner de l'éclat.

(1) Ce mouvement organique est analogue à celui de composition et de décomposition que M. Robin admet dans les éléments anatomiques qui composent les coquilles et les enveloppes calcaires des mollusques.

(2) Le mot ivoire est celui qui est le plus généralement employé par les auteurs français. Il est synonyme en ce cas de ce qu'on appelait la substance osseuse des dents chez les anciens, de ce que Muller nomme la substance tubulaire et que nous désignerons de préférence avec les auteurs modernes et à l'imitation d'Owen sous le nom de dentine.

(3) L'ivoire est d'un blanc jaunâtre sur les dents fraîches, mais d'un blanc nacré sur les dents sèches. Sa densité devient de plus en plus considérable avec les progrès de l'âge.

(4) Cette cavité, grande chez l'enfant, diminue peu à peu et même disparaît quelquefois complétement chez le vieillard.

nombre infini de canalicules appelés *canalicules dentaires* (1).

Cette substance est entièrement homogène et finement granuleuse. Elle est moins abondante au voisinage de la cavité dentaire que près de l'émail et du cément. La disposition de l'ensemble de la dentine est stratifiée, et c'est au niveau des stratifications que l'on observe les espaces interglobulaires et les globules de dentine dont nous parlerons un peu plus loin.

La dentine, d'après M. Magitot, est limitée à sa surface extérieure par un véritable réseau anastomotique des canalicules dentaires, destiné à permettre un libre passage au fluide d'imbibition qui parcourt les canalicules et à favoriser ainsi le mouvement organique (2).

Canalicules dentaires. — Les canalicules dentaires sont des petits tubes miscrocopiques de $0^{mm},002$ à $0^{mm},005$ de diamètre, qui commencent et s'ouvrent à la surface de la cavité dentaire pour poursuivre leur trajet légèrement et régulièrement ondulé jusque sur l'émail ou le cément, à la face interne desquels ils se terminent (3). Leur nombre est extrêmement considérable. Ils sont même quelquefois tellement rapprochés les uns des autres qu'ils arrivent presque au contact.

Chaque canalicule partant de la pulpe se divise, d'après Kolliker, en deux branches principales, chacune de ces branches en deux autres branches, de telle sorte que le canalicule primitif peut donner jusqu'à seize divisions. Outre le réseau anastomotique dont nous avons parlé et qui se trouve à la périphérie de la dentine, il existe d'autres anastomoses entre les canalicules. Ces anastomoses peuvent s'effectuer directement et latéralement d'un canalicule à un autre, quelquefois

(1) Nous avons vu plus haut qu'il y avait trois espèces de dentine : la dentine simple, la vitro-dentine et la vaso-dentine ou dentine vasculaire. Celle des dents humaines est de la dentine simple (voir page 43).

(2) Ce réseau anastomotique est composé de lacunes creusées dans l'épaisseur de l'ivoire. Ce sont ces lacunes qui ont été regardées à tort par certains auteurs (Retzius et Muller) comme des granulations noires, des amas de corpuscules osseux, auxquels aboutiraient les canalicules.

(3) Les canalicules (ou canaux calcifères de Owen) ont été découverts par Leeuwenhoeck qui, en examinant au microscope des dents de vache, de cheval et d'homme, trouva que les dents étaient composées, non de fibres, mais de tubes qui se rendent de la cavité du bulbe à la périphérie. Depuis cette époque, Purkinge, Muller, Retzius démontrèrent l'existence de ces canalicules, et après eux tous les micrographes modernes qui se sont occupés de la structure des dents : Owen, Nasmyth, Hannover, Kolliker, Magitot et Robin, etc.

aussi obliquement, et souvent en anses à concavité tournée vers la pulpe.

Chaque canalicule a une paroi propre (1). Cette paroi est composée d'une substance homogène, transparente et non granulée. Les canalicules présentent encore, outre les lacunes périphériques et les anastomoses indiquées précédemment, d'autres lacunes de dimensions variables. Ces lacunes triangulaires, étoilées, se trouvent principalement sur le trajet des ramifications secondaires, rarement sur celui des tissus primitifs. Ce sont aussi des lacunes anastomotiques. Elles ont leur paroi propre, qui n'est que la continuation de celles des canalicules.

Globules de dentine et espaces interglobulaires. — Lorsque l'on fait une coupe dans l'ivoire, on trouve souvent, au milieu de cette substance, des globules solides, formés eux-mêmes de dentine normale traversée par des canalicules. Ces globules ont à peu près $0^{mm},02$ de diamètre. Ils ont parfois une forme ovoïde ; d'autres fois, ils sont réunis en masse mamelonnée et laissent, entre leurs surfaces libres, des espaces libres appelés par Czermack : espaces interglobulaires. Ces espaces interglobulaires existent, en grand nombre, à la partie périphérique de l'ivoire. Ils forment, en cet endroit, ce que MM. Robin et Magitot ont nommé zone des espaces interglobulaires. Quand ces espaces sont très-nombreux, il y a mode anomal de développement de l'ivoire et vice de conformation.

Composition chimique de l'ivoire. — Si l'on fait macérer l'ivoire dans de l'acide chlorhydrique étendu, il perd peu à peu ses sels terreux, mais ne change ni de grosseur ni de forme. On obtient de cette manière sa matière animale. Ainsi isolée, elle est transparente et a l'aspect du cartilage. Elle est en plus grande proportion dans

(1) Reconnue par les uns, rejetée par les autres, cette paroi propre est aujourd'hui admise. Muller, Tomes, Kolliker, Hannover, ont démontré son existence. D'après MM. Magitot et Robin, il suffit pour la démontrer de préparer une tranche d'ivoire mince et de la placer entre deux lamelles de verre au sein d'un liquide composé de parties égales d'eau et d'acide chlorhydrique ordinaire. On chauffe légèrement au-dessus de la lampe à alcool jusqu'à cessation complète de dégagement de gaz. On observe alors que l'ivoire est devenu mou, élastique, sans cependant se laisser écraser facilement par la compression. On place ainsi les deux lames de verre sous le microscope et on observe que dans toute l'étendue de la masse décalcifiée les tubes ont conservé leur position, leur forme et leurs rapports. Alors on ajoute quelques gouttes d'eau et on continue de chauffer jusqu'à un commencement d'ébullition du liquide. La préparation est devenue par suite extrêmement pâle, et l'on voit que le cartilage

l'ivoire que dans l'émail, mais en moindre proportion que dans les os. La composition chimique de l'ivoire est d'après Bibra (1) :

	Molaire d'une femme de 25 ans.	Molaire d'homme adulte.
Phosphate de chaux et traces de fluorure de calcium..	67.54	66.72
Carbonate de chaux................................	7.97	3.36
Phosphate de magnésie..............................	2.49	1.08
Sels solubles......................................	1	0.83
Cartilage..	20.42	27.61
Graisse..	0.58	0.40
	100	100 »

Vitalité de l'ivoire. — L'ivoire n'est attaqué que par les agents chimiques ou mécaniques. Sa vitalité est très-faible puisqu'il ne possède ni nerfs ni vaisseaux (2). Il est toujours maintenu à l'état humide par le sérum que lui fournit la pulpe. Ce sérum contient des matières calcaires en dissolution et est destiné à opérer dans la dent le mouvement organique d'assimilation et de désassimilation. Quant à la sensibilité si remarquable de l'ivoire, elle ne lui est pas propre. Elle dépend de l'extrême facilité avec laquelle cette substance subit les moindres ébranlements et les transmet à la pulpe qui remplit exactement sa cavité (3).

dentaire est entièrement transformé en gélatine plus ou moins facilement soluble dans le liquide chauffé. Les tubes alors isolés les uns des autres deviennent flexueux, tortillés sur eux-mêmes dans tous les sens, et l'on peut les isoler complétement sous forme de filaments très-déliés et brillants.

(1) D'après Berzelius, les proportions seraient les suivantes :

Phosphate de chaux et fluorure de calcium............	64.3
Carbonate de chaux...................................	5.3
Phosphate de magnésie................................	1
Sels de soude..	1.4
Matière animale et eau...............................	28
	100

(2) Nous avons dit (page 43) que la dentine se divisait en dentine simple, vitro-dentine et vaso-dentine. Cette dernière (vaso-dentine ou dentine vasculaire) a été ainsi appelée à cause des vaisseaux sanguins qu'elle contient ; mais ces vaisseaux admis par Flourens, Retzius, etc., dans la dentine de certaines dents sont toujours accompagnés par des divisions de la pulpe, ce qui prouve qu'ils ne sont pas propres à la dentine.

(3) A l'appui du mécanisme de cette sensibilité M. Magitot dit, d'après Cuvier, que les poissons dont le labyrinthe est enfermé dans le crâne entendent par les seuls ébranlements qui leur sont communiqués, et il ajoute que cette sensibilité est encore plus délicate et plus parfaite que celle dont les dents sont le siége.

§ 29. — Cément.

Le cément est constitué par une véritable substance osseuse (1). Il enveloppe la racine depuis son collet où il se joint à l'émail qu'il emboîte légèrement, jusqu'à son extrémité, où il laisse un orifice pour le passage des vaisseaux et nerfs de la dent. Il forme à la racine une écorce dont le maximum d'épaisseur est à son sommet.

Appliqué exactement par sa face interne à la surface extérieure de la dentine, il pénètre dans toutes les anfractuosités de cette surface (2). Par sa face extérieure il répond au périoste alvéolo-dentaire dont les vaisseaux se continuent avec ceux de sa propre substance, et dont il est très-difficile de le séparer.

Structure intime. — Le cément, dont la densité est moindre que celle de l'émail et de l'ivoire, se compose, comme les os, d'une *substance fondamentale* et d'*ostéoplastes* (3), mais ne contient de vaisseaux ou de canalicules de Haver que lorsque son épaisseur arrive à dépasser 1 ou 2 milimètres, c'est-à-dire lorsque les dents sont avancées en âge (4).

La substance fondamentale est homogène et transparente. Quelquefois elle est finement granuleuse.

Les ostéoplastes sont disposés irrégulièrement dans son épaisseur, sans ordre ni direction déterminés. Ils sont d'autant plus nombreux, que la couche de cément qui les contient est plus épaisse. Leur diamètre moyen est d'environ 0mm,04. Leurs canalicules n'ont pas de direction précise ; souvent même ils manquent complétement.

(1) Le cément porte aussi le nom de : substance corticale, substance osseuse, cortical osseux, os de la dent.

(2) Le cément est parfois tellement adhérent à l'ivoire que l'on pourrait croire qu'il y a continuité de substance entre les deux tissus. Mais ces deux tissus sont parfaitement distincts. Ils sont très-nettement séparés par une première couche de cément, claire, brillante (comme on peut le voir sur des coupes convenablement faites), qui est comme un premier vernis osseux général appliqué à la surface de l'ivoire des racines. En effet cette couche renferme des ostéoplastes, à partir de la moitié ou du tiers extrême de la racine, et s'écarte de l'ivoire radiculaire au niveau du bord mince et terminal de l'émail pour passer sur la face externe de celui-ci et ne se continue pas sous l'émail entre lui et l'ivoire (Robin et Magitot).

(3) Ostéoplastes de Robin (corpuscules osseux de Purkinje).

(4) On les trouve aussi dans les exostoses dentaires qui ne sont que des masses de cément hypertrophié.

Composition chimique. — Soumis à l'action de l'acide chlorhydrique étendu d'eau, le cément se débarrasse promptement de sa matière terreuse, et se transforme en un cartilage blanchâtre qui donne de la gélatine par l'ébullition dans l'eau. Suivant Bibra, le cément contient 29.42 de substance organique et 70.58 de substances inorganiques. D'après une analyse de Lassaigne, il se composerait de :

Matière animale.........	42 18
Phosphate de chaux......	53 84
Carbonate de chaux......	3 98 .
	100 »

La couche de cément est beaucoup plus épaisse sur les dents permanentes que sur les dents temporaires et chez les personnes âgées que chez les personnes jeunes (1).

§ 30. — Pulpe dentaire.

La pulpe dentaire est une substance molle, rougeâtre, riche en vaisseaux et en nerfs qui partant du périoste du fond de l'alvéole pénètre dans la racine de la dent et remplit exactement le canal et la cavité dentaires.

D'un volume considérable chez l'enfant, elle diminue peu à peu avec les progrès de l'âge, jusqu'à ce qu'elle soit réduite à un simple filet ou même jusqu'à ce qu'elle disparaisse entièrement.

Structure intime. — La pulpe dentaire se compose d'une trame fibreuse et de matière amorphe constituant son tissu propre, de vaisseaux et de nerfs (2). Il entre dans la constitution de ce tissu propre de véritables noyaux embryoplastiques, des corps fibro-plastiques fusiformes ou étoilés, dont l'évolution a pour centre les noyaux embryoplastiques, des fibres lamineuses formées par les corps fibroplastiques et de la matière amorphe élastique, assez résistante,

(1) Le cément ne recouvre que la racine et un peu l'émail qu'il emboîte. Naysmith croit qu'il tapisse toujours la couronne des dents, mais qu'il s'use bientôt sous les frottements opérés par la mastication ; ce qui fait qu'on ne le retrouve pas. Purkinje et Frankel cependant citent un cas dans lequel ils reconnurent parfaitement l'existence d'une couche de cément sur l'émail des dents d'un vieillard. Chez certains animaux cette substance recouvre la couronne des dents ou s'interpose pour les réunir entre des portions d'émail et de dentine.

(2) La composition de la pulpe dentaire chez l'adulte n'offre que de très-petites différences avec celle du bulbe chez le fœtus.

transparente ou finement granuleuse. Cette matière amorphe dépasse légèrement la portion centrale de la pulpe occupée par les fibres et lui forme comme une enveloppe dont l'adhérence est assez considérable. Elle est directement en contact avec la face interne de la dentine, et les anses des vaisseaux capillaires s'avançent jusqu'à sa surface.

Les vaisseaux se composent généralement d'une artère et de deux veines, qui pénètrent par l'orifice de chaque racine et gagnent la partie coronaire de la pulpe. Ces vaisseaux se subdivisent à l'infini, décrivent des flexuosités très-rapprochées, s'anastomosent de manière à produire des mailles polygonales et se terminent en anses. Ils ont, suivant Kolliker, de $0^{mm},009$ à $0^{mm},010$ de diamètre (1).

Il existe ordinairement, pour chaque racine, deux faisceaux de tubes nerveux séparés par les vaisseaux et pénétrant jusqu'à la partie coronaire de la pulpe. Ces faisceaux très-minces, ayant $0^{mm},1$ ou $0^{mm},05$ de diamètre, sont entourés d'un mince périnèvre. Ils se divisent en un grand nombre de ramuscules qui se perdent dans l'épaisseur de l'organe.

Ces tubes nerveux se terminent de la manière suivante : à côté de chaque anse capillaire située à la partie la plus superficielle de la pulpe coronaire, rampe un tube nerveux mince qui s'amincit insensiblement et se termine un peu avant l'extrémité de l'anse vasculaire par une extrémité en pointe, mousse, très-difficile à voir, à cause de sa transparence.

On n'a point encore trouvé de vaisseaux lympathiques dans la pulpe (2).

(1) Lorsque la pulpe dentaire est congestionnée elle devient d'un rouge violacé très-intense. Il se produit même des petits épanchements sanguins qui forment à sa surface un piqueté très-fin.

(2) La pulpe d'après MM. Robin et Magitot contient encore, à des intervalles irréguliers, des petits amas de substance calcaire sphériques ou ovoïdes et mamelonnés à leur surface, dont le diamètre peut atteindre 5 à 6 centièmes de millimètre. Ils sont constitués par du phosphate de chaux combiné avec de la matière azotée. Leur existence est due, d'après ces auteurs, à une exagération du mouvement nutritif dont la pulpe est le siége au moment de la dentification, à un afflux considérable de matériaux calcaires dont une partie, dépassant les besoins de la formation dentaire, se dépose dans l'épaisseur de la pulpe sous forme de masses amorphes. Cette explication leur paraît d'autant plus vraisemblable que, conjointement à ces amas calcaires, on rencontre dans le germe des dépôts d'hématoïdine amorphe et infiltrée ou cristallisée en houppes, dus à un afflux sanguin considérable.

Au point de vue chimique, elle est imprégnée d'un liquide très-alcalin, contenant en dissolution de l'albumine intimement combinée à de faibles proportions de phosphate chaux.

§ 31. — Périoste alvéolo-dentaire.

Le périoste alvéolo-dentaire est une membrane placée entre la racine des dents et l'alvéole qui la contient. Chez l'adulte, elle a une épaisseur de $0^{mm},1$ à $0^{mm},3$. Chez l'enfant, elle est beaucoup plus épaisse, et chez le vieillard, elle finit par devenir très-mince. Sa consistance est considérable, et son adhérence est beaucoup plus grande à la dent qu'à la paroi alvéolaire à laquelle elle est unie par un certain nombre de brides fibreuses plus ou moins lâches. Le périoste est en continuité de substance avec le tissu gingival, et, après avoir tapissé la racine de la dent, se continue sur le faisceau vasculo-nerveux de la dent et leur forme une gaîne (1).

Structure intime. — Le périoste alvéolo-dentaire ressemble, par sa structure, au périoste des autres os, mais privé d'éléments élastiques, et à la muqueuse gingivale. Il est formé d'une trame fibreuse parcourue par de nombreux vaisseaux et par un réseau nerveux extrêmement riche (2). Ces vaisseaux et ces nerfs viennent du faisceau qui pénètre dans la dent, se ramifient dans tout le périoste et s'anastomosent avec ceux de l'alvéole et des gencives. Quant à la trame fibreuse qui est extrêmement serrée et dense, elle est constituée par des fibres tellement unies entre elles qu'on ne peut les isoler.

On y trouve aussi des noyaux fibro-plastiques et des cellules myéloplaxes semblables à celles du périoste osseux (3).

(1) Certains auteurs (entre autres M. Bell) ont admis que cette membrane se repliait pour pénétrer dans le canal dentaire et y tapissait la surface de la pulpe. Il n'en est rien, car la pulpe est en contact immédiat avec l'ivoire. Le périoste alvéolo-dentaire se continue bien sur les vaisseaux, mais en dehors de la dent.

(2) C'est à sa richesse vasculaire et nerveuse que le périoste doit la fréquence de ses inflammations et les douleurs atroces que ces inflammations engendrent quelquefois.

(3) M. Magitot y a trouvé de plus des cytoblastions sous la forme nucléaire, revêtus des caractères qu'on leur reconnaît dans la peau et les muqueuses, et des traînées de granulations, ainsi que de véritables gouttes de graisse dont le diamètre va quelquefois jusqu'à $0^{m},02$.

§ 32. — Articulation des dents.

Nous avons déjà dit que les dents sont articulées avec les mâchoires au moyen de l'articulation que l'on nomme *gomphose* (1). Celles qui n'ont qu'une racine ou deux racines verticales trouvent un élément de solidité dans la forme même de la cavité qui les reçoit et dans leur exacte adaptation aux parois de cette cavité. Celles, au contraire, qui ont trois racines doivent la solidité de cette articulation à la divergence de ces racines.

Mais il existe d'autres moyens d'union qui consistent dans le périoste alvéolo-dentaire, dans les gencives qui se confondent avec ce périoste au collet des dents, et enfin dans les vaisseaux et les nerfs qui pénètrent dans ces organes.

La présence du périoste permet aux dents une certaine somme de mouvements que l'on perçoit très-bien en les saisissant entre le pouce et l'index et en cherchant à les ébranler. Ces mouvements sont d'ailleurs fort utiles pendant la mastication, parce qu'ils amortissent les chocs trop violents auxquels sont parfois exposées les dents pendant l'accomplissement de cet acte.

§ 33. — Caractères physiques de chaque espèce de dents.

Nous allons décrire d'une manière très-détaillée les caractères physiques de chaque espèce de dents, parce qu'au point de vue pratique, nous regardons cette description comme d'une importance extrême pour le stomatologiste.

Comment, en effet, extraire une racine sans hésiter si l'on ne connaît pas la situation des dents par rapport au maxillaire, si l'on ignore leur forme ou la quantité de leurs racines? Comment replanter d'une manière efficace les dents arrachées maladroitement ou par accident? Comment transplanter ces organes et leur faire reprendre vie si l'on ne les pose pas exactement dans la place qu'ils doivent occuper? Comment distinguer les dents de lait des dents

(1) cette espèce d'articulation indiquerait *à priori* l'immobilité, mais il n'en est pas tout à fait ainsi, puisque la présence du périoste permet quelques mouvements faibles, il est vrai, mais qui n'en existent pas moins.

permanentes et ne pas les extraire les unes pour les autres si l'on n'a aucune notion de leurs caractères propres? Certes, toutes ces raisons suffisent pour confirmer la nécessité de cette étude, et cependant, c'est à peine si quelques auteurs ont traité sérieusement ce sujet! Cependant, M. Godet, dans sa thèse, y a longuement insisté, et nous nous sommes nous-même amplement servi de son excellent travail pour traiter ici ce qui touche à cette partie de la stomatologie.

L'espèce humaine a deux dentitions, l'une destinée à l'enfance et l'autre au reste de son existence. La première, qui se compose de vingt-deux dents, dites : *dents de lait, dents temporaires, dents caduques,* commence son éruption vers le sixième mois de la vie et persiste jusqu'à la période comprise entre la septième et la treizième année, période pendant laquelle ses dents sont remplacées par les dents de remplacement (1); la seconde, qui se compose de trente-deux dents, dites : *dents permanentes, dents persistantes,* commence vers 5 ou 6 ans et n'est, en général, achevée qu'à 23 ans (2).

Un certain nombre d'auteurs (3) ont cité plusieurs cas de troisième dentition, mais ces cas sont assez rares pour que bon nombre de praticiens aient douté de l'existence de cette troisième dentition; quant à nous, nous n'en avons jamais vu d'exemple bien caractérisé, nous en reparlerons d'ailleurs un peu plus loin.

Les deux dentitions se composent de plusieurs espèces de dents. Trois de ces espèces leur sont communes; une seule est particulière à la dentition permanente. On les désigne sous les noms de : *incisives, unicuspidées, bicuspidées* et *multicuspidées.*

La *dentition temporaire* se compose de huit incisives, quatre cuspidées et huit multicuspidées. La *dentition permanente* comprend huit incisives, quatre unicuspidées, huit bicuspidées et douze multicuspidées.

(1) Haller a cité 19 cas dans lesquels des enfants sont nés avec des dents. Louis XIV naquit avec les deux incisives médianes inférieures, et Mirabeau avec les deux premières molaires inférieures. Il arrive assez fréquemment que les premières dents de lait font leur éruption vers 5 mois. Elles peuvent aussi sortir vers le 12e, le 14e mois et même plus tard, mais la moyenne des époques de cette éruption est entre 6 et 7 mois.

(2) Le plus souvent la seconde dentition est terminée à 25 ans, mais les dents de sagesse peuvent sortir beaucoup plus tard, et pour notre part, nous connaissons deux cas dans lesquels elles ont fait leur éruption au delà de 80 ans.

(3) J. Hunter, Joubert, Harris, etc.

Nous nous occuperons d'abord des dents de la seconde dentition parce que leur forme étant plus accentuée et leurs caractères plus tranchés, leur étude est plus facile (1).

§ 34. — Deuxième dentition.

Les dents de seconde dentition sont d'une couleur moins blanche, moins laiteuse, pour ainsi dire, que celles de première dentition, leur forme est plus arrêtée, leurs angles plus aigus, leur couronne plus large, plus élevée et plus épaisse.

Incisives. — Les *incisives*, ainsi appelées parce qu'elles sont tranchantes (2), portent aussi le nom de *cunéiformes* (en forme de coin). Elles sont au nombre de huit : quatre à chaque mâchoires, et sont situées à la partie antérieure des arcades dentaires.

La *couronne* est cunéiforme. Sa face extérieure convexe est souvent marquée de deux ou trois sillons longitudinaux; sa face intérieure concave présente aussi les mêmes sillons, seulement un peu plus profonds; son bord libre, taillé en biseau, est surmonté de plusieurs éminences séparées par la continuation des sillons longitudinaux (3); ses deux faces contiguës sont triangulaires.

La *racine* est presque toujours unique, conoïde, terminée par un sommet aigu, et présente sur ses côtés un sillon longitudinal plus ou moins marqué (4). Elle est séparée de la couronne par deux courbes paraboliques qui se réunissent sur les côtés de la dent.

Les incisives, aux deux mâchoires, se distinguent en *incisives centrales* et *incisives latérales*.

Les incisives supérieures ont leur couronne plus large que celle des incisives inférieures; leur racine est aussi plus ronde. Les infé-

(1) Pour éviter toute espèce d'ambiguité dans la description nous nommons pour chaque dent :

Face intérieure, celle qui est tournée du côté de la cavité buccale;

Face extérieure, celle qui est opposée à la face intérieure ;

Face interne, la face contiguë la plus rapprochée d'une ligne abaissée perpendiculairement entre les incisives médianes ;

Face externe, celle qui est opposée à la face interne.

(2) De *incisivus*, qui coupe.

(3) Ces éminences s'usent d'ailleurs très-rapidement par l'effet de la mastication et n'existent plus chez l'adulte.

(4) Ce sillon a été regardé par quelques auteurs comme une trace de bifidité.

rieures présentent de chaque côté de leur racine un sillon longitudinal et semblent être formées par la réunion de deux racines.

Les incisives centrales supérieures ont leur couronne très-large (1); les incisives centrales inférieures, au contraire, sont de toutes les dents celles qui ont la couronne la plus étroite et la plus petite.

La couronne des incisives latérales supérieures est moins taillée en biseau que celle des incisives latérales inférieures; leur face intérieure présente deux sillons réunis du côté du collet en forme de V, sillons qui n'existent jamais sur les inférieures. Chaque branche de ce V est bordée par un petit bourrelet dont l'externe est beaucoup moins volumineux et moins droit que l'interne (2).

A la mâchoire supérieure, les incisives centrales ont leur racine plus forte et plus longue que celle des incisives latérales; mais à la mâchoire inférieure c'est le contraire qui existe, et les incisives latérales ont leur racine plus longue que celle des incisives centrales (3).

Différences qui existent entre les incisives centrales supérieures et latérales supérieures. — La couronne des incisives centrales supérieures est large, aplatie d'avant en arrière et en forme de palette. Celle des incisives latérales est moins plate, plus étroite et comme arrondie; l'angle externe de son bord incisif est arrondi et fuyant.

(1) On les nomme à cause de cela grandes incisives ou palettes.

(2) La largeur de la couronne des incisives varie suivant les sujets. Il en est de même de la longueur. Il s'ensuit qu'il est assez difficile d'en donner les dimensions précises. Cependant, sur des dents de dimensions moyennes, nous avons trouvé les mesures suivantes : la longueur de la couronne des grandes incisives était de 10 millimètres et sa largeur de 8 millimètres ; la longueur des incisives latérales supérieures de 9 millimètres et la largeur de 7.

Quant aux incisives inférieures, leur couronne avait pour les centrales 8 millimètres de longueur et 5 de largeur, et pour les latérales 9 millimètres de longueur et 6 de largeur.

(3) Les racines des dents dont nous avons déjà mesuré les couronnes avaient en longueur :

Pour les incisives centrales supérieures, 13 millimètres ;
Pour les incisives latérales supérieures, 12 millimètres.
Pour les incisives centrales inférieures, 13 millimètres;
Pour les incisives latérales inférieures, 14 millimètres.

Mais s'il y a des variétés fort nombreuses dans les dimensions des couronnes des dents, ces variétés sont encore plus nombreuses pour celles des racines; il est rare en effet que les couronnes de deux dents congénères d'une même arcade ne soient pas semblables, tandis qu'il est très-fréquent que la longueur des racines de ces mêmes dents congénères ne soit pas la même.

ENTRE LES INCISIVES CENTRALES, SUPÉRIEURE DROITE ET SUPÉRIEURE GAUCHE. — La face interne de la couronne est plus droite que la face externe; le bord extérieur de cette face interne est plus anguleux que le bord extérieur de la face externe, qui est un peu adouci. L'angle formé par la face interne et le bord incisif est bien plus marqué et bien plus saillant que celui que forment la face externe et ce même bord incisif.

ENTRE LES INCISIVES LATÉRALES, SUPÉRIEURE DROITE ET SUPÉRIEURE GAUCHE. — Les incisives latérales supérieures gauche et droite diffèrent entre elles par les mêmes caractères que les centrales; de plus, le bourrelet interne du V, que nous avons déjà signalé à leur face intérieure, est beaucoup plus droit que le bourrelet externe.

ENTRE LES INCISIVES CENTRALES, INFÉRIEURES ET LATÉRALES INFÉRIEURES. — La couronne des incisives centrales inférieures est moins haute et moins large que celle des incisives latérales inférieures; leur racine est plus aplatie et moins longue; leur bord incisif est plus rectiligne.

ENTRE LES INCISIVES CENTRALES, INFÉRIEURE DROITE ET INFÉRIEURE GAUCHE. — La face interne de la couronne des incisives centrales inférieures se continue plus directement avec la racine que la face externe. Le bord extérieur de la face interne est plus anguleux, plus tranchant que le bord extérieur de la face externe.

ENTRE LES INCISIVES LATÉRALES, INFÉRIEURE DROITE ET INFÉRIEURE GAUCHE. — Les incisives latérales inférieures diffèrent entre elles par les mêmes caractères que les centrales inférieures; de plus, les faces latérales de leur racine présentent chacune une gouttière dont la plus marquée est située du côté qui regarde la canine.

CANINES OU UNICUSPIDÉES. — Les canines, appelées aussi *conoïdes* (1), *laniaires* (2), *anguleuses*, et mieux *unicuspidées* (3), sont au nombre de quatre : deux à chaque mâchoire, l'une à droite, l'autre à gauche. Elles sont situées dans l'arcade dentaire, immédiatement après les incisives latérales.

Leur couronne est irrégulièrement conoïde, renflée à partir du collet, convexe à sa face extérieure, évidée à sa face intérieure et

(1) En forme de cône.
(2) Destinées à déchirer.
(3) A une seule pointe ou cuspide.

terminée par une pointe mousse ou cuspide échancrée sur les côtés, qui dépasse un peu le niveau des autres dents.

Leur racine est presque toujours unique, plus grosse que celle des incisives et plus longue que celle de toutes les autres dents. Elle est aplatie latéralement et présente sur ses côtés un sillon longitudinal.

DIFFÉRENCES QUI EXISTENT ENTRE LES CANINES SUPÉRIEURES ET LES CANINES INFÉRIEURES. — La couronne des canines supérieures ou *œillères* (1) est plus épaisse, plus large et moins longue que celle des unicuspidées inférieures. Le bord externe de leur face extérieure est moins fortement contourné en dedans. Leur face intérieure est plus pleine et moins taillée en biseau. La racine des unicuspidées supérieures est plus longue, plus ronde, et pourvue sur ses côtés d'un sillon longitudinal très-peu marqué; celle des unicuspidées inférieures, au contraire, est aplatie latéralement et creusée de chaque côté d'un sillon parfois très-profond (2).

ENTRE LES UNICUSPIDÉES, SUPÉRIEURE GAUCHE ET SUPÉRIEURE DROITE. — Le bord incisif des canines est surmonté d'une cuspide qui le divise en deux parties dont l'interne est plus petite que l'externe. Cette dernière est d'ailleurs plus inclinée et comme fuyante. Leur face interne est aplatie dans toute son étendue; leur face externe, au contraire, est arrondie, et lorsqu'elle est creusée d'un sillon, ce sillon est bien moins prononcé qu'à la face interne.

Ces mêmes caractères servent à distinguer les canines inférieures droite et gauche.

PETITES MOLAIRES OU BICUSPIDÉES. — Les petites molaires (3), appelées aussi *semi-molaires, fausses molaires*, et mieux *bicuspidées*, sont au nombre de huit : quatre à chaque mâchoire, deux à droite, deux à gauche. Elles sont situées dans l'arcade dentaire, entre les canines et les multicuspidées, et désignées, en procédant d'avant en arrière, par les noms de première bicuspidée et de seconde bicuspidée.

La couronne des bicuspidées est irrégulièrement cylindrique et

(1) Placées au-dessous de l'œil.

(2) Les dimensions des unicuspidées étaient dans la bouche citée précédemment et à la mâchoire supérieure pour la couronne : hauteur, 10 millimètres ; largeur, 8 millimètres ; pour la racine : longueur, 16 millimètres;

A la mâchoire inférieure pour la couronne : hauteur, 12 millimètres; largeur, 7 millimètres; pour la racine : longueur 13 millimètres.

(3) De *mola*, meule.

aplatie latéralement. Son grand diamètre est dirigé de l'extérieur à l'intérieur. Sa face extérieure est un peu plus large que sa face intérieure. Sa face triturante n'est ni pointue, ni coupante, mais presque plate et surmontée de deux petites cuspides situées l'une en dedans, l'autre en dehors.

La racine est le plus souvent unique et conoïde, mais elle est parfois bifide. Elle est plate sur les côtés, et lorsqu'elle est unique elle porte sur chacun de ses côtés un sillon longitudinal qui lui donne l'aspect de deux racines réunies (1).

DIFFÉRENCES QUI EXISTENT ENTRE LES BICUSPIDÉES SUPÉRIEURES ET LES BICUSPIDÉES INFÉRIEURES. — La couronne des bicuspidées supérieures, un peu aplatie transversalement, est moins ronde que celle des bicuspidées inférieures. Leurs deux cuspides sont plus saillantes et la rainure qui les sépare est d'autant plus profonde qu'elles sont plus élevées. Les deux cuspides des petites molaires inférieures, au lieu d'être séparées par un sillon, sont le plus souvent réunies par une éminence qui sépare la face triturante en deux fossettes très-inégales, dont l'interne est toujours plus petite que l'externe. Les cuspides des petites molaires supérieures sont situées à peu près sur le même plan, tandis que sur les inférieures la cuspide extérieure est beaucoup plus saillante que l'intérieure. Enfin, la racine des bicuspidées supérieures est toujours composée de deux racines divisées ou réunies, tandis que celle des inférieures est constamment simple et marquée d'un sillon unique et peu profond.

ENTRE LES BICUSPIDÉES SUPÉRIEURES, PREMIÈRE ET SECONDE DE CHAQUE CÔTÉ. — La première bicuspidée supérieure présente deux cuspides plus saillantes que la seconde. Sa cuspide extérieure est un peu plus prononcée que sa cuspide intérieure, ce qui n'existe pas pour la seconde dont les deux cuspides sont sur le même plan. Sa racine est plus divisée que celle de la seconde, ou, si elle n'est pas divisée, est creusée d'un sillon beaucoup plus profond.

ENTRE LES PREMIÈRES BICUSPIDÉES SUPÉRIEURES, GAUCHE ET DROITE. — La face triturante des deux premières bicuspidées supérieures

(1) Les petites molaires (toujours de la même bouche) avaient à la machoire supérieure pour la couronne : hauteur, 8 millimètres ; largeur, 6 millimètres ; pour la racine : longueur, 12 millimètres;

A la mâchoire inférieure pour la couronne : hauteur, 8 millimètres ; largeur, 6 millimètres ; pour la racine : longueur, 14 millimètres.

présente, comme nous l'avons déjà dit, deux cuspides qui, si on les réunit par une ligne fictive, la séparent en deux parties inégales. De ces deux parties la plus petite est toujours l'interne, c'est-à-dire celle qui est proche de la canine. Sa racine est dirigée du côté de l'articulation temporo-maxillaire.

Les mêmes caractères servent à distinguer la seconde bicuspidée supérieure droite de la seconde bicuspidée supérieure gauche.

Entre les bicuspidées inférieures, première et seconde de chaque côté. — La couronne de la première bicuspidée inférieure est plus haute et plus étroite que celle de la seconde. Sa cuspide extérieure est beaucoup plus saillante que l'intérieure, tandis que la seconde bicuspidée inférieure a ses deux cuspides presque au même niveau. Sa racine est toujours simple et dirigée du côté de l'angle de la mâchoire.

Entre la première bicuspidée inférieure d'un côté et celle de l'autre. — Des deux fossettes que nous avons indiquées sur la face triturante des premières bicuspidées inférieures, la plus petite est toujours celle qui est située du côté de la canine. La face antéro-interne de leur racine présente presque toujours un sillon situé plus près de la face intérieure que de la face extérieure.

Entre la seconde bicuspidée inférieure d'un côté et celle de l'autre. — Les mêmes caractères différencient la seconde bicuspidée inférieure droite de la seconde bicuspidée inférieure gauche. Seulement, comme les deux cuspides ne sont pas réunies par une saillie d'émail, il s'ensuit que, pour établir ce diagnostic, il faut mener une ligne fictive d'une cuspide à l'autre pour reconnaître quelle est la partie la plus large de la surface triturante. Il n'existe pas de sillon sur leur racine.

Grosses molaires ou multicuspidées. — Les grosses molaires ou vraies molaires, mâchelières, et mieux, multicuspidées, sont au nombre de douze : six à chaque mâchoire, trois à droite, trois à gauche. Elles sont situées dans l'arcade dentaire, derrière les bicuspidées, et sont désignées, en procédant d'avant en arrière, par les noms de première, deuxième et troisième multicuspidées.

Leur couronne est volumineuse, cuboïde, surmontée de trois cuspides au moins, le plus souvent de quatre et quelquefois de cinq.

Les racines sont au nombre de deux, de trois, de quatre ou même de cinq; mais ces deux derniers cas sont fort rares. Nées d'un tronc commun, ces racines sont divergentes ou parallèles; d'autres fois, après s'être écartées les unes des autres, elles se recourbent en crochet, de manière à entourer une partie de l'os maxillaire, ce qui rend leur extraction, dans ce cas, fort difficile (1).

Différences qui existent entre les multicuspidées supérieures et les inférieures. — La couronne des multicuspidées supérieures a son bord extérieur plus tranchant que son bord intérieur. Les racines sont au moins au nombre de trois, séparées ou réunies. L'une divergente, plus longue et plus grosse, est située en dedans; les deux autres, qui sont rapprochées et comme accouplées, sont situées en dehors. De ces deux racines extérieures, celle qui est placée du côté de la seconde bicuspidée est la plus longue. La couronne des multicuspidées inférieures est un peu plus volumineuse que celle des multicuspidées supérieures. Leurs racines, au nombre de deux, sont l'une antéro-interne et l'autre postéro-externe. La première, tournée vers la seconde bicuspidée, est creusée d'un sillon longitudinal bien marqué, qui lui donne l'aspect de deux racines réunies; la seconde, qui regarde la partie postérieure de l'arcade dentaire, est moins plate et présente à peine la trace d'un étroit sillon.

Entre les multicuspidées supérieures, première, seconde et troisième d'un même côté. — La première multicuspidée supérieure est plus grosse que les deux autres. Sa couronne est armée de quatre ou cinq cuspides, et la face intérieure de cette couronne, moins large que l'extérieure, présente entre ses deux cuspides un sillon qui se continue jusqu'au collet de la dent.

La seconde multicuspidée supérieure, un peu moins grosse que la première, est cependant plus volumineuse que la troisième. Sa couronne n'est surmontée que de trois cuspides dont l'une est intérieure et les deux autres extérieures. Ses racines sont moins divergentes et son collet moins rétréci (2).

La troisième multicuspidée supérieure ou *dent de sagesse* est d'une forme irrégulière. Sa couronne présente trois cuspides, souvent quatre ou cinq, et parfois même une infinité de petits tubercules qui donnent à sa face triturante un aspect mamelonné. Lorsqu'il n'existe

(1) On dit alors que la dent est barrée, et il est impossible d'en faire l'avulsion sans emporter la partie de l'os que les racines embrassent en se recourbant.

(2) Circonstance qui facilite son avulsion.

que trois cuspides l'une est intérieure et les deux autres extérieures. Ses trois racines sont presque toujours réunies en une seule; mais cette racine unique offre constamment le vestige de trois racines.

Entre les muticuspidées inférieures d'un même côté. — La couronne de la première multicuspidée inférieure est surmontée de cinq cuspides : deux intérieures et trois extérieures, dont la plus petite est située tout à fait à la partie postéro-extérieure de la dent. Sa face extérieure est le plus souvent percée d'un petit trou naturel, et son collet est très-étranglé comme celui de la première multiplicuspidée supérieure. Les deux racines sont volumineuses; l'antéro-interne, c'est-à-dire celle qui est placée près de la seconde bicuspidée, est plus grosse, plus aplatie, plus profondément sillonnée que la postéro-externe.

La couronne de la seconde multicuspidée inférieure n'a que quatre cuspides. Les racines sont moins divergentes et même quelquefois réunies. La racine antéro-interne est plus forte et marquée d'un sillon longitudinal plus accentué que celui qui se trouve sur la racine postéro-externe.

La couronne de la dent de sagesse est munie de cinq cuspides irrégulières et mal formées; quelquefois même sa surface triturante ne présente qu'une foule de petits tubercules plus ou moins saillants qui lui donnent un aspect rugueux. Les deux racines sont le plus souvent réunies en une seule, dont l'extrémité inférieure est tournée vers la partie postérieure du maxillaire.

Entre les multicuspidées supérieures d'un côté et celles de l'autre. — Deux caractères suffisent pour reconnaître les multicuspidées supérieures d'un côté d'avec les multicuspidées supérieures de l'autre côté. D'une part, celle de leurs racines qui est la plus forte, la plus longue, la plus divergente est toujours intérieure; d'autre part, la plus plate et la plus volumineuse des deux racines extérieures est toujours placée du côté des bicuspidées.

Entre les multicuspidées inférieures d'un côté et celles de l'autre. — Pour distinguer les multicuspidées inférieures d'un côté des multicuspidées inférieures de l'autre côté il faut savoir : 1° que leur racine la plus plate, la plus profondément sillonnée, est toujours placée du côté des bicuspidées; 2° que la face extérieure de leur couronne est arrondie et que le bord que cette face forme avec la surface triturante est mousse, tandis que le bord correspondant intérieur est anguleux.

§ 35. – Première dentition.

Les dents de la première dentition diffèrent assez de celles de la seconde pour que l'on puisse facilement avec un peu d'attention les reconnaître.

En général, elles sont plus lisses et plus polies. Leur couleur est d'un blanc bleuâtre qui se ternit à mesure que l'enfant avance en âge.

Leur couronne est plus arrondie, plus renflée surtout en dehors et à partir du collet, ce qui leur donne, suivant l'expression de M. Godet, une apparence ventrue toute particulière. Elle est plus large comparativement à sa hauteur que la couronne des dents permanentes.

Enfin, les racines sont plus courtes, moins épaisses lorsqu'elles sont intactes, mais le plus souvent comme à moitié rongées ou même complétement détruites par le fait de l'éruption des dents qui doivent les remplacer.

Différences qui existent entre les incisives supérieures temporaires et les incisives supérieures permanentes. — Les incisives supérieures temporaires ressemblent beaucoup à celles de la seconde dentition. Cependant, elles sont beaucoup moins volumineuses, et leur couronne est comparativement plus large que haute. Leur racine est plus courte et moins grosse. Celle des incisives centrales supérieures est plus mince et plus aplatie d'avant en arrière, celle des latérales presque ronde, plus mince transversalement que d'avant en arrière.

Diagnostic des incisives supérieures entre elles. — L'incisive centrale supérieure droite se distingue de l'incisive centrale supérieure gauche par les mêmes caractères que les dents correspondantes de seconde dentition. Il en est de même pour les incisives latérales, seulement leur couronne ne présente plus à sa face intérieure un V comme aux incisives permanentes, mais simplement une petite fossette entourée d'émail.

Différences entre les incisives supérieures temporaires et les incisives inférieures temporaires. — Les incisives centrales inférieures ont leur couronne très-étroite, beaucoup plus haute que large. Ce sont les plus petites des vingt dents de lait, et il suffit de les avoir vues une fois pour ne pas les confondre avec les supérieures. Les latérales inférieures ont aussi leur couronne plus longue que les latérales supérieures, et leur racine est fortement aplatie dans le sens transversal.

Diagnostic des incisives inférieures entre elles. — Quant au diagnostic des incisives inférieures entre elles il s'établit au moyen des mêmes caractères que celui des incisives inférieures de seconde dentition.

Canines ou unicuspidées. — Les canines temporaires sont au nombre de quatre comme les permanentes, deux à chaque mâchoire. Leur couronne est conoïde, leur racine grosse et ronde. Les supérieures sont plus volumineuses; leur couronne est plus large que haute, contrairement à ce qui existe pour les inférieures, et sa face intérieure est dépourvue de la fossette qui existe sur la même face aux inférieures.

Pour distinguer les canines temporaires des permanentes, il suffit de savoir que les temporaires n'ont pas leur cuspide au centre de la couronne, mais bien du côté des multicuspidées, et que des deux parties de la couronne qui existent de chaque côté de la cuspide, la plus saillante est celle qui se trouve près des multicuspidées, contrairement à ce qui arrive pour les unicuspidées permanentes.

Ces mêmes caractères suffisent pour le diagnotic des canines droite et gauche, tant en haut qu'en bas.

Molaires ou multicuspidées. — Les molaires temporaires sont au nombre de huit : quatre à chaque mâchoire, deux à droite, deux à gauche. Elles sont situées dans l'arcade dentaire derrière les canines. On les désigne, en procédant d'avant en arrière, sous le nom de première et seconde molaire. Les supérieures ont trois racines et les inférieures deux. Il est donc impossible de les confondre.

Différences qui existent entre les multicuspidées supérieures d'un même côté. — La première diffère de la seconde en ce que le bord extérieur de la face triturante de sa couronne est armé de trois cuspides, tandis que le bord intérieur n'en a qu'une, le plus souvent très-volumineuse. En cela, elle ressemble beaucoup à la seconde muticuspidée supérieure permanente, dont elle ne semble être qu'une réduction. La partie de sa couronne située du côté de celle des deux racines extérieures qui avoisine la canine présente une saillie d'émail un peu forte, qui lui donne un aspect renflé très-remarquable.

La seconde multicuspidée supérieure a sa couronne munie de quatre cuspides, comme la première multicuspidée supérieure permanente dont elle offre d'ailleurs les autres caractères.

Entre les multicuspidées inférieures d'un même côté. — La première se distingue de la seconde par son moindre volume. Sa couronne a une face triturante beaucoup moins large. Son bord intérieur présente deux cuspides et son bord extérieur trois, dont deux placées en regard des deux cuspides intérieures et une comme isolée et située près de la canine. Sa racine antéro-interne plus large que la postéro-externe est creusée d'un sillon longitudinal qui existe à peine sur celle-ci. Enfin, elle ressemble beaucoup à la seconde multicuspidée inférieure permanente, tandis que la seconde semble être une réduction de la première multicuspidée inférieure de seconde dentition.

Entre les muticuspidées temporaires d'un côté et celles de l'autre. — Pour distinguer les multicuspidées temporaires d'un côté de celles de l'autre côté, il suffit de se servir des signes que nous avons indiqués pour caractériser les multicuspidées semblables dans la seconde dentition, en observant avec soin cependant que les premières multicuspidées temporaires sont des réductions des secondes multicuspidées permanentes, et que les secondes multicuspidées temporaires sont les miniatures des premières multicuspidées permanentes (1).

D'après ce que nous venons de dire, il est bien évident qu'il n'existe pas de bicuspidées chez l'enfant. La raison de ce phéno-

(1) Ces caractères tirés de l'aspect des dents ne sont pas les seuls qui servent à distinguer les dents temporaires des dents permanentes.

Il existe encore deux autres points de repère qui ont leur importance lorsque l'on examine la bouche d'un enfant au moment où ses dents se renouvellent, c'est-à-dire au moment ou les erreurs de diagnostic peuvent être graves.

Ces deux points sont l'époque de l'évolution des dents, et la place qu'elles occupent dans la bouche.

Epoque de leur évolution. Cette époque est variable, cependant on peut l'indiquer

mène réside dans leurs fonctions mêmes. Les multicuspidées sont plus nécessaires pour broyer les aliments et les triturer que les bicuspidées et il est tout naturel que l'enfant ayant les mâchoires trop petites pour contenir autant de dents que celles de l'adulte, possède de préférence celles qui sont les plus utiles à la mastication.

§ 36. — Troisième dentition.

Nous avons dit précédemment que nous n'avions jamais vu nous-même d'exemple de troisième dentition, à moins cependant que nous ne considérions comme tels quelques cas de dents ayant été extraites deux fois et ayant repoussé deux fois. A ce point de vue, nous en

d'une manière générale, et nous allons donner le tableau approximatif de l'évolution des dents permanentes que l'on pourrait confondre avec les dents temporaires.

De 5 à 6 ans premières multicuspidées permanentes.
De 6 à 7 » incisives centrales inférieures permanentes.
De 7 à 8 » » » supérieures permanentes.
De 8 à 9 » » latérales haut et bas permanentes.
De 9 à 10 » premières bicuspidées haut et bas permanentes.
De 10 à 11 » unicuspidées haut et bas permanentes.
De 11 à 12 » secondes bicuspidées haut et bas permanentes.

Il est à remarquer que chez les garçons l'éruption de toutes ces dents est un peu plus tardive.

Place qu'elles occupent dans la bouche. Les dents de seconde dentition, comme nous le verrons plus loin, sont divisées en dents permanentes proprement dites et en dents de remplacement :

Ces dernières sont au nombre de vingt, comme les dents de lait qu'elles remplacent, et les premières au nombre de douze.

Ce sont les premières multicuspidées permanentes qui poussent entre 5 et 6 ans, alors que toutes les dents de lait existent encore dans la bouche, qui limitent l'espace qu'occuperont plus tard les dents de remplacement. Donc les dents qui resteront derrière elles ne pourront pas être confondues avec les dents temporaires. D'ailleurs, leur éruption ne se fait en général qu'après la chute des dents temporaires.

L'erreur ne peut avoir lieu que pour les premières multicuspidées permanentes qui peuvent avoir quelque ressemblance de forme, mais non de volume, avec les secondes multicuspidées temporaires.

Dans ce cas, il suffit de compter, en partant de l'interstice qui existe entre les incisives médianes, combien il y a de dents du côté où le doute peut exister, et l'on voit facilement si l'on a affaire à la seconde multicuspidée temporaire ou à la première multicuspidée permanente.

La cinquième est la dent caduque et la sixième celle de seconde dentition.

Il est évident que cet élément de diagnostic ne peut être utile que lorsqu'il ne manque pas de dents dans cet espace ou qu'il n'y a pas de dent permanente poussée en avant ou en arrière avant que la dent caduque qu'elle doit remplacer soit tombée ; mais, ajouté aux autres, il vient les appuyer et peut être d'un grand secours.

aurions observé dans notre pratique trois exemples en l'espace de six ans.

Dans le premier, il s'agissait d'un jeune homme, fils d'un médecin distingué, qui vint nous faire extraire l'incisive centrale temporaire supérieure droite parce que l'incisive centrale supérieure droite de remplacement faisait son éruption en arrière. Cette dent à peine sortie avait une forme parfaite et nous engageâmes ce jeune homme à attendre qu'elle fût un peu plus sortie de la gencive avant de venir nous revoir pour l'application d'un appareil de redressement. Quel ne fut pas notre étonnement quand, six mois après, il nous revint avec une autre dent à moitié sortie en avant de l'arcade dentaire sous la lèvre et recouvrant celle qui était sortie antérieurement dans le palais. Notre première idée fut que nous avions affaire à la petite incisive du même côté ou à la grande incisive de l'autre côté; mais cette dernière était déjà en place et la première paraissait au-dessus de la dent de lait correspondante. Force nous fut donc de conclure à l'existence d'une dent surnuméraire ou d'une dent de troisième dentition. Nous fîmes un peu plus tard l'extraction de la dent placée en arrière de l'arcade dentaire et nous eûmes le bonheur de voir celle qui sortait en avant venir prendre son rang d'une manière parfaite.

Dans le second, il s'agissait d'une première multicuspidée temporaire qui, extraite par nous pour faire place à une canine venant en surdent, fut remplacée par une bicuspidée; celle-ci extraite à son tour dans le but de permettre définitivement aux dents voisines de se ranger, fut bientôt remplacée par une autre biscupidée qui vint se placer entre la canine et la seconde bicuspidée, mais en dehors de l'arcade dentaire. Nous en fîmes de nouveau l'extraction, et après examen de cette dent nous vîmes qu'elle était parfaitement conformée.

Dans le troisième, enfin, nous eûmes affaire à une jeune fille à laquelle nous fîmes deux fois l'avulsion d'une incivise latérale préexistante, qui sortit deux fois au-dessus et en avant de l'arcade dentaire pour remplacer l'incisive latérale temporaire ôtée prématurément trois ans auparavant.

Il est à remarquer que, dans ces trois observations, c'est toujours à la mâchoire supérieure et du côté droit que l'anomalie s'est présentée. Pour nous, il n'y a aucun doute, ces dents revenues en second lien étaient des dents surnuméraires; mais ce qui nous les fait aujourd'hui rapprocher de celles que certains auteurs ont nommées dents de troisième dentition, c'est qu'elles étaient parfaitement conformées, contrairement à ce que nous avons toujours vu dans les nombreuses autres extractions de dents surnuméraires que nous avons faites.

D'ailleurs, il y a loin de ces exemples à ceux que Harris a rapportés, exemples qui démontreraient réellement l'existence rare, mais certaine, de la troisième dentition (1). Harris dit qu'en 1838, il

(1) Harris a puisé lui-même les particularités suivantes dans les *Etudes de médecine* du Dr Good :

« Nous rencontrons quelquefois, bien que fort rarement, dit le Dr Good, des exemples d'efforts curieux de la nature qui semble se complaire à produire des dents à une période très-avancée de la vie, alors que les dents permanentes sont tombées soit par accidents soit par maladies. Ce phénomène se produit le plus communément entre la soixante-troisième et la quatre-vingt-unième année.

« Dans ce cas les dents poussent irrégulièrement, sont peu nombreuses, avec des racines mal conformées ou même privées d'alvéole. De là leur mobilité et leur état plutôt nuisible qu'utile, dû à ce qu'elles viennent rompre l'uniformité des gencives endurcies et calleuses qui, pendant nombre d'années, ont rempli les fonctions des dents.

Le Dr Bisset de Knayton rapporte un cas de cette espèce dans lequel une femme de quatre-vingt-dix-huit ans fit douze dents molaires, la plupart à la mâchoire inférieure, dont quatre tombèrent bientôt après, tandis que celles qui restaient étaient, au moment de l'examen, plus ou moins mobiles.

« Dans un cas de ce genre Hunter fut témoin de l'éruption d'une nouvelle rangée de dents aux deux mâchoires, probablement avec renouvellement des alvéoles, et il déduit de ce phénomène, ainsi que de quelques autres qui se produisent chez les femmes à cet âge, que la nature fait à cette époque quelques efforts pour renouveler le corps.

« L'auteur lui-même a soigné une dame qui fit plusieurs dents éparses à l'âge de 74 ans et en même temps recouvra une telle faculté de vision qu'elle mit de côté ses lunettes qu'elle portait depuis plus de vingt ans et put alors lire avec facilité les caractères d'impression les plus fins. Une autre dame, de 76 ans, mère de feu Henry Hughes Eryn, imprimeur des journaux de la chambre des communes, fit deux molaires et en même temps recouvra complétement sa faculté d'audition, après avoir été pendant quelques années si sourde qu'elle était obligée de sentir le battant d'une petite sonnette à main qu'elle avait toujours près d'elle pour s'assurer si elle sonnait ou non.

« Les Ephémérides allemandes contiennent nombre d'exemples de ce genre dans quelques-uns desquels des dents poussèrent chez des personnes âgées de 90 ans, 100 et même 120 ans.

« Un des plus singuliers est celui qui est rapporté par le Dr Slade. Son père, à l'âge de 70 ans, fit une incisive en remplacement d'une autre qu'il avait perdue vingt-cinq ans auparavant et possédait à 82 ans une rangée complète de dents à chaque mâchoire. Deux ans après il les perdit toutes successivement et les vit peu à peu toutes

a vu une femme de 60 ans émettre une rangée de dents complète à chaque mâchoire. Il cite une autre personne, âgée de 78 ans, qui fit cinq dents à la mâchoire supérieure, et six à l'inférieure. Il rapporte deux autres observations dans lesquelles un homme de 30 ans eut pour la seconde fois une petite incisive, ainsi qu'une canine, tombées par suite de maladie ; et une dame, qui eut successivement quatre incisives centrales de droite à la mâchoire supérieure (1). Dans le second numéro du 30e volume du journal américain de la science dentaire, on donne l'histoire d'un cas de quatre dentitions successives des incisives centrales supérieures.

Malgré tous les exemples qu'on en a cités, la troisième dentition

repousser de telle sorte qu à 85 ans il avait de nouveau ses arcades dentaires complètes. Ses cheveux changèrent en même temps de nuance, et de blancs qu'ils étaient devinrent bruns. L'ensemble de sa constitution parut plus sain plus vigoureux qu'auparavant jusqu'à sa mort qui arriva soudainement vers 100 ans.

« Quelquefois ces dents se produisent avec une rapidité extraordinaire, mais dans ces cas, c'est avec de grandes douleurs que se fait l'éruption, à cause de la dureté des gencives à travers lesquelles elles ont à passer. On en trouve un exemple dans les *Edinburgh medical commentaries*. Le sujet était dans sa soixante et unième année et entièrement privé de dents. A cette époque les gencives et toute la mâchoire devinrent douloureuses, et dans l'espace de vingt et un jours les deux mâchoires se garnirent complétement de dents. »

(1) Voici ces deux observations :

Le sujet de la première était un cordonnier de Baltimore qui eut une incisive latérale et une cuspidée à l'âge de trente ans. Deux ans avant cette époque il avait été atteint d'une salivation de mauvaise nature et comme conséquence avait perdu quatre incisives supérieures et une cuspidée. Les alvéoles de ces dents s'exfolièrent et lorsque Harris le vit pour la première fois, elles étaient entièrement détachées de la mâchoire et à peine retenues dans la bouche par une faible adhérence aux gencives. En les ôtant il trouva deux protubérances blanches osseuses, lesquelles il reconnut, après mûr examen, être les couronnes d'une incisive et d'une cuspide. Les dents étaient parfaitement formées, quoique beaucoup plus courtes que les autres dents, et tenaient fortement au maxillaire

Le sujet de la seconde observation était une dame résidant près de Fredericksburg qui émit successivement quatre incisives centrales de droite à la mâchoire supérieure. La première fois une des dents temporaires avait été laissée trop longtemps, et une incisive centrale permanente était sortie au devant de l'arcade dentaire. Pour remédier à cette difformité la dent caduque fut extraite ; mais, deux ans après, la dent permanente n'étant pas encore descendue à sa place; elle fut extraite à son tour. Deux autres années s'écoulèrent, et une autre dent sortit à la même place et de la même manière et pour la même raison fut encore extraite. Au grand étonnement de cette dame et des personnes qui la connaissaient il lui vint une quatrième incisive au même endroit. Dix-huit mois environ après cette éruption, Harris fut mandé pour redresser cette dent si cela était possible. Sur l'impossibilité reconnue, la dent fut extraite de nouveau et remplacée par une dent artificielle.

a été bien contestée, et beaucoup d'auteurs même l'ont niée. On a cherché à l'expliquer, soit par la persistance des dents temporaires au delà de l'époque habituelle, dents qui, n'étant tombées que plus tard, n'ont permis aux dents de seconde dentition de faire leur éruption qu'à un âge où elles-mêmes continuent de tomber; soit par un arrêt de développement de quelques dents permanentes qui, n'ayant pu se faire jour entre les dents trop serrées et émises avant elles, ont repris tout à coup leur vitalité après la chute de celles qui gênaient leur sortie.

Mais ces explications ne peuvent pas rendre compte de tous les faits, et, entre autres, des deux ou trois remplacements successifs d'une même dent. Il faut donc, en résumé, admettre cette troisième dentition, mais ne la regarder que comme une anomalie ou un caprice de la nature, et non comme une loi de l'économie.

§ 37. — Origine et développement des dents.

Avant de faire l'histoire de l'origine et du développement des dents, il est nécessaire que nous décrivions, d'une manière un peu détaillée, les parties dans lesquelles se produisent ces phénomènes.

Les premières traces de cette origine peuvent s'apercevoir du 56e au 60e jour après la conception dans la mâchoire inférieure, et du 64e au 70e dans la mâchoire supérieure; c'est donc par la constitution des mâchoires à cette époque que nous devons commencer.

Les mâchoires sont alors composées des maxillaires, de la muqueuse et du tissu sous-muqueux. Nous allons étudier successivement ces trois tissus.

Le meilleur travail qui ait été fait jusqu'ici sur tout ce qui a trait à cette partie de l'anatomie est celui de MM. Robin et Magitot (*Genèse et développement des follicules dentaires*), et bien que nous n'admettions pas toutes les idées émises par ces auteurs, nous avons cependant puisé largement dans leur consciencieux travail pour faire la description que nous allons en donner.

Maxillaires. — A l'époque de l'apparition des premiers follicules dentaires, le cartilage par lequel commencent les mâchoires est ossifié dans toute sa portion dentaire.

Dans le maxillaire inférieur, le condyle, l'angle de la mâchoire et le sommet de l'apophyse coronoïde sont les seules parties non encore envahies par l'ossification ; le reste est ossifié, mais recouvert d'une légère couche de cartilage.

Le bord inférieur de cet os est mince et régulier ; le bord supérieur ou dentaire est creusé d'une gouttière, et, à ce niveau, a presque autant de largeur que l'os entier a de hauteur. La gouttière parcourt tout le bord supérieur de la partie horizontale de l'os, et même s'avance un peu de chaque côté sur la surface interne de la branche montante. Elle est continue dans toute sa longueur, très-profonde, et occupe les 2/3 de la hauteur de l'os. Au niveau des molaires, elle est large et située un peu en dedans de l'axe du corps de l'os vers son côté interne ; mais, au niveau de la canine et des incisives, elle passe en dehors de cet axe et se rapproche de la face externe, où elle est étroite. Ses deux extrémités s'ouvrent chacune à la face interne de la branche montante de la mâchoire par une fente, qui se rétrécit peu à peu, et même s'obstrue à sa partie supérieure pour ne laisser bientôt que le trou dentaire postérieur, ou orifice postérieur du canal dentaire. C'est par cet orifice que passent les vaisseaux et nerfs contenus dans la gouttière.

Plus tard, vers le neuvième mois de la grossesse, des rudiments de cloisons alvéolaires apparaissent entre les lames de la gouttière, s'avancent les uns sur les autres, et, lorsqu'ils se sont rejoints, forment au-dessus de ses vaisseaux des espèces de ponts qui leur permettent de continuer leur trajet dans le sillon qui les contient. Ce sillon est le rudiment du conduit dentaire inférieur (1). Ces cloisons, produites tout d'abord par une étroite saillie cartilagineuse, s'ossifient presque aussitôt (2). Les deux lames ou parois de la gouttière, d'où partent ces cloisons, sont minces et flexibles et un peu bombées dans le sens opposé à la gouttière, l'interne au niveau des molaires, l'externe au niveau des canines et des incisives, ce qui donne à l'os un aspect boursouflé.

Pour le maxillaire supérieur on voit dès le cinquante-cinquième jour se produire sur le bord extérieur de cet os deux crêtes, l'une ex-

(1) Les cloisons alvéolaires se forment dans l'ordre suivant : 1° entre la première molaire et la canine au quatrième mois, puis entre la canine et l'incisive latérale au sixième mois ; entre les deux incisives au septième, enfin, entre les molaires après la naissance.

(2) C'est le mode d'ossification par envahissement.

terne et l'autre interne, limitant une gouttière peu profonde. Il en est de même, un peu plus tard, pour l'os intermaxillaire. Au fond de cette gouttière se trouvent les vaisseaux et nerfs réduits à un faisceau très-grêle. Ce sont les rudiments des vaisseaux et nerfs sous-orbitaires. La gouttière est donc primitivement commune, comme pour le maxillaire inférieur, aux vaisseaux et aux follicules qui vont naître; et c'est le fond de la gouttière qui devient canal sous-orbitaire, comme le fond de la gouttière du maxillaire inférieur devient canal dentaire. (Il n'est ici question que des follicules des molaires, puisque le canal sous-orbitaire n'appartient qu'à l'os maxillaire et non à l'os incisif.)

Dès le milieu du troisième mois, il se forme une cloison qui divise la gouttière en deux parties longitudinales et qui sépare le canal sous-orbitaire de la gouttière des follicules. Enfin, vers le quatrième mois, paraissent sur le fond et les côtés de la gouttière, sous la forme de croissants à bord tranchant, les rudiments des cloisons alvéolaires qui n'atteignent à peu près la hauteur des parois de la gouttière qu'après le septième mois (1).

MUQUEUSE.—La muqueuse, ainsi que le tissu sous-muqueux, constituent les parties molles qui recouvrent le bord alvéolaire des mâchoires. La muqueuse est recouverte d'un épithélium pavimenteux, dont les cellules sont moins volumineuses au voisinage de la muqueuse qu'à la surface libre. Elle est constituée par une membrane grisâtre de structure fibreuse, résistante, tenace, quoique très-flexible et très-vasculaire (2). Au moment de la naissance des follicules, sa face externe se couvre de papilles, tandis que la face profonde de sa cloison se garnit de glandes salivaires qui font saillie dans le tissu sous-jacent. Cette membrane peut être séparée par une dissection attentive du tissu sous-muqueux dont nous allons parler.

TISSU SOUS-MUQUEUX. — Le tissu sous-muqueux qui est en continuité de substance avec la face profonde de la muqueuse est situé entre cette muqueuse et la gouttière des maxillaires qu'il remplit

(1) C'est entre la première molaire et la canine ainsi qu'entre les incisives que les cloisons alvéolaires se développent le plus rapidement.

(2) Elle contient des faisceaux de fibres lamineuses contigus les uns aux autres ou très-rapprochés.

exactement. Il est donc en rapport immédiat avec l'os ainsi qu'avec les vaisseaux et les nerfs qui se trouvent au fond de cette gouttière. C'est un tissu mou, gélatiniforme, rougeâtre, composé de fibres et de faisceaux de fibres lamineuses très-lâchement unies, entre-croisées de vaisseaux, et entre les mailles desquelles existe une grande quantité de matière amorphe faiblement granuleuse. Il renferme comme la muqueuse un nombre considérable de noyaux embryoplastiques plus visibles cependant dans sa substance que dans celle de la muqueuse. La quantité de ce tissu sous-muqueux diminue à mesure que le follicule se développe, et à l'époque de la naissance il ne forme plus autour de celui-ci qu'une seconde tunique ou paroi blanchâtre plus résistante, moins transparente et moins vasculaire que la paroi propre du follicule qui est réellement simple. Plus tard, cette seconde tunique tient entièrement à la paroi folliculaire et forme avec elle le périoste alvéolo-dentaire.

§ 38. – Genèse du follicule dentaire.

C'est dans l'épaisseur du tissu sous-muqueux remplissant la gouttière dentaire, à une faible distance des vaisseaux et des nerfs dentaires, que naissent les follicules par le mode dit de *genèse* (1). Un peu avant la naissance des premiers vestiges du bulbe, la partie correspondante du tissu sous-muqueux remplissant la gouttière, devient, sous l'influence d'une accumulation de noyaux fibro-plastiques et d'une diminution de la matière amorphe, plus opaque et surtout plus vasculaire que le tissu gelatiniforme ambiant. « Cette vascularité « est due à des réseaux de capillaires qui, par leur configuration et « leur richesse, forment une bande répondant exactement au niveau « du tissu où doit s'effectuer le développement des follicules. Ces « réseaux se prolongent un peu vers le fond de la gouttière sous « forme de festons arrondis donnant à la bande vasculaire un « aspect onduleux. C'est vers le centre de chacun de ces festons

(1) GENÈSE. La genèse des éléments est caractérisée par ce fait que, sans dériver directement d'aucun des éléments qui les entourent, ils apparaissent de toutes pièces par génération nouvelle à l'aide et aux dépens du blastème formé par ces derniers ; blastème dont les matériaux se réunissent molécule à molécule et font ainsi apparaître un corps solide ou demi-solide, de forme, de volume et de structure déterminés. Ce sont des éléments qui n'existaient pas et qui apparaissent; c'est une génération nouvelle qui ne dérive d'aucune autre directement. (Ch. Robin et Littré, *Dict. de médecine.*)

« qu'a lieu l'apparition d'une petite masse obscure qui n'est « autre que le bulbe. Celui-ci offre dans le principe une forme ar- « rondie dont le diamètre transversal est plus grand que le dia- « mètre vertical ; son bord inférieur est nettement limité, tandis « que le bord supérieur reste diffus. Lorsque le bulbe a acquis un « certain volume, on voit se dessiner autour de lui la bande grisâtre « foncée qui représente la paroi folliculaire. Cette bande qui avait « circonscrit la base du bulbe, s'élève au-dessus de lui d'une quan- « tité un peu moindre que sa propre hauteur. Elle indique la pré- « sence d'un sac, mais ouvert du côté de la muqueuse, et dont le « bord libre se réunit à lui-même un peu plus tard ; de sorte que, à « ce moment, le follicule est clos et sa cavité est bientôt exactement « divisée en deux parties parce que, aussitôt cette occlusion opérée, « l'organe de l'émail prend naissance. La partie inférieure est occu- « pée par le bulbe, la supérieure par l'organe de l'émail. Peu après « cette occlusion de la paroi, on voit, à l'endroit où elle a eu lieu, « un court prolongement de cette paroi, formé comme elle par des « fibres et des vaisseaux qui se dirigent vers la muqueuse avec les « capillaires de laquelle les siens s'anastomosent.

« Le bulbe apparait donc le premier, la paroi folliculaire un peu « après. »

Telle est l'opinion émise par MM. Robin et Magitot ; mais nous n'admettons pas que les choses se passent ainsi.

Pour nous c'est le follicule qui nait le premier, puis le bulbe ou germe de la dentine, puis l'organe de l'émail.

Voici comment nous croyons qu'a lieu l'origine de ce follicule.

A l'endroit où il va se montrer on voit dans l'épaisseur du tissu sous-muqueux se produire une certaine opacité qui commence du côté du fond de la gouttière et qui s'étend peu à peu du côté de la muqueuse en prenant une forme ovalaire. A mesure que cette opacité grandit, elle est de plus en plus prononcée à l'endroit où elle a commencé jusqu'à ce que parvenue à une certaine distance de la muqueuse, elle se restreint sous la forme d'un petit prolongement très-étroit qui atteint bientôt la muqueuse elle-même.

Cette opacité ovalaire, que N. Guillot nommait *sphéroïde initial* ou trace primitive des dents (1), est due à la présence d'une grande

(1) *Ann. des sciences nat.*, t. IX, 1859.

quantité de noyaux fibro-plastiques et surtout à un réseau vasculaire très-riche dont les capillaires, après avoir formé une quantité innombrable de mailles polygonales, se réunissent au sommet du sphéroïde pour former le petit prolongement qui se dirige vers la muqueuse et s'anastomoser ainsi avec les vaisseaux de cette membrane.

Si l'on examine alors ce sphéroïde, on voit qu'il est occupé par deux portions encore peu distinctes, il est vrai, mais cependant sensibles et séparées par une ligne presque imperceptible : l'une grisâtre, un peu plus foncée que le tissu qui l'environne, occupant la base et tenant au point initial du sphéroïde, l'autre, au contraire, claire, tranparente, occupant la partie opposée. Peu à peu les caractères de ces deux portions deviennent plus tranchés et, lorsque la paroi du follicule a atteint une certaine netteté, ils permettent de les parfaitement étudier. La première constitue le *bulbe* ou *germe de la dentine*, la seconde l'*organe de l'émail*, et la ligne de séparation est formée par la *membrana præformativa* de Raschkow.

§ 39. — Ordre d'apparition des follicules.

Les follicules n'apparaissent pas en même temps dans les deux mâchoires, ni tous à la fois dans chaque mâchoire. Ce sont ceux de la mâchoire inférieure qui paraissent les premiers et un peu plus tard ceux de la mâchoire supérieure. L'ordre d'apparition est à peu près le même dans les deux mâchoires. Ce sont d'abord ceux des incisives centrales et des premières multicuspidées, puis ceux des incisives latérales, ceux des secondes multicuspidées, et enfin ceux des canines.

C'est du soixante-quinzième jour au quatre-vingtième pour la mâchoire inférieure et du quatre-vingtième au quatre-vingt-cinquième pour la supérieure que les follicules des dents temporaires sont au complet.

Bientôt du quatre-vingt-dixième au quatre-vingt-quinzième jour on voit naître, à l'extrémité postérieure de la gouttière, derrière le follicule de la seconde multicuspidée temporaire celui de la première multicuspidée permanente ; puis, mais beaucoup plus tard, un peu avant la naissance paraissent les follicules des dents de remplacement et enfin, mais longtemps après, ceux des seconde et troisième multicuspidées permanentes.

Les follicules des dents de remplacement, ceux du moins des incisives et des canines, apparaissent à leur époque respective en arrière et tout près du point d'adhérence à la muqueuse des follicules des dents temporaires. Ceux des bicuspidées naissent dans l'intervalle des racines des multicuspidées temporaires. Ceux des dernières molaires naissent dans la gouttière qui se forme derrière les premières multicuspidées permanentes à mesure que grandissent les mâchoires. Mais c'est toujours dans le tissu sous-muqueux qu'ils naissent. Ils sont alors en rapport avec la muqueuse à laquelle ils adhèrent directement par leur sommet au moyen du prolongement dont nous avons parlé pour les follicules des dents temporaires (1) et médiatement avec les vaisseaux et les nerfs dentaires dont ils sont d'ailleurs peu éloignés puisqu'ils sont, du moins pour les canines et les incisives, situés à peu près au niveau du bord libre de la gouttière dentaire (2).

§ 40. — Périodes de la dentition.

Toute cette période qui comprend l'apparition des follicules sous l'aspect de sphéroïdes transparents et leur développement jusqu'à

(1) C'est l'*iter dentis* de Delabarre, le *gubernaculum* de Serres.

(2) Cette manière d'envisager l'origine des follicules dentaires est loin de ressembler à celle qu'à décrite Goodsir et qui était admise il y a quelques années par presque tous les anatomistes. D'après la théorie de cet auteur :

Vers la sixième semaine chaque mâchoire du fœtus présente deux replis circulaires arrondis à leur circonférence. De ces deux replis l'extérieur est la lèvre et l'intérieur le rudiment du palais. Entre eux se trouve un sillon profond tapissé par la membrane muqueuse de la bouche, et c'est au fond de ce sillon que se développe un peu plus tard une crête dirigée d'arrière en avant, crête qui n'est que le rudiment de l'alvéole externe. On a alors devant les yeux l'arrangement suivant de dehors en dedans :

1° La lèvre formant la limite extérieure de la bouche ;

2° Un sillon profond qui sépare la lèvre de la future mâchoire ;

3° La crête alvéolaire externe ;

4° Un autre sillon dans lequel se développent les germes des dents (sillon dentaire primitif) ;

5° Le rudiment de la crête alvéolaire interne ;

6° Le rudiment du futur palais, limitant le tout à la partie intérieure.

A la septième semaine le germe de la première multicuspidée caduque de la mâchoire supérieure apparaît sous la forme d'une papille simple et granulée sortant du fond du sillon dentaire primitif. A la huitième semaine se développe la papille de la canine ; à la neuvième apparaissent les papilles des quatre incisives, les centrales précédant les latérales. Enfin à la dixième semaine on voit derrière la première multicuspidée la papille de la deuxième multicuspidée, de telle sorte qu'à cette époque, c'est-à-dire à la dixième semaine, les germes de toutes les dents caduques de la mâchoire

l'état de véritables sacs dans lesquels on peut distinguer nettement le germe de la dentine et celui de l'émail peut être appelée *période d'origine des dents*. Il existe encore trois autres périodes consécutives que nous nommerons *période des follicules*, *période d'éruption*, et enfin *période d'état*.

supérieure sont parfaitement distincts. Ceux de la mâchoire inférieure sont un peu plus tardifs.

Vers la huitième semaine environ le sillon dentaire se contracte en avant et en arrière de la première multicuspidée caduque ; des lames de membrane muqueuse se développent autour des autres papilles, et les enferment dans des follicules pourvus d'une ouverture.

A la dixième semaine le follicule de la première multicuspidée est complet ;

Entre la dixième et la onzième se forme celui de la canine ; à la onzième et douzième ceux des incisives, et enfin à la treizième celui de la deuxième multic spidée

C'est à cette époque, la treizième semaine, que les papilles subissent un changement de forme et prennent celles des dents qu'elles sont destinées à représenter. En même temps on voit apparaître à l'ouverture de chaque follicule des petits opercules ou éminences membraneuses dont la réunion c rrespond par son aspect à la forme de la couronne des dents correspondantes ; aux follicules des incisives il y a deux opercules, à celui de la canine trois, à ceux des multicuspidées un nombre égal à celui de leurs cuspides, quatre ou cinq.

Pendant les quatorzième et quinzième semaines les opercules ferment complétement le follicule et le convertissent en un véritable sac dentaire et les papilles deviennent les pulpes dentaires.

La portion profonde du sillon dentaire primitif qui contient les sacs dentaires des dents caduques demeure ainsi fermée, mais la portion qui reste, c'est-à-dire celle qui est plus près de la surface de la gencive, reste encore ouverte, et Goodsir lui a donné le nom de sillon dentaire secondaire, parce que, à l'exception des premières multicuspidées permanentes il sert au développement des dents de seconde dentition.

Durant les quatorzième et quinzième semaines il se forme des petites inflexions de la muqueuse à la partie intérieure des opercules qui forment les follicules des dents caduques, d'abord derrière les incisives, puis consécutivement derrière les autres dents. Ce sont les rudiments des follicules ou cavités de réserve pour les quatre incisives permanentes, pour les deux unicuspidées et les quatre bicuspidées.

A mesure que le sillon dentaire secondaire se ferme, ces inflexions de la muqueuse se convertissent en cavités fermées de réserve, s'éloignent de la surface de la ge cive et reposent sur le côté intérieur des sacs dentaires primitifs avec lesquels elles sont en contact immédiat.

Au cinquième mois environ les cavités antérieures de réserve se dilatent à leurs extrémités opposées, et une papille proémine dans leur profondeur pour constituer le rudiment des germes de la seconde dentition. En même temps il se forme deux opercules à leur petite extrémité, opercules qui les convertissent en véritables sacs dentaires.

Pendant le cinquième mois la partie postérieure du sillon dentaire primitif derrière le sac de la dernière molaire caduque reste ouverte et c'est en cet endroit que se développent la papille et le follicule de la première multicuspidée permanente.

Au-dessus de l'opercule de ce follicule, le sillon dentaire secondaire forme une

Nous avons tout d'abord étudié cette dernière, c'est-à-dire les dents arrivées à leur plus haut degré de perfection; nous venons de donner la période d'origine; il ne nous reste donc plus à parler que de la période des follicules et de celle d'éruption.

§ 41. — Période des follicules.

La paroi du follicule est fibreuse, résistante et très-vasculaire. Elle est constituée par des fibres lamineuses, par des corps fusiformes fibro-plastiques, des noyaux embryoplastiques et de la matière amorphe interposée. Sa vascularité est très-remarquable. Partant de sa base les vaisseaux se répandent dans toute son étendue en formant des mailles polygonales, se réunissent en s'anastomosant et se continuent à son sommet avec les capillaires de la muqueuse. Cette paroi augmente peu à peu d'épaisseur mais reste simple cependant, d'après MM. Robin et Magitot (1). Sa face interne devient de plus en plus vasculaire et forme des petits plis microscopiques garnis aussi de

large cavité de réserve en contact avec le sac dentaire par sa base et avec la gencive par son sommet.

A cette époque, les dents temporaires et les sacs des dents permanentes antérieures augmentent de volume à mesure que la mâchoire s'allonge, de telle manière que la première multicuspidée permanente est repoussée peu à peu en arrière de la tubérosité maxillaire pour la mâchoire supérieure et vers l'apophyse coronoïde pour l'inférieure, et atteint la position qu'elle occupe au huitième ou neuvième mois de la vie fœtale.

Chez l'enfant de 7 à 8 mois, les mâchoires se sont allongées et la première multicuspidée permanente revient (relativement du moins) à sa position première, c'est-à-dire dans la rangée dentaire primitive. La cavité de réserve, qui tout d'abord avait été allongée par le mouvement en haut de la première multicuspidée permanente, se dilate à la place même que cette dent a quittée. Une papille se développe en cet endroit; la cavité de réserve et le sac dentaire de la deuxième multicuspidée se forment, laissant encore une portion de la grande cavité en connexion avec la paroi superficielle du sac.

Comme les mâchoires continuent à s'accroître en longueur, le second sac dentaire permanent descend de sa position au rang qu'il doit occuper dans l'arcade dentaire, à côté de la première multicuspidée permanente. Le reste de la cavité de réserve, qui avait été allongée en arrière par la première position de la deuxième multicuspidée, se dilate encore une fois; une nouvelle papille se développe ainsi qu'un sac, et forme la troisième multicuspidée ou dent de sagesse qui plus tard, par l'accroissement de la mâchoire, suit la marche des deux premières multicuspidées permanentes dans la rangée dentaire.

(1) Beaucoup d'auteurs ont admis que cette paroi avait deux tuniques, l'une séreuse interne, l'autre fibreuse externe; mais il n'en est rien, à moins cependant que l'on ne considère comme une seconde tunique la couche de tissu sous-muqueux, qui devient

vaisseaux, qui s'enfoncent dans des dépressions correspondantes de l'organe de l'émail et qui ont été comparés par Goodsir et Huxley à des villosités intestinales. Cette face est en rapport avec l'organe de l'émail dont elle n'est séparée que par une couche très-mince d'épithélium qui s'étend jusqu'à la ligne d'adhérence du bulbe à la paroi.

Le follicule augmente de volume tant que la surface du germe de la dentine (ou bulbe) opposée à sa base n'est pas recouverte entièrement par la dentine. Le bulbe et l'organe de l'émail suivent cet accroissement.

Le bulbe dont la partie saillante au sein du follicule était tout d'abord conique prend insensiblement la forme de la dent dont il fait partie. Celui des incisives prend la forme d'un coin dont le bord coupant, légèrement ondulé, forme trois petites éminences séparées par deux petites dépressions. Celui de la canine s'aplatit largement d'avant en arrière, se renfle vers son milieu et conserve son sommet conique. Celui des molaires enfin s'élargit, voit apparaître à sa surface, outre le tubercule formé par le cône primitif, trois ou quatre autres saillies ou mamelons qui se développent dans tous les sens et lui donnent l'apparence de la molaire future.

Peu à peu ces mamelons se couvrent de dentine et toute la surface du bulbe est bientôt enveloppée par la première couche d'ivoire. C'est alors que le bulbe cesse de croître par sa portion coronaire; mais il s'allonge par sa base en même temps qu'il se rétrécit sous l'envahissement de la dentine, et la couronne se forme entièrement.

Dès qu'elle est achevée, l'allongement continue pour le développement des racines, et le bulbe changeant de forme, surtout pour les molaires, se divise en autant de parties que la dent doit avoir de racines.

L'organe de l'émail formé par une couche gelatiniforme est placé entre la face interne de la paroi du follicule et la surface non adhérente du bulbe. Il forme donc une espèce de capuchon dont le bord est contenu dans le sillon de réunion du bulbe à la paroi folliculaire et dont les deux faces sont en rapport de contiguïté : l'une follicu-

plus dense à mesure que l'alvéole se rapproche du follicule et passe à l'état de périoste. Mais il n'y a là rien qui ressemble à une séreuse, et surtout à une séreuse qui, d'après les auteurs, formerait la tunique interne.

laire avec la face interne de la paroi du follicule, l'autre bulbaire avec la surface du bulbe.

C'est sur cette dernière face que paraît la première couche des cellules de l'émail de même que c'est sur la face correspondante du bulbe que se produit la première couche des cellules dentinaires.

Quant à la ligne de séparation de ces deux parties, elle est formée, comme nous le verrons plus loin, par cette membrane à laquelle Raschkow a donné le nom de *membrana præformativa*, et qui à notre avis joue un certain rôle dans l'évolution du follicule.

§ 42. — Structure du bulbe dentaire.

Lors de son apparition au sein du follicule le *bulbe* est constitué par des noyaux ovoïdes de $0^m,008$ de longueur, dépourvus de nucléoles, et par de la matière amorphe interposée. Cette matière assez résistante, légèrement granuleuse, s'étend au delà des noyaux les plus superficiels du bulbe en une couche de $0^m,01$ d'épaisseur, transparente, qui est séparée de l'organe de l'émail par une membrane mince appelée *membrana præformativa.*

Au moment de la formation de l'ivoire, le bulbe est constitué par un tissu propre des vaisseaux et des nerfs.

Le tissu propre se compose de noyaux ovoïdes parsemés dans une substance amorphe homogène et peu granuleuse. Ces noyaux sont analogues aux éléments embryoplastiques mais cependant n'ont pas de nucléole. Ils sont disposés à peu près parallèlement, leur plus long diamètre dans le sens de l'axe du bulbe. Les intervalles qui les séparent sont plus ou moins grands, suivant l'âge, et remplis par de la matière amorphe tenace et élastique.

Le bulbe contient encore de véritables noyaux embryoplastiques, mais surtout à sa base et à l'endroit où il se continue avec la paroi du follicule. Ces noyaux s'entourent, vers le cinquième mois, de corps fibro-plastiques qui plus tard deviennent eux-mêmes des fibres lamineuses (1).

Nous avons déjà dit qu'une couche de matière amorphe dé-

(1) « La génération de ces corps fibro-plastiques s'effectue par suite d'une série de phénomènes d'évolution qui ont pour centre le noyau embryoplastique. Sur deux points opposés du noyau, on voit naître un prolongement à contour assez net, mais pâle et délié ; sa forme est celle d'un cône dont la base correspond au noyau qu'elle entoure, et dont l'extrémité effilée suit une direction rectiligne, si la matière amor-

passait un peu la portion du bulbe qui contient les noyaux et que cette couche était limitée par la *membrana præformativa.* C'est au sein de cette couche et au-dessous de la membrane en question que se forment les premières cellules de dentine. La naissance de ces cellules coïncide avec l'apparition des vaisseaux et des nerfs du bulbe.

Les vaisseaux se montrent alors sous l'aspect d'une ou deux anses artérielles capillaires qui s'avancent jusqu'à la matière amorphe superficielle, sans toutefois la pénétrer, et reviennent pour former les veinules correspondantes. Plus tard ces vaisseaux, qui se composent d'une artériole et de deux veinules à la base du bulbe, se subdivisent à mesure qu'ils s'éloignent de cette base, et les capillaires à flexuosités très-rapprochées qu'ils produisent, engendrent, par leurs anastomoses, ces mailles polygonales dont l'aspect est si remarquable sur des bulbes congestionnés.

Quant aux nerfs, ils sont représentés par deux faisceaux de tubes nerveux pour chaque racine. Ces deux faisceaux s'avancent jusqu'à la partie superficielle du bulbe et s'y subdivisent en un nombre considérable de tubes nerveux, dont les extrémités se terminent en pointe mousse.

§ 43. — Naissance et développement de la dentine.

Les premières cellules de dentine se montrent, comme nous venons de le dire, au point culminant du bulbe dans la ma-

phe qui l'environne est abondante et les noyaux rares, et qui, au contraire, prend une direction sinueuse et irrégulière, si les noyaux sont pressés l'un contre l'autre. Le noyau compris de cette manière, entre deux prolongements coniques, devient fusiforme (corps fibro-plastiques fusiformes). Seulement, il faut remarquer que ce n'est pas aux dépens de la substance du noyau que se forment les prolongements, car ceux-ci se produisent autour de ce dernier comme centre de génération.

« Pour quelques éléments, il en naît sur différents points de la substance du noyau et celui-ci se trouve bientôt entouré de rayons plus ou moins nombreux (corps fibro-plastiques étoilés), qui se ramifient et s'anastomosent réciproquement. Ils forment ainsi dans les points où ils existent et lorsque leur évolution en fibres est achevée, le réseau ou la trame de fibres lamineuses de la pulpe, dans les mailles de laquelle sont mêlés les éléments de l'organe.

« Lorsque les corps fibro-plastiques sont arrivés à l'état de fibres lamineuses par suite des phases de leur développement, leur noyau s'atrophie et disparaît tandis que de nouveaux noyaux subissent au sein de l'organe la même évolution. » (Robin et Magitot.)

tière amorphe située entre le corps de ce bulbe et la *membrana præformativa*. Leur naissance est caractérisée par deux phénomènes : la *genèse du noyau* et la *genèse du corps de la cellule elle-même*.

Suivant MM. Robin et Magitot, voici ce qu'on observe : une première rangée de noyaux disposés l'un à côté de l'autre se montre tout d'abord. Ces noyaux ont la forme d'un petit corps ovoïde transparent, mais un peu plus foncé que la matière amorphe environnante. A leur apparition, ils ont une longueur de $0^{mm},005$. Bientôt ils deviennent sphériques, granuleux, et l'on voit naître dans leur épaisseur un ou deux nucléoles, petits, sphériques et brillants (1).

En même temps il naît autour de leur circonférence une substance nouvelle, moins foncée, finement granuleuse, qui donne à l'ensemble de chaque élément une forme allongée, cylindroïde, coupée assez nettement aux deux extrémités, tant qu'il n'y a pas d'ivoire formé.

Chaque élément, ainsi formé, est une cellule dont le noyau n'occupe pas la plupart du temps le centre, mais bien une des extrémités. Peu à peu ces cellules grandissent et deviennent prismatiques ; celle de leurs extrémités qui est tournée vers l'axe du bulbe est occupée par le noyau; l'autre, au contraire, est assez nettement coupée lorsqu'il n'y a pas encore de dentine formée; mais, lorsque la dentine existe déjà, elle se prolonge en un filament parfois bifide, transparent, pâle, le plus souvent court, mais quelquefois aussi long, et atteignant jusqu'à deux ou trois fois la longueur de la cellule elle-même.

Dès que la première couche de cellules a atteint son entier développement, elle commence à se transformer en ivoire. Les cellules se soudent par leurs faces correspondantes, et passent à l'état solide, en même temps qu'apparaissent les canalicules dentinaires.

MM. Robin et Magitot expliquent la formation de ces canalicules de la manière suivante : en même temps qu'a lieu la soudure des cellules par leurs faces correspondantes, il reste, quelque mince que soit encore la couche d'ivoire, au niveau des angles ou des arêtes de chaque cellule, un espace libre où ne s'opère pas cette fusion de leur substance. Cet espace se présente sous la forme d'orifice

(1) Cette production de nucléoles est souvent postérieure à la naissance du corps de la cellule elle-même.

lorsque la couche éburnée est encore très-faible, et sous celui de canal plus ou moins allongé lorsque cette couche est plus épaisse. Ces ouvertures ne sont que les canalicules dentinaires commençant à se montrer. Quelque courts qu'ils soient, les canalicules produits de cette manière offrent déjà une paroi propre que certaines manœuvres peuvent séparer de la substance dentaire fondamentale interposée à laquelle ils adhèrent.

Dès que la transformation éburnée des premières cellules est opérée et pendant que cette transformation se continue incessamment sur les côtés, aux limites du chapeau de dentine primitif, le phénomène du développement de l'ivoire commence.

Ce développement, commencé le quatre-vingtième jour après la conception, ne se termine qu'à un âge avancé; de sorte que pendant tout le temps de l'évolution dentaire, on peut observer d'une part, sur les parties culminantes du bulbe, l'ivoire complétement formé, tandis que sur les côtés, vers les bords du chapeau de dentine, s'observe encore la genèse des cellules.

Cependant, lorsque la coque extérieure d'ivoire est formée (couronne et racine), on ne trouve plus trace de cellules dont la genèse est alors achevée, tandis que le développement de l'ivoire se poursuit presque toute la vie.

Ce développement incessant fait que la coque éburnée s'épaissit de plus en plus et retrécit la cavité contenant la pulpe dentaire, il s'effectue par une assimilation permanente de matériaux particuliers élaborés par la pulpe au profit de la dentine qui s'en pénètre, molécule à molécule, par l'intermédiaire probable des canalicules.

Au début de la formation de l'ivoire, les canalicules dentaires se présentent sous l'aspect d'orifices larges, arrondis, correspondant au point où se rencontrent les bords des cellules. Sur des parties d'ivoire un peu plus avancées, ces orifices donnent accès dans un petit canal légèrement flexueux, dont la longueur est en raison directe de l'épaisseur de la couche éburnée. En même temps les petits sillons que les canalicules offrent à leur orifice passent à l'état de conduit, par suite de l'épaississement des minces roches d'ivoire. Ils forment ainsi une ou plusieurs branches se dirigeant sur les côtés, vers les canalicules voisins. Tel est le début de la production des subdivisions des canalicules et des anastomoses des tubes entre eux.

Les canalicules présentent, surtout vers la surface extérieure de l'ivoire, des petites lacunes très-nombreuses et rapprochées les unes des autres. Ces lacunes n'existent que sur des chapeaux de dentine un peu épais, déjà tapissés d'émail, et le plus souvent sur le trajet des ramifications secondaires. Elles sont postérieures à la naissance de l'ivoire et forment des cavités anastomotiques à travers lesquelles circule plus librement le liquide contenu dans les canalicules de l'ivoire.

Les canalicules ont une *paroi propre*, dont l'existence souvent contestée est revelée par l'examen de minces chapeaux de dentine soumis pendant quelque temps à l'action d'un acide étendu.

Suivant les mêmes auteurs, les canalicules correspondent aux bords de juxtaposition des cellules au niveau de leurs angles en particulier, et non au niveau de l'axe même de leur corps. Le bout des cellules est immédiatement appliqué contre l'ivoire, et leur queue, lorsqu'elle existe, se replie contre lui. Les canalicules ne sont donc pas une provenance des prolongements des cellules. Ils en concluent que c'est par un phénomène d'autogenèse que se produit cette paroi propre des canalicules, à la face interne des espaces tubulaires qui restent libres au niveau des angles des cellules, particulièrement pendant leur envahissement éburné progressif, et de plus, que cette paroi n'est pas la représentation d'un élément ayant préexisté sous une autre forme.

Quant aux *globules de dentine*, ils commencent à se montrer de bonne heure à la face bulbaire des chapeaux de dentine encore peu développés, mais jamais au contact ni au voisinage des cellules. On ne les rencontre que dans l'intérieur de l'ivoire déjà formé ou en voie de développement.

Leur production est due à un phénomène inhérent à l'ivoire lui-même, dont la substance, en vertu d'une influence particulière, ne se produit plus d'une façon régulière et continue, mais d'une manière inégale; de telle sorte que, se développant par places outre mesure, la dentine constitue des espèces d'expansions ou saillies de forme arrondie, qui impriment sur le bulbe une dépression correspondante.

Ces globules, par leur augmentation progressive de volume, se rencontrent bientôt et se soudent mutuellement, laissant nécessairement entre les points de contact des espaces *interglobulaires*, de configuration et de grandeur variables. Ces espaces se trouvent bientôt remplis complétement par une nouvelle production d'ivoire, de sorte que les globules sont, en dernier lieu, enclavés de toutes parts dans la dentine. Mais ils peuvent persister, et dans ce cas ils constituent pour la dent un vice de structure qui favorisera le développement de certaines affections dentaires, de la carie par exemple.

« En résumé, pour MM. Robin et Magitot, les éléments de la « formation de l'ivoire sont les cellules de la dentine. Ces cellules « naissent spontanément par genèse à la surface du bulbe qui four- « nit le blastème nécessaire à cette genèse. Chaque cellule repré- « sente un individu vivant, un organisme complet, pourvu de toutes « les propriétés dévolues aux éléments anatomiques de la classe des « produits de perfectionnement, c'est-à-dire des propriétés végéta- « tives de nutrition, de développement et de naissance. Une fois dé- « veloppées, les cellules éprouvent des modifications résultant du « mouvement de rénovation moléculaire ou nutritif dont elles sont « le siége. Le noyau et le prolongement caudal disparaissent sous « l'envahissement calcaire, et la cellule devient une petite masse « de dentine. Puis la première lame d'ivoire, formée de cellules mé- « tamorphosées, subit des changements moléculaires d'évolution « d'où résultent son augmentation d'épaisseur et de densité, la pro- « duction des globules d'ivoire, des anastomoses canaliculaires, etc. « L'ivoire ne saurait donc être un produit sécrété, inorganique, pas « plus qu'il n'est le résultat de la transformation du bulbe dont le « rôle marqué dans cet acte est de produire un blastème au sein « duquel a lieu la genèse des cellules, en vertu d'un phénomène « spontané et individuel, à l'aide et aux dépens desquelles se pro- « duit bientôt l'ivoire. »

Telle est la théorie donnée par MM. Robin et Magitot. Bien des hypothèses avaient été émises avant l'apparition de leurs travaux sur le mode de naissance de l'ivoire et sur sa nature (1). Aucune ne

(1) La plus ancienne doctrine est celle de l'*ossification*.

Suivant elle, la dent n'est qu'un os, et son ossification se fait comme celle des autres os. Cette doctrine régna jusqu'à Hunter. Henle et Bichat la défendirent, Flourens s'efforça de la réhabiliter. Pour ce physiologiste, le bulbe produisait la dent comme le périoste produit l'os.

La seconde doctrine est celle de la *sécrétion*, qui regarde la dent comme un pro-

nous paraît absolument l'expression de la vérité, et tout en admettant comme possibles certaines parties de la théorie que nous venons d'analyser, voici cependant comment nous croyons que les choses se passent dans ce phénomène si complexe.

La première rangée des cellules dentinaires se montre bien au-dessous de la *membrana præformativa*, avec les caractères indiqués par MM. Robin et Magitot, puis cette rangée se dentifie, pendant qu'une nouvelle couche de cellules se développe au-dessous de la première et ainsi de suite, dans l'ordre qu'ils ont indiqué; mais, où ou nous ne sommes plus d'accord avec ces messieurs, c'est sur la formation des canalicules et de leurs anostomoses, sur celle des globules de dentine et sur le mode de production de cette substance.

Pour nous ce sont les cellules elles-mêmes qui forment les canalicules, en s'abouchant les unes aux autres, et la paroi elle-même de ces cellules qui forme la paroi propre des canalicules. Pour cela, la première rangée des cellules étant placée, de la manière indiquée plus haut, c'est-à-dire, la partie la plus étroite ou la queue des cellules du côté de la périphérie, et la partie la plus large ou celle munie du noyau du côté de la pulpe, une seconde rangée de cellules se forme et se range au-dessous de la première, de telle sorte que le côté périphérique ou queue de chaque cellule de la seconde rangée, s'applique sur le noyau de chaque cellule de la première. Une troisième rangée se forme de la même manière, au-dessous de la seconde, et ainsi de suite, jusqu'à la formation complète de l'enveloppe dentinaire de la pulpe.

duit sécrété par la pulpe. Rau, Cuvier, de Blainville, Blandin, Serres et Oudet l'ont répandue, et c'était elle que, jusque dans ces derniers temps, on enseignait dans nos écoles. Pour ces anatomistes, l'ivoire est sécrété par la pulpe et l'émail par la capsule.

La troisième est celle de la *conversion*, suivant laquelle la pulpe se métamorphose en dentine, par suite de transformation de son tissu. C'est Leeuwenhoeck qui, le premier, émit cette théorie. Blake la soutint ensuite, et il y a quelques années, MM. Nasmyth, Owen, Hannover, Tomes et Kolliker l'adoptèrent en y introduisant quelques modifications : pour Kolliker, par exemple, la pulpe se compose de deux parties distinctes : l'une intérieure vasculaire, étrangère à la dentification, l'autre externe composée de cellules spéciales', qui par leur transformation constituent l'ivoire. La dentine n'est que la transformation de la partie superficielle des éléments histologiques du derme.

La quatrième, enfin, est celle de la *déposition*, qui regarde l'ivoire et l'émail comme produits par des éléments spéciaux étrangers aux gencives qui leur donnent naissance, c'est celle de Raschkow et d'Huxley.

Aussitôt que la seconde rangée de cellules est produite, le noyau de chaque cellule de la première s'atrophie et disparaît peu à peu, de même que la base de la cellule qui le porte, faisant ainsi place au prolongement de la cellule sous-jacente, prolongement qui plus étroit s'emboîte entre les parois de la cellule à laquelle appartenait le noyau et s'y atrophie au contact même de ce noyau.

Pendant ce temps, les sels calcaires se déposent entre les parois des cellules de la première rangée, envahissent peu à peu celles de la seconde, et forment autour de l'endroit où chaque cellule de la deuxième rangée est emboîtée dans la cellule correspondante de la première, comme un ciment qui les soude.

C'est ce dépôt de sels calcaires autour de l'emboîtement même des deux cellules qui empêche le noyau de détruire la paroi du canal qui se forme par l'abouchement de ces cellules, et qui ne permet à ce noyau d'emporter dans son atrophie que les parois cellulaires, non envahies par les sels. *Chaque noyau a donc pour rôle physiologique de produire au début de sa formation la paroi de la cellule qui le contiendra, et parvenu au terme de son développement de s'atrophier et d'entraîner en même temps l'atrophie de la portion de cellule avec laquelle il est en contact, celle du moins qui n'est pas recouverte de sels calcaires.*

Chaque couple de cellules ainsi superposées, soudées et privées de leur noyau, forme le commencement d'un canalicule qui est destiné à s'allonger peu à peu par un abouchement semblable de la cellule qui lui correspond dans chaque rangée nouvellement formée, et c'est la paroi même des cellules, celle du moins qui est recouverte par les sels calcaires et qui par cela même a résisté à l'atrophie provoquée par le noyau, *qui devient la paroi propre du canalicule.*

Lorsque dans une rangée de cellules il s'en trouve quelques-unes dont le prolongement *très-long*, au lieu de s'appliquer immédiatement contre le noyau de la cellule correspondante superposée, se recourbe de manière à aller rejoindre une cellule voisine de cette cellule correspondante, il se produit alors entre ce prolongement et les deux cellules, le même phénomène que celui qui se produit avec la véritable cellule correspondante dans l'état normal. Le prolongement se trouve en contact avec les noyaux des deux cellules, s'abouche avec ces deux cellules, et il en résulte une anastomose.

On conçoit que ces anastomoses peuvent se multiplier à l'infini et que, par ce mode de formation, chacune d'elles a sa paroi propre. L'existence de petites cavités anastomotiques qui occupent les extrémités terminales des tubes dentinaires et qui ne se produisent que lorsque le chapeau de dentine a déjà une certaine épaisseur, est due à un autre phénomène.

Ces cavités sont formées par la résorption de la matière amorphe, placée tout d'abord à la superficie des cellules dentinaires les plus éloignées de la pulpe, matière amorphe dans laquelle s'ouvrent les cellules, et par conséquent les tubes, et qui disparaît, ainsi que la *membrana præformativa* qui la recouvre, alors que la dentine est déjà recouverte d'une couche d'émail un peu épaisse.

Quant aux globules de dentine et aux espaces interglobulaires, leur mode de production n'est pas encore bien connu. Les uns, avec Czermak, regardent les globules comme creux dans leur centre et produits, comme des stalactites, par dépôt de dentine à la face profonde de l'ivoire ; d'autres, avec Kolliker, les considèrent comme des productions pathologiques. Pour MM. Robin et Magitot, ce sont des productions normales dues à un phénomène inhérent à l'ivoire lui-même.

Pour nous, ce sont des portions de dentine qui, environnées de tous côtés par des anastomoses de canalicules trop nombreuses, finissent par rompre, à un moment donné, leurs adhérences avec l'ivoire environnant. Elles forment alors des masses isolées qui peuvent, à la rigueur, sous une influence organique quelconque, tourner dans une certaine mesure sur elles-mêmes, puis se souder de nouveau, à mesure que l'ivoire se condense, à d'autres globules voisins formés de la même manière, et engendrer ainsi des espaces interglobulaires.

A la partie périphérique de l'ivoire, ces espaces interglobulaires forment comme une zone anastomotique, dont l'existence facilite la circulation des liquides qui imbibent la dentine par l'intermédiaire des canalicules.

§ 44. — Structure de l'organe de l'émail.

L'organe de l'émail est constitué par des corps fibro-plastiques qui forment sa trame, et par de la matière amorphe interposée à laquelle sont dues sa transparence et sa consistance gélatiniforme.

Les corps fibro-plastiques sont fusiformes ou étoilés, et ont un diamètre de $0^{mm},012$ à $0^{mm},020$. Ils sont munis de prolongements fort longs qui se terminent tantôt par une extrémité libre, tantôt par des anastomoses avec les prolongements d'autres corps fibro-plastiques, qu'ils servent ainsi à relier entre eux. Il en résulte une trame à mailles polygonales un peu plus serrées près de la face dentinaire que vers la face folliculaire, et qui ont, d'après MM. Robin et Magitot, $0^{mm},03$ à $0^{mm},05$ de diamètre. Les corps fibro-plastiques de l'émail sont pâles et grisâtres. Ils sont composés d'un noyau, pourvu quelquefois d'un nucléole et d'une enveloppe grisâtre, granuleuse, qui lui forme comme un corps de cellule.

La matière amorphe, finement granuleuse, est plus dense près de la face bulbaire de l'organe que du côté de la face folliculaire. Les corps fibro-plastiques y sont aussi plus nombreux, de sorte que cette partie de l'organe présente une texture plus serrée. La partie de la face folliculaire qui est en rapport avec le sommet du follicule, c'est-à-dire avec le prolongement vasculo-fibreux qui du follicule se dirige vers la muqueuse, est plus adhérente au follicule que les autres parties de cette face, et cela tient à l'enchevêtrement des saillies vasculaires villiformes, dont nous avons parlé à propos de la paroi du follicule, avec les dépressions qui leur correspondent dans l'organe de l'émail. Cette adhérence, plus intime en cet endroit, est d'ailleurs en rapport avec la nutrition de l'organe, qui s'opère uniquement par les matériaux qu'elle reçoit de la paroi folliculaire, et surtout de cette partie de la paroi folliculaire dont les vaisseaux plus abondants s'anastomosent avec ceux de la muqueuse. Quant à l'organe lui-même, il n'est pas vasculaire.

Cet organe, dans toute sa surface folliculaire, est recouvert d'une couche épithéliale formée d'une rangée unique de cellules polyédriques décrite par MM. Magitot et Robin. Ces anatomistes la regardent comme continue avec la rangée des cellules prismatiques, qui est placée entre la membrana præformativa et la face dentinaire de l'organe de l'émail. Mais nous ne croyons pas à la continuité de ces deux couches, parce que nous regardons leurs fonctions comme différentes, la première n'étant qu'une simple enveloppe de l'organe de l'émail, tandis que l'autre, au contraire, sert à la formation des prismes de l'émail, d'où le nom que Raschkow lui a donné de « membrane de l'émail. »

Les cellules prismatiques de la membrane de l'émail naissent de la manière suivante : il se forme, à la face dentinaire de l'organe adamantin, un amas de noyaux ovoïdes qui s'entourent bientôt d'une matière amorphe finement granuleuse ; un peu plus tard, cette matière se segmente entre chaque noyau, et chaque partie comprise entre deux segmentations forme une cellule.

§ 45. — Naissance et développement de l'émail.

C'est cette première rangée de cellules, dont chacune se couvre de matière calcaire et se calcifie elle-même, qui devient la première couche de l'émail. C'est toujours au sommet du chapeau de dentine, mais seulement lorsque celui-ci a déjà 1 millimètre de hauteur, que cette calcification commence. Elle s'étend de plus en plus, suivant que le chapeau de dentine grandit lui-même, mais elle n'arrive jamais à atteindre ses bords, puisqu'elle s'arrête au collet de la dent, tandis que la dentine continue à se former sur les racines.

Lorsque les prismes de l'émail ont envahi toute la portion du chapeau de dentine qu'ils doivent recouvrir, la membrana præformativa se résorbe, et l'émail est directement en contact avec la dentine.

Les cellules prismatiques ont une longueur de $0^{mm},02$ à $0^{mm},05$, et une largeur de $0^{mm},003$ à $0^{mm},005$. A la partie de la cellule qui adhère à l'organe de l'émail se trouve un noyau à contour un peu foncé et à centre transparent.

Ces cellules jouent pour la formation de l'émail le même rôle que les cellules dentinaires jouent pour la formation de la dentine. A mesure que la première couche se calcifie, il s'en forme une seconde qui se calcifie bientôt, et c'est ainsi que les cellules superposées forment, en se calcifiant, les prismes de l'émail. MM. Robin et Magitot ont cherché à démontrer que les prismes de l'émail n'étaient pas dus à la calcification des cellules. Ils croient toujours retrouver, au delà de l'émail formé, entre cet émail et son organe, d'abord la membrana præformativa, entre laquelle et la dentine se formerait l'émail, puis la couche des cellules épithéliales. Mais il n'en est point ainsi, et cette couche de cellules, qu'ils croient la même, en est une nouvelle qui s'est formée au-dessus de celle qui est calcifiée, jusqu'à ce qu'elle-même, calcifiée à son tour, soit surmontée d'une nouvelle couche de cellules. Quant à la membrana præformativa, qu'ils croient voir passer au-dessus de l'émail nouvellement formé, elle reste, ainsi que nous l'avons dit, placée entre l'émail et l'ivoire jusqu'à ce que toute la portion de dentine qui doit être en contact avec l'émail soit recouverte par cette substance, et alors elle est résorbée et disparaît.

Du reste, ces anatomistes sont assez embarrassés pour se rendre compte de la correspondance de la disposition des fibres de l'émail avec celle des cellules prismatiques, malgré l'interposition de la membrana præformativa, à travers laquelle, suivant eux, l'organe de l'émail fournirait les matériaux de la genèse de ces prismes. « La « corrélation de la disposition des prismes avec celle des cellules ne « saurait être niée, disent-ils, bien qu'il n'y ait aucun rapport connu « de composition immédiate et de réaction entre l'émail et les cellules « par l'intermédiaire desquelles sont fournis les principes ou maté- « riaux qui servent à la naissance des prismes et qui traversent en « outre la mince membrane précédente (*membrana præformativa*) » ; et ils l'expliquent de la manière suivante : « Il n'y a rien dans l'émail « qui soit un reste d'une disposition anatomique antérieure ou qui « n'aurait fait que subir une simple modification de consistance et de « volume ou quelque addition incrustante. Ici, comme pour les au- « tres espèces d'éléments anatomiques et de tissus, certaines disposi- « tions embryonnaires précèdent et préparent chacune des disposi- « tions anatomiques définitives, mais sans prendre part d'une manière « directe à leur constitution ; celles-ci succèdent aux autres sans les « reproduire. Elles ont, par rapport aux premières, des relations de « succession, mais non de similitude, lorsqu'il s'agit de tissus con- « stituants. Toutefois, dans certains produits, comme chez les plantes, « les dispositions anatomiques permanentes conservent une certaine « correspondance avec celles des parties qui sont la condition de leur « apparition. »

Cette démonstration n'est point applicable à la formation des prismes de l'émail, par cette raison que la membrana præformativa reste adhérente à la dentine bien au delà de l'époque de la formation des premières rangées de prismes de l'émail, et que ces prismes sont directement en correspondance avec les cellules de l'émail nouvellement formées.

L'organe de l'émail joue, pour la production de l'émail, le même rôle que la couche de substance amorphe qui se trouve entre le bulbe et la membrana præformativa joue pour la production de la dentine, et les vaisseaux du follicule agissent à l'égard du germe de l'émail de la même manière que les vaisseaux de la pulpe à l'égard de la matière amorphe dans laquelle naissent les cellules dentinaires, c'est-à-dire qu'ils fournissent les matériaux de formation de ces parties; seulement l'ivoire subit pendant toute la vie physiologique de la dent des modifications faibles, il est vrai, mais incessantes, de composition et de décomposition organiques, modifications qui sont dues aux matériaux qui de la pulpe pénètrent dans les canalicules dentaires, tandis que l'émail une fois formé et revêtu de sa cuticule, qui intercepte tout rapport avec les vaisseaux qui lui ont fourni les matériaux de sa formation, reste isolé de tout mouvement organique et n'est susceptible d'aucune modification ultérieure.

Quant à la cuticule, que MM. Robin et Magitot croient être la membrana præformativa distendue, repoussée vers le sommet du follicule à mesure que l'émail se forme, et qui n'a, suivant nous, aucun rapport avec cette membrane, puisqu'elle est soluble dans l'acide chlorhydrique et qu'elle a une autre destination que nous avons indiquée plus haut, elle n'est que *la partie adamantine du follicule modifiée par l'atrophie et la disparition de ses vaisseaux*, tandis que la *partie dentinaire* de ce follicule s'unissant au tissu sous-muqueux environnant *forme le périoste alvéolo-dentaire et devient l'organe producteur du cément.*

§ 46. — Du cément.

Le cément n'existe sur les dents humaines qu'autour des racines. Sa production ne commence à s'opérer qu'au moment où la couronne étant développée et effectuant son trajet à travers la muqueuse, les racines elles-mêmes se développent et se couvrent peu à peu de cément.

C'est à la face profonde du follicule devenu périoste alvéolo-dentaire que se reproduit cette substance (1). Elle naît par génération

(1) « L'identé de la paroi folliculaire est, d'après MM. Robin et Magitot, facile à démontrer :

« 1° En comparant la structure de la paroi des mêmes follicules à toutes les périodes de leur développement jusqu'à l'époque de l'éruption;

2° En comparant la paroi des follicules encore contenus dans une gouttière

directe, c'est-à-dire sans le secours d'un cartilage qui la précède. Ses ostéoplastes apparaissent immédiatement dès que les vaisseaux du follicule lui fournissent les principes aux dépens desquels elle se forme.

Son développement s'opère de la même manière à l'aide de couches concentriques dont l'épaisseur varie de $0^{mm},02$ à $0^{mm},04$, qui s'ajoutent les unes aux autres, et c'est la quantité de ces couches qui mesure l'épaisseur du cortical osseux.

Dès que ce cortical osseux a atteint 1 ou 2 millimètres d'épaisseur, il s'y forme des canaux vasculaires ou de Havers absolument semblables à ceux du tissu osseux. C'est surtout vers l'extrémité de la racine que ce phénomène se produit, et l'on n'en trouve aucun vers le collet, où du reste il atteint rarement une grosseur suffisante.

Tant que la racine n'a pas achevé son allongement et reste largement ouverte vers son extrémité, la première couche de cément qui la couvre peut manquer d'ostéoplastes; mais, lorsque la racine est arrivée à sa longueur et que son orifice terminal commence à se rétrécir, les cavités caractéristiques du cément apparaissent et sont facilement reconnaissables.

C'est cette première couche qui, se prolongeant du côté de la base de la racine jusque sur l'émail, couvre seule cette substance sur une longueur de 1 et quelquefois 2 millimètres. Les autres couches, à

dentaire à ceux plus avancés en âge ou à ceux de la deuxième dentition, qui sont contenus entièrement ou à peu près dans une loge osseuse des maxillaires.

Non-seulement, dans cette circonstance, on ne trouve qu'une mince couche fibreuse entre l'organe de l'émail et l'os qu'on met à nu en enlevant le follicule, ce qui est facile, mais encore, dans tous les cas, on constate aisément dans cette même paroi la texture fibreuse, vasculaire et nerveuse. Elle ne diminue même pas d'épaisseur après le plein accroissement des racines; elle est seulement plus adhérente à l'os et à la dent tout à la fois. Les faisceaux nerveux en particulier ont sous tous les rapports les mêmes dispositions anotomiques que ceux qu'on trouve dans le périoste alvéolo-dentaire, ou mieux dans le follicule devenu périoste; et cette expression est des plus exactes, puisqu'il est aussi intimement que possible uni et interposé à l'os maxillaire et à la couche du cortical osseux que nous voyons se produire autour des racines. Les faisceaux nerveux sont nombreux, formés de deux à dix tubes minces environ, maintenus serrés les uns contre les autres par un périnèvre mince et résistant. Cette tunique folliculaire, persistante ou périoste alvéolaire, se retrouve avec ses nerfs et ses vaisseaux jusque dans l'âge le plus avancé, alors que le cortical osseux radiculaire est devenu très-épais, de 1 ou 2 millimètres parfois; ce qui suffirait pour prouver que le cément des racines n'est pas, comme certains auteurs l'ont admis, une ossification ou transformation osseuse directe de la paroi du follicule. »

mesure qu'elles se forment, s'avancent de moins en moins sur celle-ci et n'atteignent presque jamais la limite de l'émail.

Cette première couche adhère immédiatement à l'ivoire, et d'une manière si intime que certains anatomistes ont cru à la continuité des deux substances. Elle n'en est d'ailleurs séparée que par les espaces anastomotiques ou interglobulaires. Dans les endroits où ces espaces interglobulaires manquent, les canalicules s'étendent jusqu'au cément et, suivant Czermac, communiquent avec les ostéoplastes.

Tel est le mode de développement des follicules de la première dentition. Quant à ceux de la seconde, ils naissent et se développent absolument de la même manière, et leur structure est parfaitement identique.

§ 47. – Période d'éruption.

ÉRUPTION DES DENTS TEMPORAIRES. — Lorsque la couronne de la dent est entièrement formée et revêtue d'émail, ce qui d'ailleurs existe à la naissance ; lorsque la racine qui s'accroît atteint le fond de l'alvéole, la dent, qui se trouve arrêtée par cette barrière infranchissable, est nécessairement portée lentement et graduellement vers la gencive, par le fait même de son propre accroissement.

C'est là la principale cause de l'éruption de la dent, mais il en est une autre dont l'action a été entrevue par le Dr Delabarre père, et à laquelle les auteurs n'ont pas attaché, croyons-nous, toute l'importance dont elle est digne. Nous allons l'indiquer, tout en modifiant l'interprétation que cet ingénieux auteur avait donnée de son mode d'action et en démontrant ce que nous regardons comme l'expression exacte de la vérité (1).

Nous venons de dire : 1° que la partie du follicule dentaire qui est en rapport avec la racine de la dent devient périoste alvéolo-

(1) Les opinions les plus dissemblables ont été émises sur le mécanisme de l'éruption des dents. Certains auteurs l'attribuent à l'allongement de la racine, d'autres à la pression de l'alvéole sur la racine, pression qui chasserait la dent vers la gencive, d'autres à une action mécanique de la couronne qui détruirait les tissus sous-jacents à cette couronne. Enfin, Delabarre père compare l'éruption des dents, à la naissance d'un enfant. Pour cet auteur, c'est le sac dentaire adhérent à la gencive d'une part, et au collet de la dent d'autre part, qui, par sa contraction, est l'agent principal de la sortie de la dent à travers l'orifice dilaté du sac. Aussi donne-t-il le nom d'adontocie à cet acte de l'économie.

dentaire et produit le cément ; 2° que la portion de ce follicule en rapport avec l'émail devient la cuticule de cet émail et lui sert d'organe de protection.

C'est cette transformation de la portion adamantine folliculaire en cuticule qui est le point capital de notre démonstration.

Comment s'opère cette transformation ?

Les vaisseaux nourriciers de l'organe de l'émail proviennent, avons-nous dit, de la muqueuse sus-jacente au follicule. Pour cela, ils partent de cette membrane, formant un cordon très-vasculaire qui traverse le tissu sous-muqueux interposé, et viennent s'irradier sur la partie adamantine du follicule. Là, ils s'anastomosent avec ceux qui, partant de la base de cet organe, s'étendent sur la partie radiculaire du follicule et deviennent les vaisseaux du périoste alvéolo-dentaire.

Dès que l'organe de l'émail a achevé son rôle physiologique, c'est-à-dire dès qu'il a engendré l'émail d'une manière définitive, les vaisseaux qui lui apportaient les sucs nourriciers commencent à rompre les anastomoses qu'ils avaient avec les vaisseaux du périoste alvéolo-dentaire, et s'atrophient dans toute la portion qui recouvre les bords de l'émail. Cette atrophie s'étend peu à peu jusque vers le sommet de la dent, et l'enveloppe folliculaire de l'émail, privée de ses vaisseaux, devient la cuticule. Mais, à mesure que ce phénomène se produit, les vaisseaux qui n'ont pas encore complétement disparu au sommet du follicule et ceux du cordon qui du follicule va à la muqueuse, gonflés par un afflux considérable de liquide sanguin, s'engorgent, se pelotonnent et finissent par former ce petit corps, semblable à un champignon, que le Dr Delabarre appelle *fongus* ou *tubercule fongiforme*.

C'est ce petit corps qui devient l'agent actif de la résorption des tissus situés entre l'épithélium de la muqueuse et la dent. C'est à son contact que les parties qui l'entourent disparaissent et livrent passage à la couronne qui fait son éruption.

Cette couronne elle-même ne serait point épargnée par ce corps qui la précède si son émail n'était pas de nature à lui résister et si la cuticule qui le recouvre n'était pas à l'abri de toute résorption.

D'ailleurs, à mesure que la dent avance, le fongus lui-même diminue de volume et s'atrophie jusqu'à ce qu'il disparaisse entièrement, alors que la dent émerge de la muqueuse.

Enfin, l'éruption est achevée lorsque la racine a atteint toute sa longueur, lorsque la couronne est complétement sortie de la gencive et que la gencive elle-même, confondue avec le périoste alvéolo-dentaire, enveloppe le collet de la dent de son anneau fibreux et résistant.

Tel est le mécanisme de l'éruption des dents temporaires. Quant à l'ordre et à l'époque de leur apparition hors de la gencive, bien qu'ils ne soient pas déterminés d'une manière toujours identique, nous allons cependant en donner un aperçu.

Suivant l'observation fort juste de Trousseau, les dents de lait sortent par groupes et dans un ordre assez régulier.

Un premier groupe comprend les *deux incisives centrales inférieures ;*

Un deuxième, les *incisives supérieures :* les centrales d'abord, les latérales ensuite, de sorte que, lorsque l'enfant a six dents, il en a quatre en haut et deux en bas.

Un troisième groupe comprend les *deux incisives latérales inférieures* et les *quatre premières multicuspidées ;*

Un quatrième, les *quatre cuspidées* ou *canines ;*

Un cinquième enfin, les *quatre dernières multicuspidées.*

Cet ordre d'apparition ne saurait cependant être donné comme une loi absolue, car il présente un certain nombre d'exceptions. Ainsi, les incisives centrales supérieures peuvent sortir les premières ; quelquefois leur éruption se fait en même temps que celle des centrales inférieures ; d'autres fois l'évolution des premières multicuspidées devance celle des incisives supérieures, etc. Mais ces exceptions ne sont pas assez fréquentes pour que l'ordre indiqué plus haut ne puisse pas être regardé comme la régle.

Quant à l'époque de l'éruption de ces dents, elle est assez difficile à préciser. Quelques enfants naissent avec des dents. Chez d'autres, la première dent ne se montre que vers vingt mois et même plus tard. Il est clair qu'entre ces deux termes extrêmes, on trouve pour le moment de cette éruption la série des époques intermédiaires. Mais on peut dire d'une manière générale que la *première dent apparaît vers sept mois.*

L'évolution du premier groupe s'accomplit dans un espace de temps compris entre un et dix jours ; celle du deuxième groupe, en quatre ou six semaines ; celle du troisième, en un ou deux mois celle du quatrième, en deux ou trois mois ; celle du cinquième enfin, en deux ou trois mois aussi.

Mais ce qu'il y a de plus remarquable dans la succession de ces diverses évolutions, ce sont les *temps d'arrêt* qui existent entre chacune d'elles, c'est-à-dire entre la complète évolution de la dernière dent d'un groupe et l'apparition de la première dent du groupe suivant, *temps d'arrêt pendant lesquels le travail de la dentition semble cesser entièrement.*

Leur durée est d'ailleurs variable. Elle est le plus souvent de deux mois entre le premier groupe et le second, et entre le second et le troisième; de quatre à cinq mois entre le sixième et le quatrième, et de quatre mois entre le quatrième et le cinquième; de sorte que la dernière dent temporaire a achevé son évolution à peu près entre le vingt-huitième et le trentième mois.

§ 48. — Chute des dents temporaires et éruption des dents permanentes.

A l'époque de l'évolution complète des dents de la première dentition toutes les dents permanentes de remplacement existent dans les mâchoires. Elles y sont disposées d'une manière régulière, mais différente suivant les espèces de dents.

Si l'on examine à temps une jeune mâchoire, on aperçoit derrière chaque incisive et canine temporaires un petit point auquel on a donné le nom d'*iter dentis* parce qu'il indique l'endroit ou sortira la dent permanente. Ce point est la terminaison du cordon fibreux et vasculaire (*gubernaculum dentis*) qui unit l'enveloppe folliculaire de la dent permanente au collet de la dent temporaire correspondante.

L'*iter dentis* existe aussi pour les bicuspidées permanentes qui doivent remplacer les multicuspidées temporaires, mais il est placé à la partie profonde de la couronne entre les racines de ces dernières.

Quant au *gubernaculum dentis,* on lui a fait jouer un rôle important, en le considérant comme l'agent qui guide la dent pendant son éruption. Le fait en lui-même est vrai, mais les diverses explications qu'on en a données nous semblent peu concluantes. Le gubernaculum dirige bien la dent, mais non en l'attirant comme le ferait un cordon qui se raccourcirait, ou bien en se dilatant pour lui livrer passage comme on l'a pensé. Il agit à notre avis en cédant sa place à mesure qu'il remplit sa fonction absorbante et qu'il se détruit lui-même.

En effet, nous avons vu à propos de la première dentition que ce cordon n'était que le prolongement du follicule dentaire et que ce prolongement se métamorphosait en un corps absorbant (fongus de Delabarre), destiné à frayer un chemin à la dent en éruption. Il en est de même pour la seconde dentition. Ce fongus qui est plus volumineux encore détruit peu à peu à mesure qu'il se forme les parties qui l'avoisinent et entre autres l'alvéole et la racine de la dent temporaire correspondante faisant ainsi place à la dent qui suit le fongus. Le périoste alvéolo-dentaire ainsi que la pulpe de la dent temporaire qui va tomber deviennent eux-mêmes parties du corps absorbant, et la racine disparaît laissant la couronne se détacher d'elle-même (1).

Tel est ordinairement le mécanisme de l'éruption des dents per-

(1) La chute des dents temporaires a été expliquée par les physiologistes de bien des manières.

Les uns, avec Fox et Bell, attribuent la destruction de leurs racines à une absorption produite par la pression de la dent qui pousse ; d'autres, et parmi eux Fauchard, l'attribuent à l'action d'un fluide corrosif sécrété spécialement dans ce but ; d'autres croient que les vaisseaux cessant d'apporter à la dent des sucs nutritifs, les racines se dissolvent par une espèce de macération ; Lafargue émit cette opinion, qu'une substance fusiforme placée derrière la dent avait pour action d'élaborer un fluide destiné à dissoudre les racines de ces dents.

Enfin, Delabarre père, qui démontra l'existence de ce fongus, lui attribua le rôle de détruire les parties environnantes. Seulement il ne dit pas s'il y a de la part de ce fongus, exhalation d'un fluide dissolvant, qui agit sur les parties osseuses environnantes, ou bien si ce sont les absorbants qui, sans aucun intermédiaire, devorent tout ce qui s'oppose à la sortie des dents.

Suivant cet auteur, le corps absorbant est d'autant plus prononcé que les parties qu'il a à détruire sont plus épaisses et plus solides ; et c'est pour cela qu'on le trouve très-gros au-dessous d'une molaire de lait qui est prête à muer, et dont les très-fortes racines ont été entièrement dévorées.

Pour Harris, le corps fongiforme décrit par Delabarre agit d'abord au moyen d'un fluide chimique qu'il exhale. Il en donne pour preuve que si l'on applique du papier de tournesol sur ce tubercule immédiatement après que la couronne d'une dent temporaire a été enlevée, le papier devient rouge et indique par conséquent la présence d'un acide, et il ajoute que les vaisseaux absorbent ensuite les matières dissoutes par ce fluide.

manentes et de la chute des dents temporaires à l'état normal.

Mais il n'en est pas ainsi lorsque le gubernaculum dentis n'est pas placé à l'endroit qu'il doit occuper et que nous avons désigné plus haut; alors la destruction opérée par le fongus d'une dent permanente n'atteint pas ou presque pas la racine de la dent correspondante de première dentition et les deux dents existent en même temps dans la mâchoire. Il se forme alors ce que l'on nomme des surdents, parfois même une double denture et toujours une difformité plus ou moins considérable.

Quant aux dents de seconde dentition proprement dites (les multicuspidées) elles font leur éruption exactement de la même manière que les dents de première dentition.

En général, les dents temporaires suivent pour tomber le même ordre que celui qu'elles ont suivi pour paraître. Lorsque les dents d'un groupe ont subi leur mue, il s'écoule ordinairement un temps suffisant avant la chute de celles d'un autre groupe, pour que les dents permanentes correspondantes aient le temps de sortir et de prendre leurs places.

L'éruption des dents de la seconde dentition commence presque toujours vers cinq ou six ans et n'est achevée que vers vingt-deux ou vingt-cinq ans.

Voici les époques auxquelles elles paraissent :

De 5 à 6 ans, premières multicuspidées;

De 6 à 7, incisives centrales inférieures;

De 7 à 8, incisives centrales supérieures;

De 8 à 9, incisives latérales (haut et bas);

De 8 à 10, premières bicuspidées (haut et bas);

De 10 à 11, cuspidées (haut et bas);

De 11 à 12, secondes bicuspidées (haut et bas);

De 12 à 14, secondes multicuspidées (haut et bas);

De 18 à 25, troisièmes multicuspidées (haut et bas) (1).

Mais ces époques sont loin d'être invariables. Ainsi les cuspidées paraissent quelquefois après les secondes bicuspidées et quelquefois avant les premières. Dans certains cas les dents de sagesse n'appa-

(1) Chez les filles, l'éruption de toutes ces dents est un plus plus précoce que chez les garçons.

raissent qu'après la trentième année ou même plus tard. Il arrive même assez fréquemment qu'elles ne se montrent jamais.

Rien n'est plus intéressant parmi les phénomènes dont l'économie animale est le siége que la succession des deux dentitions, et la période de la vie pendant laquelle elle s'effectue est, ainsi que le dit Harris, une des époques les plus importantes de la vie.

En effet, pendant l'enfance les arcades alvéolaires forment seulement un demi-cercle. Plus tard, au contraire, par l'élongation graduelle des mâchoires, elles forment presque la moitié d'une ellipse. Il faut donc que les dents soient plus nombreuses dans la seconde que dans la première.

De plus, la nourriture des enfants exige peu de mastication pour être apte à la digestion, tandis que celle des adultes demande un assortiment d'instruments plus robustes pour que sa trituration s'opère convenablement. Il en résulte que la seconde dentition est pourvue de dents plus fortes, plus variées, et dont les usages sont plus accentués que pour la première dentition.

Quant à la transition entre ces deux dentitions, quoi de plus remarquable que le mécanisme par lequel elle s'opère? Dès que les mâchoires ont acquis une longueur suffisante, il se développe dans chacune d'elles et de chaque côté une dent de seconde dentition, la première multicuspidée, qui établit comme une barrière entre l'espace où se produit la chute des dents de lait et celui où les autres dents permanentes proprement dites feront leur apparition. Il en résulte que l'enfant pendant la mue est toujours (à moins de maladie ou d'extraction prématurée) armé de vingt dents, c'est-à-dire d'une quantité d'instruments suffisants pour que les aliments soient préparés à la digestion par une mastication convenable (1).

(1) Le rôle de cette première multicuspidée permanente est d'une importance extrême pour tout ce qui a trait aux difformités et à l'arrangement de la denture, nous en parlerons plus longuement lorsque nous traiterons ces deux questions.

BIBLIOGRAPHIE

ALBINUS. De ossibus corporis humani (Leyde, 1726). — De mutatione dentium (Academicarum annotationum, lib. sec.).

ASHBURNER (J. M. D.). On dentition (London, 1834).

AUVITY. Première dentition et sevrage. (Dissert. inaug. Paris, 1812.)

BAUMÈS. Première dentition (Paris, 1806).

BENNET. A disssertation on the teeth (London, 1779).

BLAKE. Dissert. de dentium formatione et structura, etc. (Edimbourg, 1798).

BLANDIN. Anatomie du système dentaire (Paris, 1836). — Mém. sur la structure et les mouvements de la langue dans l'homme. (Arch. gén. de médecine, 1823.)

BOURDET. Recherches et observations sur toutes les parties de l'art du dentiste (Paris, 1756).

BUNON. Essai sur les maladies des dents (Paris, 1743).

BURDELL (J. et H). On the structure, physiology, anatomy and diseases of the teeth (New-York, 1838).

BERTIN. Traité d'ostéologie (Paris, 1783).

BEAUNIS et BOUCHARD. Nouveaux éléments d'anatomie descriptive (Paris, 1868).

BICHAT. Anatomie générale (Paris, 1819). — Anatomie descriptive (Paris, 1803).

BONAMY, BROCA et BEAU. Atlas d'anatomie descriptive,

F. VON BIBRA. Chemische Untersuchungen über die Knochen und Zæhne des Menschen und der Wirbelthiere (Schweinfurt, 1844).

BERZELIUS. Traité de chimie.

BRANDE. Exper. showing that the enamel of teeth does not contam fluoric acid. (Nicholson's Journ. of nat. philosophy, 1806.)

BLAINVILLE. Art. *Dents*. (Nouv. dict. d'hist. nat., 1817.)

BOYER. Traité complet d'anatomie (1815).

CHANNING. Remarks on the importance of the teeth, etc. (Richmond, 1833).

CLARK (J. P.). A Practical and familiar treatise on the teeth (London, 1836).

CURTIS. A Treatise on the structure and formation of the teeth (London, 1769).

CUVIER (F.). Des dents des mammifères considérées comme caractères zoologiques (Paris, 1822).

CRUVEILHIER. Traité d'anatomie descriptive (Paris, 1867).

CZERMAK. Beitræge zur mikroscopischen Anatomie der menschlichen Zæhne (1850).

COLOMBO. De re anatomica, lib. XV (Francfort, 1599).

COSTE. Histoire générale et particulière du développement des êtres organisés (espèce humaine).

DELABARRE (père). Dissertation sur l'histoire des dents (1806). — Odontologie (Paris, 1815). — Discours d'ouverture d'un cours de médecine dentaire (1817). — Traité de la seconde dentition (1819). — Discours d'ouverture d'un cours de stomatonomie (1826).

DELABARRE (fils). Des accidents de la première dentition (1851).

DEVAUT. Essai sur la nature et la formation des dents. (Dissert. inaug. Paris, 1826.)

DOWNING. A popular Essay on the structure, formation, and management of the teeth (London, 1815).

DUVAL. Le dentiste de la jeunesse (Paris, 1807). — Observations anatomiques sur l'ivoire (Mém. Acad. méd. 1838).

DENONVILLIERS et GOSSELIN. Compendium de chirurgie.

DUVERNOY. Mém. sur les dents (œuvres anatomiques).

DUJARDIN. Sur la structure intime de la substance osseuse des dents. (Ann. franç. et étrang. d'anatomie et de physiologie, 1837.)

ERDL. Untersuchungen über den Bau der Zæhne bei den Wirbelthieren, insbesondere den Wagern (1843, Wissenschaften).

EUSTACHIUS. De dentibus (Venet., 1574).

FAUCHARD. Le chirurgien-dentiste (Paris, 1786).

FOX (J.). An account of the diseases which affect children during first dentition. — Append. natural history of the human teeth (London, 1803).

FULLER. Popular Essay on the structure, formation and management of the teeth (1815).

FRAENKEL. De penitiori dentium humanarum structura observationes (Bresl., 1836).

FLOURENS. Recherches sur le développement des os et des dents. (Arch. du Muséum, 1841.)

GARIOT. Traité des maladies de la bouche (Paris, 1805).

GENLIS. Prog. observ. de dentitione tertia (Leps., 1786).

GEOFFROY SAINT-HILAIRE. Système dentaire des mammifères et des oiseaux (Paris, 1824).

GOBLIN. Manuel du dentiste, à l'usage des examens (Paris, 1827).

GROUSSET. De la dentition ou du développement des dents chez l'homme. (Dissert. inaug. Paris, 1803.)

GAY-LUSSAC. Sur la présence de l'acide fluorique dans les substances animales. (Annales de chimie, 1805.)

J. GOODSIR. On the origin and development of the pulps and sacs of the human teeth (Edimb., 1839).

GUILLOT (Nat.). Recherches sur la genèse et l'évolution des dents et des mâchoires. (Ann. des sc. nat., 1858.)

GODET. De l'art du dentiste au point de vue de la pratique médicale (thèse, 1856).

HARRIS. Dental art, a practical treatise on Dental surgery (Baltimore, 1839).

HEBENSTREIST. De dentitione secunda juniorum (Leps., 1738).

HEMARD (Urbain). Recherches sur la vraie anatomie des dents (Lyon, 1582).

HUNTER. Natural history of the teeth and their diseases (London, 1771).

HUXLEY. On the development of the teeth and of the nature of and import of Naysmith's persistent capsule. (Quarterly Journal of microscopical science, 1853.)

HANNOVER. Ueber die Entwickelung und den Bau des Sæugthierzahns. (Nova acta Acad. nat. curios, 1856.)

HERISSANT. Nouvelles recherches sur la formation de l'émail et sur celle des gencives. (Mém. Acad. des sc., 1754).

HIRSCHFELD (Ludovic). Atlas du système nerveux.

JACKSON. Dissert. de physiologia et pathologia dentium eruptionis (Edimb., 1778).

JAMET. Traité des dents (Paris, 1839).

JOSSE. Analyse de l'émail des dents (Paris, an X).

JOURDAIN. Essai sur la formation des dents comparée avec celle des os (Paris, 1766). — Nouveaux éléments d'odontologie (1756).

JOURDAN et MAGGIOLO. Manuel de l'art du dentiste (Nancy, 1807).

JAMAIN. Anatomie descriptive. (Traité élémentaire, Paris, 1855.)

KÖLLIKER. Éléments d'histologie humaine. (Traduction Béclard et Sée. 1856.)

KEMME. Dissert. sistens dentium historiam, physiologiæ pathologiæ et therapeutiæ pertractatam (1740).

LAFORGUE. L'art du dentiste (Paris, 1802).

LAUBMEYER. Dissertatio de dentibus (Regiom. 1745).

LEFOULON. Traité théorique et pratique de l'art du dentiste (Paris, 1841).

LEMAIRE. Traité sur les dents (Paris, 1824).

LÉVEILLÉ. Mémoire sur les rapports qui existent entre les premières et les secondes dents, et sur la disposition favorable de ces dernières au développement des mâchoires. (Soc. méd. d'émulation, tome VII.)

LEWIS An Essay on the formation of the teeth (London, 1772).

LINTOTT. On the structure, economy and pathology of the human teeth (London, 1841).

LUDWIG. Programma de cortice dentium Lipsiæ, 1753).

LASSAIGNE. Des dents de l'homme à différents âges. (Journal de pharmacie, 1821, tome VII.)

LEEUWENHOECK. Microscopical observations on the structure of teeth. (Philosoph. trans., t. IX. 1678.)

MIEL. Note sur la manière dont les dents sortent des alvéoles et traversent les gencives (1810); — quelques idées sur le rapport des deux dentitions et sur l'accroissement des mâchoires dans l'homme.

MURPHY (J.). A natural history of the human teeth (London, 1811).

MAGITOT. Études sur le développement et la structure des dents humaines (Paris, 1858).

MAGITOT et Ch. ROBIN. Mém. sur la genèse et l'évolution des follicules dentaires chez l'homme et les mammifères. (Journal de physiologie, 1860-1861.) — Mém. sur un organe transitoire de la vie fœtale, désigné sous le nom de cartilage de Meckel. (Ann. des sc. nat., 1852.)

NAYSMITH. Three memoirs on the development and structure of the teeth and epithelium (1841). — Historical introduction to the anatomy, physiology and diseases of the teeth (London, 1839). — Researches on the development structure and diseases of the teeth (1849). — On the structure, physiology and pathology of the permanent capsular invesiments and pulp of the teeth. (Med. chir. trans., 1839.)

NICHOLLES (J.). On the teeth (London, 1833).

ŒTINGER. Dissert. de ortu dentium (1770).

OUDET. Expériences sur l'accroissement continu et la reproduction des dents chez les lapins considérées sous le rapport de leur application à l'étude de l'organisation des dents humaines. — Articles *Dent* et *Dentition*, du Dictionnaire de médecine ou Répertoire général des sciences médicales (1835); Mém. sur l'odontogénie (1855).

OWEN (R.). Odontographia, on a Treatise on the comparative anatomy of te teeth, their physiological relations, mode of development, and microscopic structure in the vertebrate animals (London, 1840).

POUCHET (G.). Précis d'histologie humaine (Paris, 1864).

PLOUGH. Observations générales sur l'importance des dents (New-Orléans, 1836).

RAN. Dissert. de ortu et generatione dentium (Lugd., 1694).

RORERTSON. A practical Treatise on the human teeth (London, 1839).

ROUSSEAU (Em.). Dissert. sur la première et la deuxième dentition (Paris, 1820. — Anatomie comparée du système dentaire chez l'homme et les principaux animaux (1827).

RASCHKOW. Meletemata circa mammalium dentium evolutionem (Vratislaviæ, 1835).

ROBIN et MAGITOT (voir à MAGITOT).

RETZIUS. Mikroskopiska undersœkningar œfver Tandernes, Særdeles, Tandbenests structur. (Mém. de l'Acad. de Stockholm, 1836.) — Bemerkungen über den innern. Bau der Zahne. (Muller's Archiv., 1837.)

ROUGET. Développement et structure du système osseux (Paris, 1856).

SERRES. Essai sur l'anatomie, la physiologie des dents, ou nouvelle théorie de la dentition (Paris, 1817).

SABATIER. Traité d'anatomie.

SAPPEY. Note sur la structure des amygdales et des glandes situées sur la base de la langue. (Gazette hebd. de méd., 1855.) — Traité d'anatomie descriptive.

SACHS. Observationes de linguæ structura penitiori. (Dissert. inaug. Vratislavi 1856.)

TOLVER. A Treatise on the teeth (London, 1752).

TRINOR. Physiological Inquiry into the structure on organization and nourishment the human teeth (New-York), 1828).

TOMES. A course of Lectures on dental physiology and surgery (1848). — On the development of the enamel. (Journ. of microscop. science, 1856.)

THOMAS. Éléments d'ostéologie comparée (Paris, 1865).

TROUSSEAU. Clinique de l'Hôtel-Dieu (Paris, 1866).

WAÏTE. Surgeon Dentist's manual (Philadelphia, 1830). — On the gums (1838).

WHARTON. Adenographia sive glandularum totius corporis descriptio (1656).

CHAPITRE III

PHYSIOLOGIE DE LA BOUCHE

§ 49. — Fonctions de la bouche.

La bouche a des fonctions très-variées.

Elle joue un rôle important dans les phénomènes mécaniques et chimiques de la digestion ; elle est le siége de l'organe du goût; elle fournit un passage à l'air dans les divers actes respiratoires; enfin elle sert à l'émission et à l'articulation des sons.

Toutes ces fonctions embrassent une bonne partie de la physiologie, et leur énumération seule suffit pour donner une idée de l'importance de leur étude.

Nous allons les passer successivement en revue.

§ 50. — Rôle de la bouche dans la digestion.

La bouche est la portion supérieure de l'appareil digestif. C'est dans sa cavité que les éléments sont tout d'abord déposés. Ils y sont ensuite goûtés, mâchés, réduits en pâte, décomposés dans certaines proportions par la salive, en un mot préparés à être portés dans les autres parties de cet appareil.

Nous étudierons donc en premier lieu les phénomènes mécaniques de la digestion buccale, la préhension des aliments, la gustation, la mastication, l'insalivation et la déglution, et en second lieu les phénomènes chimiques.

§ 51. — Phénomènes mécaniques de la digestion buccale.

Préhension des aliments. — L'homme saisit les aliments et les porte à sa bouche avec la main. Pour les recevoir, la bouche s'ouvre par le jeu des mâchoires qui s'écartent l'une de l'autre. Dans ce mouvement la mâchoire supérieure ne s'élève que très-peu et seulement quand les aliments sont volumineux, tandis que l'inférieure, au contraire, s'abaisse beaucoup plus et toujours, quel que soit le volume des aliments. L'ouverture des lèvres devient béante et en permet l'introduction.

Mais la bouche n'a pas que ce moyen de préhension; elle exerce encore cette faculté par un mécanisme plus direct, et qui diffère suivant que les aliments sont solides ou liquides.

§ 52. — Préhension des aliments solides.

Lorsque l'aliment est solide et qu'il est assez divisé pour que son volume lui permette d'entrer et d'être contenu dans la cavité buccale, celle-ci n'a qu'à s'ouvrir pour le recevoir et à se fermer ensuite pour le retenir.

Cette occlusion s'opère par le simple rapprochement des mâchoires. Parfois les lèvres elles-mêmes s'allongent, agissent à la manière d'une pince et vont saisir l'aliment pour l'attirer ensuite dans la bouche.

Souvent aussi, dans le but de diviser des aliments trop volumineux et d'en séparer un fragment, dont la grosseur soit en rapport avec la capacité de la bouche, es dents interviennent et font l'office d'un instrument tranchant.

L'aliment saisi entre les mâchoires est divisé par les dents qui pénètrent dans sa substance et la main en attire une portion dans un sens, tandis que l'arcade dentaire retient l'autre dans le sens contraire, c'est-à-dire, du côté de la cavité buccale.

Enfin, la langue peut aussi concourir à la préhension des solides reduits en poudre. Pour cela elle doit sortir de la bouche, et, après les avoir reçus sur sa face supérieure, elle se retire et les transporte au centre de cette cavité (1).

(1) Pour certains physiologistes, et entre autres, pour M. Beraud, la préhension des aliments compte trois temps :

Le premier, ou *préhension proprement dite, préhension digitale,* s'accomplit avec la main. L'homme se sert des membres thoraciques pour saisir les aliments devant lui, à droite, à gauche, en haut et en bas; la main fait alors l'office d'une véritable pince. Si l'objet est peu volumineux, l'index et le pouce suffisent; s'il offre un certain volume, tous les doigts agissent de concert.

Pour le second temps, ou *transport des aliments à la bouche,* la main qui était en

§ 53. — Préhension des liquides.

La préhension des liquides s'opère chez l'homme de trois manières : par *ingestion*, par *succion* ou par l'*action de humer*.

Dans le premier cas, le liquide directement versé dans la bouche largement ouverte, au moyen d'une cuiller ou d'un vase quelconque, y tombe par son propre poids (1). Il y est retenu en arrière par le voile du palais, qui s'applique contre la base de la langue et ferme l'ouverture postérieure de cette cavité, jusqu'à ce qu'un mouvement de déglutition l'entraîne dans le pharynx.

Dans le second cas, la pression atmosphérique joue un rôle important. La cavité buccale, hermétiquement fermée, d'un côté par les lèvres, et de l'autre par le voile du palais, appliqué contre la base de la langue, agit à la manière d'une ventouse. De plus, la langue qui la remplit presque complétement fait l'office d'un piston, et par ses mouvements d'avant en arrière, y produit le vide comme un piston le ferait dans une pompe aspirante.

C'est de cette manière, que pour teter, l'enfant saisissant le mamelon de sa nourrice avec ses lèvres, opère le vide dans sa bouche. Il provoque ainsi l'action de la pression atmosphérique sur la mamelle et en fait jaillir le lait.

pronation, se place entre la supination et la pronation, l'avant-bras se fléchit sur le bras, et la main se porte naturellement vers la ligne médiane au niveau de la fourchette du sternum. Mais en même temps pour la faire arriver au niveau de l'orifice buccal, il se produit dans l'épaule un mouvement qui porte le bras dans l'abduction et le coude dans l'élévation.

Dans le troisième temps ou l'*ingestion*, ce sont les lèvres, les dents, les mâchoires ou la langue, qui agissent comme nous l'avons indiqué.

(1) Le mode de préhension des liquides par ingestion s'opère de deux manières : 1° par l'action de sabler ; 2° par l'action de boire à la régalade.

Par l'*action de sabler*, on porte d'un seul coup dans la cavité buccale, et l'on avale d'un seul coup tout le liquide contenu dans le vase que l'on élève vivement, en même temps que l'on renverse un peu la tête en arrière. Dans celle de *boire à la régalade*, la tête étant inclinée en arrière, l'orifice antérieur de la bouche étant ouvert et l'orifice postérieur restant fermé par la base de la langue et le reste du palais, on fait tomber un filet de liquide qui remplit bientôt la cavité. Alors on opère un mouvement rapide de la déglutition, l'isthme du gosier s'ouvre, et le liquide passe dans l'œsophage ; puis l'isthme se reforme et la bouche se remplit d'une nouvelle gorgée qui est avalée ensuite de la même manière.

Il est vrai, ainsi que le fait remarquer Adelon, que dans ce dardement du liquide il y a une cause qui vient en aide à cette pression, cause qui réside dans la contraction des vaisseaux excréteurs du lait excitée par la titillation du mamelon au moyen de la pression directe des lèvres et du jeu de la langue. Mais il n'en reste pas moins que la pression atmosphérique joue ici un rôle très-important. Il en est de même lorsque l'on boit au moyen d'un vase, et que les lèvres avec leurs commissures sont complétement baignées par le liquide (1).

Dans le troisième cas (*action de humer*), les choses ne se passent pas ainsi. Le voile du palais ne ferme plus la bouche en arrière. Ce n'est donc plus dans cette cavité que se fait le vide, mais bien dans le thorax. Il y a aspiration du liquide en même temps que d'une certaine quantité d'air, aspiration qui produit un bruit ou gargouillement caractéristique.

C'est ce qui arrive lorsque nous introduisons dans la bouche, à l'aide d'une cuiller, des boissons chaudes ou bien lorsque le contenu du vase est insuffisant pour que les lèvres y plongent complétement.

On conçoit d'ailleurs parfaitement que, dans cette action de humer

(1) Dans la succion, c'est dans la bouche et par la bouche seulement, que le vide s'obtient ainsi que l'a dit Dugès; et c'est pour cela que ce jeu de pompe peut s'opérer aussi bien sous l'eau qu'à l'air libre comme cela a lieu pour les jeunes cétacés.

Suivant Bérard, c'est par le même mode de préhension, que s'opère l'action de *boire à la bouteille*. En effet les inexpérimentés adaptent leur bouche à tout le contour du goulot, et comme l'air ne peut pénétrer dans la bouteille, bientôt ils ne peuvent plus boire et la bouteille se trouve convertie en une espèce de ventouse qui s'attache à leur bouche.

Cet inconvénient n'a pas lieu si on laisse libre la partie supérieure du contour de l'ouverture de la bouteille.

Quant à l'action de boire *directement au bord d'un ruisseau ou d'une rivière*, il est bien évident, dit le même physiologiste, que c'est par la formation du vide qu'elle s'opère, puisque le niveau du liquide est beaucoup plus bas que celui de la cavité buccale. Ce n'est point, comme on pourrait le croire, le thorax qui fait le vide, dans ce cas; c'est la bouche, car le voile du palais est appliqué à la langue. On peut respirer pour peu que les narines ne soient pas plongées dans l'eau. C'est ainsi que boivent le cheval, le bœuf, et en général les mammifères, dont la bouche est assez peu fendue pour que les commissures soient submergées. Le chien ne pourrait pas boire de cette manière, il lape.

L'action de *laper* consiste à boire en puisant de l'eau avec la langue. Pour cela l'animal trempe sa langue dans le liquide, puis la retire brusquement en la recourbant en forme de cuiller et la ramène chargée d'une certaine quantité de ce liquide.

lorsque l'aspiration est faite trop violemment, le liquide entraîné plus rapidement qu'il ne convient dans la bouche, pénètre jusque dans le larynx et y provoque des effets désagréables de toux et même de suffocation. Lorsqu'au contraire l'aspiration est convenablement faite, le liquide, entraîné dans une certaine proportion par le courant d'air, est retenu par son propre poids dans la bouche et s'y amasse dans les endroits déclives jusqu'à ce qu'un mouvement de déglutition l'emporte dans le pharynx (1).

§ 54. — Gustation.

Dès que l'aliment est introduit dans la bouche il donne lieu à une sensation tactile qui accuse sa consistance, son volume et sa température, puis il fait impression sur le *sens du goût*. Ce sens est celui qui nous donne la notion des saveurs (2).

On appelle *saveur* la sensation qui résulte de l'action des corps sapides sur l'organe du goût.

§ 55. — Du siége du goût.

Il n'est pas tout d'abord facile de déterminer le siége du sens du goût. Dès qu'un corps sapide est entré dans la bouche, toutes

(1) Lorsque l'on aspire un liquide chaud, ce liquide touche d'abord le palais et la langue; mais, comme la langue est organisée de manière à ne pas être impressionnée trop vivement par ce contact, c'est le palais qui se brûle spécialement.

C'est encore par l'action de humer que l'on introduit dans la bouche les huîtres, les moules, les fraises, les grains de raisin. Aussi lorsque la déglutition ne saisit pas à temps les corps solides qui sont entraînés par le courant d'air, ces corps peuvent pénétrer dans les voies aériennes et y causer des accidents terribles. C'est ainsi qu'un grain de raisin pénétra dans le larynx d'Anacréon, et qu'un morceau de langue de bœuf, à ce que rapporte Bartholin, introduit précipitamment et en cachette dans la bouche d'un domestique, pénétra dans la glotte et entraîna sa mort.

(2) Il ne faut pas confondre la sensation de la *saveur* avec les impressions de *chaud*, de *froid* ou de *solidité*, qui ne sont que des sensations de toucher.

Ces dernières qui sont transmises à l'encéphale par les branches de la cinquième paire et par celles du glosso-pharyngien, doivent être connues avant l'acte de la mastication. En effet, c'est de la consistance de l'aliment que dépendra la puissance développée par les mâchoires pour cette mastication, et c'est de sa température que dépendra son séjour plus ou moins long dans la bouche pour y laisser ou pour y prendre du calorique avant son passage dans le pharynx.

les parties de cette cavité semblent en sentir indistinctement la saveur, et cependant il n'en est pas ainsi (1).

D'après M. Longet, l'impressionnabilité aux saveurs se rencontre exclusivement sur les points où le nerf glosso-pharyngien et le rameau lingual du trijumeau distribuent leurs filets. Elle est très-développée à la base de la langue, très-marquée à la pointe ou sur les bords de cet organe et faible sur sa face supérieure et moyenne. Elle est très-remarquable dans les piliers du voile du palais, mais nulle ou presque nulle dans la portion horizontale de ce voile.

En somme, la langue est l'*organe principal du goût.*

Mais, comme nous venons de le dire, toutes ses parties ne sont pas également aptes à transmettre les impressions des saveurs.

Nous avons vu en anatomie que la muqueuse linguale était pourvue de nombreuses papilles.

Ces papilles sont destinées à retenir les liquides sapides dans leurs interstices et à prolonger les impressions gustatives. Les papilles caliciformes surtout paraissent jouir au plus haut degré

(1) D'après Vernière, la muqueuse de la portion osseuse de la voûte palatine, des gencives, des joues, des lèvres, de la région moyenne et dorsale de la langue, est insensible aux saveurs. Celle, au contraire, qui tapisse les glandes sublinguales, la face inférieure, la pointe, les bords et la base de la langue, les piliers et les deux faces du voile du palais, des amygdales et même du pharynx, est pourvue de la sensibilité gustative.

Pour MM. Guyot et Admiraul !, les lèvres, la partie interne des joues, la voûte palatine, les piliers du voile du palais, la face dorsale et la face inférieure de la langue ainsi que e pharynx, sont insensibles aux saveurs, et la gustation ne s'exerce que sur la partie postérieure et profonde de la langue, derrière une ligne courbe à concavité antérieure passant par le trou borgne et venant rejoindre par ses deux extrémités les deux bords de l'organe un peu en avant des piliers du voile du palais, sur les bords de la langue dans toute leur épaisseur, sur la pointe de cet organe, et enfin sur le voile du palais, mais seulement au centre de sa face antérieure.

Toutefois ces parties ne sont pas impressionnées aussi vivement les unes que les autres, la partie postérieure de la langue est plus apte à percevoir ces sensations que la pointe de la langue, la pointe l'est elle-même plus que ses bords, et ceux-ci que le voile du palais.

Elles ne perçoivent pas non plus indistinctement toutes les saveurs et ne sont même pas impressionnées de la même manière par un même corps rapide. Ainsi le lait, le beurre, l'huile, ne donnent à la pointe de la langue qu'une sensation tactile, tandis qu'ils donnent à la base de cet organe l'impression de leur saveur. D'autres corps, et particulièrement les sels, produisent sur la pointe de la langue une autre sensation de saveur que celle qu'ils produisent sur sa base, tels sont l'hydro-chlorate de potasse, le nitrate de potasse, etc.

de cette propriété, et, ce qui le prouve, c'est que c'est à la partie postérieure de la langue où elles se trouvent que la sensibilité gustative est le plus fortement accentuée.

Cette sensibilité varie d'ailleurs avec les individus. Certaines personnes sont presque indifférentes à la nature des mets, d'autres sont très-difficiles sous ce rapport, et c'est avec raison que Brillat-Savarin a pu dire : « De deux convives assis au même banquet, l'un est délicieusement affecté, l'autre a l'air de ne manger que comme contraint. C'est que ce dernier a la langue faiblement outillée, et que l'empire de la saveur a aussi ses aveugles et ses sourds. »

Quoi qu'il en soit, le sens du goût doit pour s'exercer convenablement subir des impressions lentes et répétées (1).

Ce n'est pas un sens aussi subtil que l'odorat avec lequel il a de grands rapports, et souvent même il est facile de confondre les deux ordres de sensations.

Il arrive, en effet, que ce que l'on regarde comme impressionnant le plus vivement le sens du goût, n'agit pour ainsi dire que sur l'odorat.

En tout cas, le sens du goût est puissamment aidé par le sens de l'odorat. Lorsque l'on mange certaines substances, telles que de la viande, du lait, de l'huile, en ayant soin de fermer les yeux et d'empêcher l'introduction des vapeurs odorantes dans les fosses nasales, il est complétement impossible de les distinguer.

Il en est de même, lorsque l'on est atteint d'un coryza un peu

(1) Les corps solides ne sont sapides qu'autant qu'ils sont dissous dans les liquides de la bouche. Lorsque la langue est sèche elle ne perçoit pas leur saveur, et l'intensité de cette saveur, pour être bien appréciée, exige souvent la compression des corps que l'on goûte contre le palais.

Celui-ci, d'ailleurs, dans l'acte de la gustation, n'a pour usage que de multiplier les points de contact avec la substance sapide; c'est donc à tort que nous lui rapportons le plus souvent l'impression gustative.

En effet, l'application des obturateurs et des pièces à succion ne detruit pas la faculté de goûter, elle la dérange seulement momentanément de son mode d'action. Mais cette faculté revient bientôt, après quelques jours d'habitude, aussi vive qu'auparavant. Le mode de contact de la langue avec le palais de la pièce artificielle, l'écrasement moins complet, la division moins parfaite de l'aliment sapide, qui s'opèrent moins bien contre une substance étrangère à l'économie et que l'on est obligé de laisser polie, que sur la surface humide, rugueuse et pleine de sinuosités de la muqueuse palatine, sont seuls la cause de cette interruption passagère.

violent. Le vin, le thé, le café, expérimentés de la même manière, semblent être sans goût. On perçoit leur saveur salée ou sucrée, mais leur arome a complétement disparu (1).

Il reste donc évident que le sens de l'odorat en joignant l'impression de l'arome des aliments à leur saveur, augmente les jouissances que le sens du goût nous procure.

§ 56. - Rôle du goût dans la digestion.

L'attrait des sensations gustatives en venant aider le sentiment de la faim contribue à éveiller le désir de l'alimentation. Aucun aliment ne traverse la bouche sans affecter le sens gustatif. La mastication, l'insalivation, la déglutition, ne peuvent s'opérer sans l'exercer. Il préside donc aux premiers actes de la digestion. Juge-t-il l'aliment désagréable, aussitôt la salive se tarit, la mastication se fait comme à regret, le pharynx se resserre et semble lui refuser le passage. Le juge-t-il au contraire agréable, alors la mastication se prolonge, la salive coule abondamment, et le pharynx s'élevant semble convoiter cet aliment avant même qu'il soit suffisamment élaboré (2).

Mais c'est surtout avec l'estomac que le goût a le plus de relations. En effet, lorsque cet organe est malade, le goût participe à cet état morbide, il ne trouve aucune saveur aux aliments ou leur trouve une saveur fausse. Est-il replet, aussitôt l'attrait des sensations gustatives cesse, et le dégoût survient pour empêcher cet organe de se remplir outre mesure.

(1) C'est à Chevreul que l'on doit d'avoir cherché, en isolant l'impression gustative de l'impression olfactive, à établir la séparation de ces deux sens. Ce physiologiste est arrivé ainsi à diviser les corps en quatre classes : la première comprenant ceux qui n'agissent que sur le tact de la langue, cristal de roche, glace, etc. ; la deuxième ceux qui agissent sur le tact de la langue et sur l'odorat, métaux odorants, étain, etc. ; la troisième ceux qui agissent sur le tact de la langue et le goût, sucre candi, chlorure de sodium, etc. ; la quatrième, enfin, ceux qui agissent à la fois sur le tact de la langue, le goût et l'odorat, tels que le chocolat, les huiles volatiles, etc.

(2) Rien n'est plus remarquable que ce désir impérieux d'avaler des aliments que nous goûtons, ceux du moins qui nous conviennent, désir qui tient à ce que ce sont les impressions dont le siége est dans l'arrière-bouche que nous aimons à nous procurer. Il ne pourrait d'ailleurs en être autrement. En effet, si les principales jouissances du goût avaient leur siége dans la bouche, nous pourrions manger sans cesse et rejeter immédiatement, aux dépens de la nutrition, les aliments dont nous aurions perçu toute la saveur.

Le sens du goût est donc pour ainsi dire le *sens de la nutrition*.

Il est d'ailleurs perfectible comme les autres sens mais à un moindre degré. Cependant nous devons ajouter qu'il est certaines personnes chez lesquelles il acquiert une délicatesse extrême. « Quelle différence n'y a-t-il pas, dit Adelon, entre le palais du simple habitant des campagnes et celui du voluptueux habitant des villes. Les gourmets vont même jusqu'à percevoir plusieurs saveurs à la fois, jusqu'à analyser l'aliment composé dont ils usent. Il n'est pas rare de trouver dans la Bourgogne méridionale des personnes qui, non-seulement reconnaissent les vins de chacun des terroirs qui la composent, mais encore assignent la propriété particulière qui les a fournis et l'année ou ils ont été récoltés. »

Mais, si ce sens est susceptible de se perfectionner, il peut aussi s'altérer par un exercice trop forcé. Souvent même il s'éteint presque complétement chez les personnes qui abusent des aliments trop épicés.

§ 57. — Mastication.

Lorsque l'aliment est liquide ou préalablement réduit en pâte, lorsqu'il est d'un assez petit volume pour pouvoir passer dans le pharynx, il est en général immédiatement avalé. Mais s'il est solide, trop dur ou trop volumineux, il est alors retenu dans la bouche pour y être réduit en morceaux, amolli, amené à l'état de pâte, en un mot préparé à la déglutition.

Si l'aliment n'a qu'une faible consistance, la langue, en l'écrasant contre la voûte palatine, suffit à cette action ; si au contraire il est très-résistant, alors l'intervention d'autres puissances et particulièrement des dents devient nécessaire à la mastication.

La mastication pour être convenablement opérée a besoin du concours d'un grand nombre d'organes : les mâchoires, les dents, la voûte palatine, la langue, les lèvres, les joues, participent toutes à cette opération et contribuent pour leur part au résultat final.

§ 58. — Rôle des mâchoires.

Les mâchoires sont les supports des dents.

La mâchoire supérieure fait corps avec les os de la base du crâne et ne peut être mue qu'avec la tête elle-même.

La mâchoire inférieure au contraire est mobile. Elle s'éloigne et se rapproche du crâne au moyen de l'articulation temporo-maxillaire. Elle peut être portée à droite, à gauche, en avant et en arrière (1).

Dans les mouvements *d'abaissement de la mâchoire inférieure*, l'axe fictif de ces mouvements est représenté, suivant M. Béclard, par une ligne qui passerait par les branches montantes du maxillaire inférieur au niveau du trou dentaire inférieur (2). D'après M. Longet au contraire il correspondrait à une ligne qui passerait par le sommet des apophyses mastoïdes.

Voici d'ailleurs comment cet habile physiologiste est arrivé à le déterminer d'une manière qui nous semble positive. La bouche étant largement ouverte, il a prolongé en arrière la ligne horizontale qui passe au niveau des dents de la mâchoire supérieure et la ligne ascendante qui suit l'arcade dentaire inférieure, et il a vu que ces deux lignes vont se rencontrer en un point situé un peu au-dessous et en arrière du lobule de l'oreille, c'est-à-dire vers le sommet de l'apopopyse mastoïde. Il en conclut que c'est d'une apophyse mastoïde à l'autre que passe l'axe autour duquel se meut la mâchoire inférieure (3).

(1) Ces mouvements sont ainsi dénommés : mouvements d'*abaissement* et d'*élévation*, de *protraction* et de *rétraction*, et enfin de *diduction* ou de *latéralité*.

(2) « Il est aisé, dit M. Béclard, de s'assurer sur soi-même, en plaçant son doigt en avant de la cavité de l'oreille, que le condyle articulaire du maxillaire inférieur se porte en avant à mesure que le menton s'abaisse en se portant en arrière. Le centre du mouvement a lieu autour d'un axe fictif qui traverserait les deux branches montantes du maxillaire inférieur au niveau du trou dentaire. Autour de cet axe, comme centre, la partie supérieure de la branche montante du maxillaire décrit un arc de cercle en se dirigeant en avant, tandis que la partie du maxillaire sous-jacente à l'axe fictif dont nous parlons exécute un arc de cercle en sens contraire. La distance comprise entre l'axe du mouvement et les dents incisives l'emportant de beaucoup sur la distance de cet axe au condyle articulaire, il en résulte que l'arc de cercle décrit par les dents incisives est plus grand que celui qu'exécute le condyle articulaire. Aussi, pour un écartement de 3 centimètres entre les incisives, le condyle se déplace de moins de 1 centimètre. »

Bérard, qui admettait que l'axe fictif devait se tenir au voisinage du trou dentaire (ce que Ferrein avait déjà dit), fait remarquer que, par cette disposition anatomique, le nerf et les vaisseaux qui s'introduisent dans l'os restent à l'abri des tiraillements pendant les mouvements de la mâchoire.

(3) En effet, en même temps que le condyle abandonne la cavité glénoïde, en se portant en avant, il vient se mettre en rapport avec la surface convexe du temporal qui le force à s'abaisser un peu, et, de plus, pendant l'écartement des mâchoires, le menton n'est que fort peu ou pour ainsi dire pas porté en arrière.

Mais nous croyons avec lui que ce déplacement ne s'exécute pas avec une précision mathématique. D'ailleurs le plus grand écartement des mâchoires n'amène pour les dents incisives qu'une ouverture de 4 à 5 centimètres, et pour les dernières molaires, de 3 centimètres ; d'où il faut admettre que le centre des mouvements est placé à une assez grande distance en arrière des dernières dents.

Ainsi donc dans le mouvement d'abaissement le maxillaire inférieur, en s'éloignant de la mâchoire supérieure, exécute un mouvement de rotation autour de cet axe fictif, et, de plus, subit en même temps un déplacement de totalité qui tient à ce que l'axe du déplacement est en dehors de l'os lui-même.

Quant au mouvement *d'élévation* de la mâchoire inférieure, il s'opère par une succession de déplacements qui ramènent l'os maxillaire inférieur à sa position normale dans un ordre inverse de celui dans lequel ces déplacements s'étaient produits pour l'abaissement.

La *mâchoire supérieure* fixée à la tête ne peut, avons-nous dit plus haut, se mouvoir qu'avec la tête elle-même. Ce mouvement de totalité de la tête existe-t-il pendant la mastication ? On a beaucoup discuté sur ce point (1). Suivant les uns, il n'existe que lorsque la mâchoire inférieure est maintenue ; suivant les autres, il existe toujours.

A notre avis, et il suffit d'en faire l'expérience sur soi même pour s'en rendre compte, ce mouvement ne se produit que lorsque le fragment d'aliment, destiné à être mâché, est assez volumineux pour nécessiter un écartement un peu considérable des mâchoires. Dans le

(1) Boerhaave croyait que dans le mécanisme ordinaire de l'ouverture de la bouche la mâchoire supérieure s'élevait, et que cette élévation était due aux muscles postérieurs du cou, notamment aux splenius et aux complexus. Monro avait la même opinion. Winslow la combattit et n'attribua l'ouverture de la bouche qu'à l'abaissement de la mâchoire inférieure

Ferrein admit aussi que le mouvement de la tête contribuait à l'ouverture de la bouche. Il fit seulement remarquer que ce mouvement était produit, non par les muscles postérieurs du cou, mais par les muscles stylo-hyoïdiens et le ventre postérieur du digastrique.

Bordeu, qui ignorait les recherches de Ferrein, croyait au redressement de la mâchoire supérieure par la contraction du digastrique.

Enfin, Bérard professa que toutes les fois que les deux mâchoires prenaient part à l'ouverture de la bouche pendant la mastication, leurs mouvements simultanés étaient liés à un même système de contractions musculaires, et que les muscles postérieurs du cou y étaient tout à fait étrangers.

cas contraire; la mâchoire inférieure seule est mobile et ses mouvements suffisent à la mastication (1).

Muscles moteurs des machoires. — Les divers mouvements de la mâchoire inférieure sont effectués par l'action d'un certain nombre de muscles dont nous avons déjà fait l'histoire à propos de l'anatomie descriptive.

Parmi ces muscles les uns sont *abaisseurs*. Ce sont : le ventre antérieur du digastrique et la plupart des muscles sus-hyoïdiens. Les muscles ptérygoïdiens externes qui attirent le condyle en avant et un peu en bas concourent aussi à ce mouvement. Le peaucier lui-même y contribue dans une certaine mesure lorsque le déplacement doit s'opérer avec force.

Quant au mouvement *de flexion de la tête en arrière*, mouvement qui, avons-nous dit, ne se produit, pendant la mastication et en même temps que la mâchoire inférieure s'abaisse, que lorsque la bouche doit être largement ouverte, il y a tout lieu de croire que c'est le ventre postérieur du digastrique qui l'opère en prenant son point d'appui sur l'os hyoïde comme les abaisseurs de la mâchoire inférieure (2).

Les *muscles élévateurs* sont nombreux et bien plus puissants que les abaisseurs. Ce sont les temporaux, masséters et ptérygoïdiens internes (3). Mais leur puissanee réside bien plus dans leur structure que dans leur mode d'insertion. En effet cette insertion a lieu dans un point très-voisin du point d'appui et très-éloigné de la résistance. Elle est par conséquent très-désavantageuse à l'énergie de l'action, mais la brièveté et la quantité des fibres qui composent ces muscles compensent largement cet inconvénient.

(1) Pour M. Longet, la tête, pendant la mastication normale, n'exécute pas le moindre mouvement; mais, si, par une cause exceptionnelle, la mâchoire inférieure se trouve reposer sur un plan qui l'immobilise momentanément, il est certain qu'alors la tête peut se mouvoir autour du condyle devenu fixe. Toutefois il est aisé de reconnaître combien ce mode de mastication est fatigant, défectueux et en dehors des conditions normales.

(2) On a objecté contre cette manière de voir que le muscle digastrique est un muscle bien faible en comparaison des muscles extenseurs de la tête, et que le bras du levier par lequel il peut agir pour la mouvoir dans l'articulation occipito-atloïdienne est bien court. « Mais cette objection, dit M. Béclard, perd beaucoup de sa valeur, quand on réfléchit que la tête est sensiblement en équilibre sur la colonne cervicale, et qu'il suffit d'une force même très-faible pour l'entraîner dans un sens ou dans l'autre. »

(3) On peut négliger ici les muscles des lèvres et des joues, qui ne sont pas véritablement efficaces dans le rapprochement des mâchoires.

On voit même certaines personnes chez lesquelles la puissance de ces muscles est véritablement extraordinaire à en juger par les poids énormes qu'elles soulèvent ou les substances extrêmement résistantes qu'elles broient entre leurs dents (1).

Les *mouvements latéraux* ou de *diduction* ne peuvent, à cause du croisement des dents de la mâchoire supérieure sur l'inférieure, avoir lieu qu'à la condition que la mâchoire inférieure est tout d'abord abaissée. Alors le condyle correspondant au côté vers lequel se porte la mâchoire inférieure s'enfonce dans la cavité glénoïde, tandis que le condyle opposé devient plus superficiel et plus antérieur. Ce sont les muscles ptérygoïdiens externes qui sont les agents principaux de ces mouvements, mais ils sont aidés dans cette action par les ptérygoïdiens internes qui, en se contractant, attirent l'angle de la mâchoire. Les muscles ptérygoïdiens interne et externe d'un même côté sont donc congénères dans le mouvement de diduction, tandis qu'ils sont antagonistes dans le mouvement d'élévation et d'abaissement (2).

Les mouvements en avant et en arrière (mouvements de *protraction* et de *rétraction*, de *propulsion* et de *rétropulsion*) ne peuvent s'opérer comme les mouvements de diduction que lorsque la mâchoire inférieure est tout d'abord légèrement abaissée. Alors, seulement, si les quatre muscles ptérygoïdiens se contractent simultanément, la mâchoire est portée en avant (3).

(1) Haller a rapporté, d'après Vésale, Richter, Cardan et d'autres auteurs, un certain nombre de tours de force exécutés par des individus doués sous ce rapport d'une puissance prodigieuse. Ces tours de force consistaient à broyer des noyaux qui ne cédaient en général qu'à des poids de 2 à 300 livres, ou à enlever avec les mâchoires une table de 6 pieds, à l'extrémité de laquelle était suspendu un poids de 50 livres. Dans ces dernières années même, on a vu à l'Hippodrome un hercule de ce genre saisir avec les mâchoires un tonneau d'une contenance de 220 litres, plein d'eau, le soulever, faire mettre à cheval sur ce tonneau un homme d'une taille moyenne, et porter le tout en faisant quelques pas pendant plusieurs minutes.

Un autre exemple non moins curieux est celui de ce nègre, natif d'Ouaoua (ville de Nigritie), qui saisissait un des verres à gaz de la rampe du théâtre sur lequel il se montrait, le broyait entre ses dents, le réduisait en poussière et l'avalait.

(2) Suivant Bérard, et il est facile d'en faire l'expérience sur soi-même, lorsque le menton est appuyé sur un corps dur et fixe et qu'on opère les mouvements de latéralité des mâchoires, ces mouvements se font avec autant d'amplitude que si la mâchoire inférieure était mobile. Seulement c'est la tête qui, dans ce cas, est mise en mouvement par les muscles ptérygoïdiens.

(3) Les fibres antérieures des temporaux et des masséters peuvent aussi aider à la

Dès qu'ils cessent leur action, la mâchoire, qui a été préalablement portée en avant, revient en arrière par la cessation même de cette action, ainsi que par la contraction des fibres postérieures des muscles temporaux et des fibres de la couche profonde des masséters.

NERFS AFFECTÉS AUX MUSCLES MASTICATEURS. — Les nerfs affectés aux muscles masticateurs viennent de diverses sources. C'est la petite racine du trifacial (cinquième paire) qui fait contracter les muscles des mâchoires (1); elle constitue, par sa réunion à la troisième branche de la grosse racine, le nerf maxillaire inférieur. Elle anime le temporal, le masséter et les ptérygoïdiens, le ventre antérieur du digastrique et le muscle mylo-hyoïdien (2). Quant aux muscles génio-hyoïdiens et génio-glosses, ils reçoivent leurs nerfs moteurs de l'hypoglosse; le ventre postérieur du digastrique les reçoit du nerf facial (septième paire), et les muscles sous-hyoïdiens du plexus cervical.

§ 59. — Rôle des dents.

Les dents, soutenues par les mâchoires, servent à diviser et à broyer les aliments. Elles sont, de plus, des organes d'un tact exquis, et par cela encore contribuent à la mastication.

C'est à la manière dont elles sont enchâssées dans leurs alvéoles qu'elles doivent leur propriété de ne pas être douloureusement impressionnées pendant l'exercice de cette fonction. Chaque racine a la forme d'un cône emboîté dans une cavité de même forme, cône dont le sommet est dirigé du côté de l'os maxillaire. Il faudrait donc que l'alvéole se rompît pour que la pulpe nerveuse comprimée au fond de l'alvéole devînt douloureuse.

D'ailleurs, il existe entre cette racine et l'alvéole une membrane dont nous avons déjà parlé, le périoste alvéolo-dentaire, qui, à l'état

propulsion, et les fibres postérieures des temporaux contribuent, ainsi que les muscles sus-hyoïdiens, à la rétropulsion.

(1) La découverte des fonctions de la petite portion de la cinquième paire est due à Bellingeri. Dès 1818, il proposa d'appeler cette branche nouvelle : *nerf masticateur*, et ce nom lui est resté depuis.

(2) Par les rameaux temporaux profonds, par le nerf massétérin, par les rameaux ptérygoïdiens, et enfin par le petit rameau que le nerf dentaire inférieur donne avant d'entrer dans le canal dentaire.

normal, sert pour ainsi dire de coussin protecteur à la dent pendant les chocs et donne à l'articulation une certaine élasticité (1).

Quant à la sensibilité des dents au toucher, elle est d'une finesse extrême. Les corps les plus petits, s'ils sont résistants, sont distinctement sentis lorsqu'ils se rencontrent sur les endroits où les dents opposées se touchent. Il en est de même de la position du bol alimentaire dans la bouche, de sa forme, de sa consistance et de son volume. Les dents en perçoivent si bien l'impression, que Robert Graves a pu dire que ces organes étaient de véritables doigts implantés dans la bouche (2). Il en est encore ainsi du chaud, du froid et des influences chimiques.

C'est à la pulpe dentaire contenue dans chaque dent que cette sensibilité est due.

Ainsi, nous reconnaissons, non-seulement l'impression du contact d'un corps avec les dents, mais aussi le point précis de cette impression ; nous sentons facilement le degré de solidité de ce corps lorsqu'il est placé entre les surfaces triturantes, et nous proportionnons à cette solidité l'effort que nous avons à faire pour le rompre. Quant aux sensations de chaud et de froid, il suffit d'avoir souffert un peu des dents pour savoir combien elles sont vives dans l'état pathologique.

Les dents sont protégées contre l'usure par l'émail, qui en est la partie la plus dure. L'émail n'est pas tout à fait imperméable ; cependant il se laisse difficilement traverser par les liquides, comme le démontre ce fait que le nerf dentaire n'est pas agacé par les acides aussi longtemps que la couche de cette substance est intacte, mais au contraire l'est très-vivement lorsque la dentine est mise à nu (3).

Avec l'âge, la surface triturante des dents finit cependant par être privée d'émail, et les dents deviendraient très-sensibles aux influences

(1) Cet usage du périoste alvéolo-dentaire est d'ailleurs parfaitement démontré par la sensation de pression élastique douloureuse que l'on ressent lors de son inflammation, sensation que les malades expriment ordinairement en disant qu'ils mâchent sur du coton ou sur du caoutchouc douloureux.

(2) « Sans ce tact exquis, dit Robert Graves, les deux rangées de dents ne pourraient pas agir de concert, et les incisives et les molaires de la mâchoire inférieure ne pourraient pas adapter leur bord tranchant ou leur surface de broiement aux mêmes parties des dents de la mâchoire supérieure. »

(3) La cuticule de l'émail est, d'après Kolliker, encore plus imperméable que l'émail lui-même.

extérieures si la dentine ne se formait pas toujours de manière à remplir peu à peu et quelquefois même complétement la cavité qui contient la pulpe dentaire, et si la dentine déjà formée ne devenait pas de plus en plus dense.

Rôle des diverses espèces de dents. — Les dents sont merveilleusement organisées pour l'action mécanique qu'elles sont destinées à remplir.

Les *incisives*, dont la couronne est en forme de coin, coupent les aliments.

Les *canines*, dont la couronne est en cône, les déchirent. Suivant M. Béclard, elles jouent aussi un rôle dans la mastication des substances élastiques, comme les tendons et les ligaments, en perforant ou en dissociant ces substances.

Enfin, les *molaires*, dont la couronne est tuberculeuse, écrasent, broient et triturent les aliments.

Les *incisives*, qui n'ont pas en général d'effort considérable à vaincre, sont les plus éloignées du point d'appui. Elles sont d'ailleurs, à la partie supérieure surtout, peu soutenues par les maxillaires, puisqu'elles répondent au vide des fosses nasales.

Les *canines*, qui sont un peu plus rapprochées du point d'appui, sont fortement implantées sur les branches montantes de ces os.

Quant aux *molaires*, qui ont des résistances considérables à vaincre et qui sont les plus rapprochées du point d'appui, elles ont un puissant soutien dans les os malaires.

Tout dans la disposition des dents est parfaitement combiné pour concourir à la mastication. Nous avons vu comment les racines, par leur mode d'implantation même, résistent aux plus fortes pressions. Les couronnes, à leur tour, se touchent par leurs côtés contigus et se soutiennent réciproquement. Enfin, la correspondance des deux arcades dentaires, établie de telle sorte que l'inférieure s'engage en avant sous la supérieure et qu'en arrière les tubercules des faces triturantes inférieures s'engrènent avec ceux des faces triturantes supérieures, favorise la puissance de compression des deux mâchoires et permet la régularité en même temps que la précision dans le broiement des aliments.

Les nerfs qui se distribuent aux dents, malgré la pluralité de leurs origines, sont tous des rameaux de la branche ganglionnaire de la cinquième paire.

§ 60. — Rôle de la langue, des lèvres et des joues.

La langue, les lèvres et les joues agissent en même temps que les mâchoires et les dents pendant la mastication, et accomplissent une série de mouvements destinés à rendre la trituration plus facile, plus prompte et plus complète.

A mesure que les aliments sont comprimés et broyés par les dents, ils s'échappent de chaque côté de ces organes. Ce sont les lèvres, ainsi que les joues d'une part, et la langue d'autre part, qui les ramènent sous les arcades dentaires. Tous ces mouvements sont combinés de telle sorte que le bol alimentaire, après avoir subi l'action des dents, se reconstitue pour le subir encore, et en dernier lieu se trouve disposé à la déglutition.

Ainsi, les contractions des joues et les mouvements de la langue ne s'opèrent que lorsque les mâchoires, après avoir broyé les aliments, s'écartent pour permettre à ces mêmes aliments de revenir sous les dents. La langue alors, dont les mouvements sont extrêmement variés, régularise pour ainsi dire la mastication. C'est elle qui va chercher les aliments dans les diverses parties de la bouche, qui facilite le mélange avec la salive et les réunit définitivement en masse pour les porter vers le pharynx.

Les lèvres et les joues doivent leurs mouvements au muscle orbiculaire, aux muscles insérés comme des rayons sur les divers points de l'ouverture de la bouche, et à une grande partie des muscles de la face (1). La paralysie du nerf facial (nerf moteur de ces muscles)

(1) L'écartement des lèvres est le résultat naturel de l'écartement des mâchoires. Cependant, dans l'action de mordre, elles s'écartent activement pour mettre à nu les arcades dentaires. Pour produire cet écartement, la lèvre supérieure se relève par l'action directe de l'élévateur commun de l'aile du nez et de la lèvre supérieure, de l'élévateur propre de la lèvre supérieure, du petit zygomatique, du canin et du grand zygomatique, tandis que la lèvre inférieure s'abaisse par l'action du carré du menton, du triangulaire des lèvres et de quelques fibres du peaucier.

De même que l'écartement, le rapprochement des lèvres peut s'opérer passivement par le simple rapprochement des mâchoires ; mais, dans le rapprochement actif, les muscles précédents se relâchent, et l'orbiculaire, en se contractant, ramène les lèvres au contact.

C'est au buccinateur, au muscle propre des joues, qu'est due l'action de ramener dans la bouche et sous les dents les aliments refoulés par la mastication en dehors de

n'entraîne pas l'abolition entière de la mastication, mais elle la rend très-difficile. La paralysie du trijumeau (nerf qui donne la sensibilité à la muqueuse de ces parties) produit exactement le même effet.

La langue doit ses mouvements aux muscles nombreux qui la composent. Ces mouvements contribuent non-seulement à la mastication, mais encore à la parole, à la succion, à la déglutition, etc. (1). Ils sont très-variés et sont sous la dépendance du nerf hypoglosse, dont la section entraîne leur cessation complète. Quant à la faculté de sentir les parcelles alimentaires dans toutes les parties de la bouche pour les ramener sous les dents, c'est au nerf lingual et au glosso-pharyngien qu'elle est due; et il est évident que la paralysie de ces nerfs entraîne une difficulté extrême, sinon l'abolition de la mastication.

§. 61. — Importance de la mastication.

Le but de la mastication est de préparer la déglutition en divisant les aliments introduits dans la bouche. A mesure, en effet, qu'ils y sont introduits et triturés, ils sont en même temps imprégnés par la salive. Leur contact, leur sapidité, en activant la sécrétion de ce

l'arcade dentaire. Pour cela, ses fibres, dirigées d'arrière en avant, prennent leur point d'appui antérieur dans les lèvres et le postérieur sur l'aponévrose buccinato-pharyngienne, où elles prennent naissance. Il en résulte que, quand elles redressent leur courbure, elles peuvent s'introduire avec la muqueuse, qu'elles repoussent en dedans, jusque dans l'intervalle des dents, et former, ainsi que l'a fait remarquer Gerdy, un bourrelet volumineux entre les deux arcades dentaires. D'après ce physiologiste, les joues agissent tantôt en poussant les aliments contre le plan incliné des dents inférieures, tantôt en s'abaissant par l'action du peaucier, pour les presser de bas en haut avec plus de succès.

(1) Haller, en une seule phrase, les a parfaitement décrits : « Tota mobilissima, « adque omnem et situm et figuram recipiendam aptissima, ad dentes superos inferos-« que, ad palatum anterius, mediumque et demum postremum, ad gingivas se appli-« care idonea, apicem et retrahere, et ex ipso dentium intervallo expellere, inque « buccarum caveam producere, omnemque eam caveam pervestigare, aut demum « inter ipsa labia prominere et revolvi, et dorsum explanare et vicissim cavare, latera-« que sua ad se adducere, invicem et in cylindrum se densare, mira mobilitate habilis. » Tous ces mouvements sont extrinsèques et intrinsèques : les mouvements extrinsèques sont l'élévation, l'abaissement, la propulsion et la rétropulsion; les intrinsèques sont l'allongement, le raccourcissement, l'aplatissement, l'élargissement dans le sens transversal, le rétrécissement dans le même sens, la déduction et l'excavation de la face dorsale s'incurvant en gouttière. (Pour les muscles qui les produisent, voir page 118.)

fluide, en augmente la quantité. Plus ils sont divisés, plus ils s'en imprègnent, et par conséquent plus ils se réduisent facilement en pâte.

La mastication, en divisant les aliments, facilite donc non-seulement l'action de la salive, mais encore, au delà de la bouche, celle de tous les liquides du canal digestif.

Il est évident que toutes les substances animales sont plus vite dissoutes ou digérées lorsqu'elles ont été tout d'abord divisées.

Quant aux aliments végétaux, comme leurs principes nutritifs sont contenus dans des enveloppes sur lesquelles les liquides digestifs n'ont pas d'action, il est de toute nécessité qu'ils soient parfaitement broyés par les dents (1). La cuisson, il est vrai, ramollit le plus souvent et fait éclater les enveloppes insolubles des fécules, mais elle ne suffirait pas à dégager la matière alimentaire si la mastication ne venait la seconder. D'ailleurs, ce qui prouve le mieux cette nécessité, c'est l'existence fréquente parmi les matières fécales des vieillards qui ont perdu leurs dents, de pois, de lentilles ou de haricots restés intacts après leur passage à travers le tube digestif.

La mastication est nulle chez le nouveau-né pendant les premiers

(1) Les parties épidermiques des végétaux (épisperme, épicarpe), si elles n'ont pas subi la mastication, résistent complétement à l'action des sucs de l'estomac et du tube digestif. Ils traversent ce tube sans être attaqués, de sorte que les principes alimentaires qu'ils renferment sont perdus pour la nutrition. Il en est de même des parties vertes des végétaux.

La mastication est un peu moins nécessaire pour une nourriture animale, et nous avons déjà dit que bon nombre de carnivores avalent des animaux entiers.

Mais, pour l'homme, cette mastication est nécessaire aussi bien pour les substances animales que végétales. On a rapporté, il est vrai, quelques cas de santé florissante malgré l'ankylose de la mâchoire inférieure. Le Dr Payan, cité par Boyer, vécut jusqu'à 77 ans, bien que sa mâchoire inférieure eût été complétement soudée au temporal dès l'âge de 5 ans. Mais, ainsi que l'a fait remarquer Bérard, on s'est trop pressé de conclure des observations de ce genre que l'homme pouvait sans inconvénient se passer d'exercer la trituration des aliments. Ce qui constitue une matiscation imparfaite, ce qui peut nuire en un mot, c'est d'introduire dans l'estomac des morceaux trop volumineux. Or, telle n'est pas la manière de procéder de ceux qui ont les mâchoires ankylosées, car ils n'usent que d'aliments dont l'atténuation a été aussi parfaite que possible. Ainsi, l'individu observé par le Dr Healy, dont P. Boyer a consigné l'observation dans sa dissertation sur l'ankylose, divisait d'abord les aliments en tranches minces; puis il les faisait passer par un mouvement de succion dans la bouche, en les introduisant dans l'espace laissé vide par la chute d'une incisive; ensuite il faisait éprouver au morceau d'aliment introduit une sorte de mastication, en le pressant et en le coulant avec la langue contre la surface interne des mâchoires et de la voûte palatine. »

mois; un peu plus tard, l'enfant peut écraser des corps peu résistants sur le tissu des gencives, jusqu'à ce qu'enfin il puisse véritablement mâcher lorsqu'il est pourvu de toutes ses dents de lait. Chez le vieillard, elle est moins facile que chez l'adulte, alors surtout que les dents qui restent ne se correspondent pas. Après la chute de ces organes, une mastication imparfaite peut encore s'opérer au moyen des gencives devenues calleuses, mais cette mastication est extrêmement difficile, attendu que le maxillaire inférieur ayant perdu moitié de sa hauteur ne peut plus toucher la mâchoire supérieure que par sa portion antérieure.

§ 62. — Déglutition.

Quand la division et l'insalivation des aliments sont suffisantes, la masse homogène formée de ces aliments est portée vers l'isthme du gosier pour être avalée (1). Elle passe de la bouche dans le pharynx, du pharynx dans l'œsophage et de l'œsophage dans l'estomac; c'est ce passage que l'on nomme déglutition. Mais ce nom s'applique aussi au transport des boissons et parfois même des gaz ou d'autres substances nonalibiles de la bouche dans l'estomac. C'est un acte fort prompt dans son accomplissement, quoique très-complexe et d'une étude très-difficile, «*difficilima particula physiologiæ,*» ainsi que l'a dit Haller.

Pour l'analyser convenablement, les physiologistes l'ont partagé en trois temps.

Dans le premier, l'aliment parcourt la bouche et arrive jusqu'à l'isthme du gosier;

Dans le second, il franchit le pharynx et arrive à l'œsophage;

Dans le troisième, il parcourt l'œsophage et arrive à l'estomac (2).

(1) Nous avons déjà dit quelques mots du mélange de la salive avec les aliments pendant la mastication; mais nous traiterons, après avoir fait l'histoire de la déglutition, de l'insalivation, nous réservant ainsi de ne point scinder l'étude de la salive à tous les points de vue sous lesquels on peut l'étudier (voir page 219).

(2) Cette manière d'envisager la déglutition est celle de Gerdy. Les autres physiologistes la divisent bien en trois temps aussi, mais ne limitent pas ces temps aux mêmes portions de cet acte.

Ainsi, pour Magendie, le premier temps se compose du passage du bol alimentaire de la bouche dans le pharynx; le deuxième, de son passage du pharynx dans l'œsophage; et le troisième, de son passage dans l'estomac.

Pour Adelon, dans le premier temps, le bol arrive jusque dans le pharynx; dans

PREMIER TEMPS. — Dans ce premier temps le bol alimentaire ne va pas au delà de l'isthme du gosier, et est placé en avant et non en arrière de ce détroit. Ce temps est le seul qui soit sous la puissance de la volonté, et encore faut-il qu'aucune distraction ne vienne rompre l'attention que l'on met à garder l'aliment bien trituré dans la bouche; car, lorsque le bol alimentaire est bien préparé à la déglutition, une sensation vague et fugace, comme l'appelle Gerdy, nous porte presque impérieusement à l'avaler.

Les aliments réduits en pâte sont rassemblés de toutes les parties de la bouche, à l'aide des lèvres, des joues et surtout de la langue, et réunis en un bol sur la face dorsale de cet organe. La mastication s'arrête; puis, la bouche étant bien fermée par les lèvres, les mâchoires étant tout à fait rapprochées, les aliments n'ont d'autre issue que l'isthme du gosier. Alors la langue applique sa pointe à la voûte palatine, s'élargit, se relève sur ses bords et s'applique successivement de la partie antérieure à la partie postérieure de cette voûte.

Le bol alimentaire, ainsi placé et comprimé dans une espèce de canal qui se rétrécit peu à peu d'avant en arrière, est nécessairement conduit vers l'isthme du gosier (1). Mais ce canal osseux à sa partie antérieure et supérieure, et par conséquent résistant, n'est que membraneux à sa partie postérieure et supérieure où il a pour paroi le voile du palais; or, ce voile se soulèverait sous la

le deuxième, au bas du pharynx, et dans la troisième, il parcourt l'œsophage jusqu'à l'estomac.

Pour Muller, il passe au premier temps derrière les piliers antérieurs du voile; au deuxième, il est en contact avec les muscles constricteurs, et au troisième, il descend dans l'œsophage.

Enfin, pour M. Longet, dans le premier temps, le bol est conduit jusqu'à l'isthme du gosier; dans le deuxième, il parcourt le pharynx et le haut de l'œsophage; dans le troisième, il franchit le reste de l'œsophage jusqu'à l'estomac.

(1) D'après Bérard, le bol alimentaire ne serait pas seulement poussé par la contraction des parties qui forment la bouche, il serait encore attiré au moyen de la succion et du vide opérés par la partie postérieure de la bouche. Si l'on s'observe, en effet, en prenant ses aliments, on voit que les parties réduites en pâte molle, à demi-liquéfiées, sont les premières attirées plutôt que poussées pour être soumises à la déglutition. C'est la force de succion, plus encore que la contraction des muscles intrinsèques de la langue, qui applique celle-ci et la colle successivement d'avant en arrière à la voûte palatine, pendant que le bol chemine dans le même sens. C'est la partie postérieure du muscle génio-glosse qui est l'agent de cette succion, en creusant un peu la base de la langue derrière le bol alimentaire, pendant que le voile du palais est appliqué en arrière à la langue.

pression du bol alimentaire s'il n'était maintenu solidement par les muscles péristaphylins externes et les glosso-staphylins qui le tendent; aussi le bol continue-t-il son chemin comme dans la partie antérieure du canal, jusqu'à ce qu'un autre mouvement qui dépend du second temps le précipite, pour ainsi dire, dans le pharynx.

Deuxième temps. — Le bol alimentaire est arrivé jusqu'à l'isthme du gosier par l'action du premier temps; au moment où il s'engage dans cette ouverture, le second temps commence. Le bol chassé à travers l'isthme est saisi par le pharynx et porté jusqu'à l'entrée de l'œsophage.

Le mouvement par lequel le bol est précipité dans le pharynx est dû à la contraction des muscles mylo-hyoïdiens, muscles qui constituent la plus grande partie du plancher de la bouche. Ces muscles agissent alors à la manière d'une sangle sur la langue et l'appliquent avec force contre la voûte palatine. Leur contraction énergique au moment où le bol alimentaire est comme resserré par les piliers du voile du palais tendus et résistants, le force à glisser, à s'échapper par un mouvement subit à travers l'isthme, et le lance dans le pharynx. En même temps le pharynx s'élève, vient au devant du bol, le saisit, accommode son canal à son passage et le lui fait parcourir très-rapidement. Ce canal, d'ailleurs, formé par les trois muscles constricteurs, dont les plans musculeux sont superposés et se contractent simultanément, agit à la manière d'un sphincter et chasse l'aliment jusque dans l'œsophage.

Tout dans ce second temps est rapide, convulsif même, et tout à fait indépendant de la volonté.

Dans le passage des aliments de la bouche dans l'œsophage, ces aliments rencontrent successivement *l'orifice postérieur des fosses nasales* et *l'orifice supérieur du larynx;* mais ils glissent sans s'y introduire, grâce au mécanisme que nous allons décrire.

Pendant que le bol alimentaire se trouve comprimé entre la langue d'une part et le demi-anneau formé par le voile du palais, et l'isthme du gosier d'autre part, le muscle constricteur supérieur du pharynx, enveloppant ce demi-anneau, l'embrasse, le saisit, ainsi que le bol alimentaire, et les comprime tous deux (1).

(1) Dans ce mouvement, ainsi que l'a fait remarquer Gerdy, le pharynx tend à avaler le voile du palais lui-même, et en opérerait la déglutition si ce voile n'était

Il s'ensuit qu'il ne peut y avoir de reflux dans les fosses nasales.

Cependant il est nécessaire, pour que cet acte s'accomplisse normalement, que le voile du palais soit tendu par ses muscles propres ; il faut de plus que les deux piliers postérieurs, par la contraction des muscles pharyngo-staphylins, se rapprochent l'un de l'autre et contribuent pour leur part à former le plafond musculo-membraneux sous lequel passe l'aliment.

Quant à la luette, sous l'influence des palato-staphylins, elle vient s'interposer dans l'angle de rencontre des deux piliers postérieurs contractés, et complète l'occlusion entre la partie buccale et la partie nasale du pharynx (1).

Le retour du bol alimentaire dans la bouche, n'est pas possible non plus, car immédiatement après qu'il a été saisi par le pharynx les muscles des piliers antérieurs se contractent, se rapprochent, la langue soulevée se met en contact avec le voile du palais et l'isthme du gosier est complétement fermé (2).

solidement attaché à la voûte palatine. Ce mouvement est dû à la disposition du constricteur supérieur, qui en est l'agent principal, et, pour s'en rendre compte, il ne faut pas oublier la disposition de ce muscle. Son bord antérieur, qui sert de point fixe aux fibres lorsqu'elles se contractent, s'attache en haut à la partie inférieure de l'aile interne de l'apophyse ptérygoïde, au-dessus du voile du palais. Au-dessous de ce point, la plus grande partie de ce bord antérieur, qui se continue avec le buccinateur au moyen de l'aponévrose buccinato-pharyngienne, entoure en dehors l'isthme du gosier ; plus bas, il s'insère sur les côtés de la base de la langue. Or les deux muscles, confondus en arrière dans la ligne médiane, où ils tressent leurs fibres, peuvent être considérés, ainsi que le dit Bérard, comme une seule bande charnue dont la cavité, dirigée en avant, est attirée vers les points ci-dessus désignés. De plus, le bord supérieur de ce muscle est libre sous la muqueuse et peut embrasser comme un anneau, quand il se contracte, la face supérieure du voile du palais. Enfin il faut joindre, à ces agents d'attraction du pharynx et du voile du palais l'un vers l'autre, les muscles pharyngo-staphylins qui s'étendent de l'un à l'autre en passant par les piliers postérieurs du voile.

(1) Il y a loin de ce mécanisme à celui que Bichat et plusieurs autres auteurs ont décrit. Bichat, en effet, admettait que le voile du palais s'élève et s'applique sur l'ouverture postérieure des fosses nasales pour la fermer. Il est vrai que le voile du palais s'élève un peu, ainsi que l'ont prouvé Maissiat et Debrou, mais pas assez pour produire cette occlusion. Pour démontrer cette élévation, on peut, à l'exemple de Debrou, introduire le long du plancher des fosses nasales, jusque dans le pharynx, un stylet de trousse, et à chaque mouvement de déglutition, on voit le bout extérieur de l'instrument s'abaisser de quelques millimètres, ce qui résulte de ce que le bout interne s'élève, soulevé par le voile du palais. Aussitôt après cette élévation, le voile du palais subit un mouvement en sens inverse, c'est-à-dire d'abaissement.

(2) On a dit aussi que le voile du palais représente une valvule comparable à la

Quant au passage des aliments par l'orifice supérieur du larynx il est empêché de la manière suivante : au moment ou le pharynx est soulevé pour la déglutition, le larynx qui suit ce mouvement d'ascension est en même temps porté en avant. L'épiglotte rencontrant la langue se renverse sur l'ouverture laryngienne et la ferme (1).

Le rôle de l'épiglotte pendant la déglutition a été longtemps discuté (2).

Aujourd'hui on admet généralement que les aliments solides peuvent passer directement dans l'œsophage sans pénétrer dans le larynx alors même que cette lame cartilagineuse a été enlevée, mais que son existence est nécessaire à la déglutition des liquides.

« Les solides, en effet, dit M. Longet, aidés dans leur glissemen « sur la base de la langue par le mucus qui la lubrifie, ne laissen « sur elle aucune trace de leur passage. Au contraire, les gouttes « de liquide qui s'écoulent après l'accomplissement de la déglutition « le long du plan incliné de la base de cet organe, tombent néces- « sairement en l'absence de l'épiglotte dans le vestibule sus-glot- « tique, d'où elles sont expulsées par une toux violente. A l'état « normal, l'épiglotte une fois redressée remplit donc l'office d'une « digue qui, pour prévenir cette chute fâcheuse, dirige les liquides « dans les deux rigoles latérales du pharynx. »

Mais l'épiglotte n'est pas seule à garantir l'ouverture des voies respiratoires, il y a en même temps occlusion des lèvres de la glotte. D'après M. Longet, les mouvements de la glotte qui accompagnent la déglutition sont soumis à d'autres agents musculaires que ceux

valvule de Bauhin, et dont l'action mécanique s'oppose au retour alimentaire. (On sait que cette valvule, située à l'endroit où le cæcum reçoit l'iléon et se continue avec le côlon, est une duplicature de l'intestin qui a pour fonction d'empêcher le retour des matières excrémentitielles du gros intestin dans l'iléon.)

(1) On nomme *épiglotte* la valvule fibro-cartilagineuse, flexible, élastique, située un peu au-dessous de la base de la langue, tenant au bord supérieur de la face interne du cartilage thyroïde, naturellement relevée, destinée à recouvrir l'ouverture du larynx pendant la déglutition.

(2) D'après Bérard, cité par Béraud, le larynx, à mesure qu'il monte, s'incline obliquement en avant et va cacher son ouverture sous l'épiglotte par laquelle il est abrité. Celle-ci remplit d'autant plus facilement le rôle d'opercule qu'elle a éprouvé un renversement en arrière, renversement attribué par Galien à l'action mécanique du bol alimentaire, par Albinus au déplacement de la base de la langue, et par Magendie au refoulement en arrière du paquet graisseux qui recouvre l'épiglotte, lorsque le cartilage thyroïde élevé s'engage un peu derrière le corps de l'os hyoïde.

qui meuvent le même orifice durant la production des phénomènes vocaux et respiratoires. Son occlusion dépend surtout de l'influence persistante des constricteurs pharyngés inférieurs qui embrassent les lames divergentes du cartilage thyroïde, plient fortement à chaque mouvement de déglutition ces lames l'une sur l'autre, en rapprochant les lèvres de la glotte et en pressant les muscles extérieurs à cette ouverture.

L'occlusion de la glotte pendant la déglutition met obstacle à l'entrée des aliments liquides ou solides dans la trachée, alors que par accident ils se sont introduits dans la cavité du larynx (1).

C'est alors, en effet, que l'on éprouve cette toux convulsive, accompagnée d'expirations brusques dont l'effet est d'entraîner les corps étrangers.

En résumé, nous admettons avec M. Longet que l'ascension du larynx en avant, combinée avec le déplacement de la langue en arrière, sont des conditions essentielles de protection pour les voies respiratoires ; que la sensibilité exquise de la muqueuse qui tapisse l'espace sus-glottidien, sensibilité qui agit comme régulatrice des mouvements de constriction de la glotte ou comme moyen incitateur des mouvements brusques d'expiration, contribue considérablement à cette protection (2); que l'épiglotte est une autre condition indispensable qui protége le larynx contre la chute des liquides dans son intérieur; qu'au contraire, l'occlusion de la glotte n'est point nécessaire à la régularité de la déglutition, puisque chez l'homme des ulcérations profondes des lèvres de cette ouverture n'empêchent pas cet acte de s'accomplir normalement; qu'enfin

(1) Suivant Magendie, le véritable obstacle à l'entrée des aliments dans le larynx, ce n'est pas l'épiglotte qui agit très-accessoirement dans ce mécanisme, puisqu'on peut l'enlever en totalité à un animal sans que la déglutition en souffre, mais bien l'occlusion de la glotte. Il appuie son opinion sur l'existence de cette occlusion pendant la déglutition, et sur la difficulté extrême de la déglutition alors que l'on a coupé les nerfs laryngés supérieurs et récurrents. Mais cette opinion n'a plus aucun fondement et tombe d'elle-même devant cette remarque anatomique que la glotte n'occupe pas la partie supérieure du larynx, puisqu'elle est située au-dessous de sa partie moyenne et qu'elle est surmontée d'une cavité dans laquelle les aliments ne descendent pas lorsqu'ils ont franchi l'isthme du gosier.

(2) « Cette sensibilité, dit M. Longet, figure en quelque sorte une sentinelle dont le rôle est d'avertir l'animal qu'actuellement, sur l'ouverture laryngée supérieure, glisse un corps étranger, et qu'alors une inspiration serait dangereuse, ou bien que, par surprise, un corps autre que l'air s'est introduit dans la cavité sus-glottique, et qu'afin de l'en chasser, une toux fortement expulsive est nécessaire. »

cependant, la glotte fermée est une dernière barrière que la nature a opposée au passage des solides et des liquides dans la trachée, quand déjà par surprise ils se sont introduits dans l'espace sus-glottidien (1).

TROISIÈME TEMPS. —Arrivé à l'œsophage, le bol alimentaire continue sa marche sous l'influence du mouvement péristaltique et de la pesanteur. Mais cette seconde cause n'est qu'accessoire, ainsi que le prouve l'exemple des batteleurs qui mangent et boivent la tête en bas (2).

Quant aux mouvements péristaltiques, ils sont dus aux deux plans musculaires de l'œsophage dont l'externe, à fibres longitudinales, diminue par sa contraction la longueur du canal, tandis que l'interne, à fibres circulaires, en diminue le diamètre et pousse les aliments vers l'estomac.

VARIÉTÉS DE LA DÉGLUTITION.—Considérée dans son ensemble, la déglutition offre quelques variétés remarquables.

Lorsque l'estomac est vide et que le besoin des aliments se fait sentir, elle est plus facile et plus rapide ; au contraire, dans l'état de plénitude de cet organe, elle se ralentit et devient même impossible.

Une autre condition de l'exercice de cette fonction réside dans l'humectation de la bouche et de l'arrière-bouche. Le simple mouvement de la déglutition ne peut se faire si la gorge n'est pas convenablement lubrifiée.

(1) Tous ces phénomènes sont au nombre de ceux qu'on nomme *phénomènes réflexes*. Il faut, avons-nous déjà dit, beaucoup d'attention pour vaincre l'envie que l'on a d'avaler un bol alimentaire qui a suffisamment été soumis à la mastication, car la déglutition, phénomène réflexe, s'opère malgré nous et au moment où nous nous y attendons le moins. Mais ce n'est pas tout ; si l'on fait volontairement et plusieurs fois de suite le mouvement de déglutition en n'avalant que de la salive, ce mouvement ne peut plus être renouvelé immédiatement. Cela tient à ce que la salive, qui est le stimulus agissant sur les nerfs sensitifs, existe dans le premier, le deuxième et le troisième mouvement, mais manque dans le quatrième ou le cinquième. Il faut, pour que l'acte de la déglutition puisse s'opérer de nouveau, que la salive soit de nouveau sécrétée.

(2) La position verticale du corps favorise en général la déglutition, mais est loin d'être nécessaire. Chez certains animaux en effet, et notamment chez le cheval, elle n'y contribue en rien ; mais, dans ces cas, l'œsophage très-robuste fait cheminer les boissons contre les lois de la pesanteur.

La sécheresse des aliments, leur état pulvérulent, leur solidité, les empêchent de franchir facilement l'isthme du gosier, et certaines personnes même ne peuvent avaler ni poudres ni pilules.

Enfin, certaines circonstances peuvent altérer la déglutition. Chacun sait qu'en avalant trop précipitamment ou bien pendant que l'on parle ou que l'on rit, on s'expose à la toux convulsive qui résulte de l'entrée des aliments dans le larynx, ou bien au reflux de ces aliments dans le nez à travers les arrière-narines.

Les aliments d'un trop gros volume s'arrêtent dans le pharynx et, ne pouvant continuer leur chemin, produisent des nausées et des efforts considérables de vomissement, jusqu'à ce qu'ils soient expulsés par la bouche ou bien que, finissant par parcourir l'œsophage, ils descendent dans l'estomac en provoquant des douleurs aiguës sur toute la longueur de leur trajet (1).

Certaines maladies empêchent ou gênent la déglutition; il existe alors ce qu'on désigne sous le nom de *dysphagie*, phénomène morbide, qui n'est pas une maladie spéciale mais seulement un symptôme constant ou accidentel (2).

Nerfs qui président a la déglutition. — Les nerfs qui président à la déglutition sont : 1° pour le voile du palais : le maxillaire supérieur, branche de la cinquième paire, qui donne la sensibilité; la branche motrice de la cinquième paire, qui par l'intermédiaire du maxillaire inférieur donne un filet moteur au péristaphylin externe; enfin des rameaux nerveux, provenant du ganglion sphéno-palatin et du plexus-pharyngien qui animent les autres muscles; 2° pour le pharynx (muqueuse et muscles), les nerfs glosso-pharyngien et pneumo-gastrique.

§ 63. — Rôle de la salive dans la mastication et la déglutition.

A mesure que les aliments sont introduits dans la bouche, ils sont triturés, imprégnés d'humidité et réduits en pâte. Le liquide fourni par la bouche pour cette imprégnation porte le nom de *salive*.

(1) Ces douleurs sont dues à la distension des plexus que les nerfs pneumogastriques forment autour du conduit.

(2) La disphagie (de δυς, difficilement, et φάγειν, manger) peut dépendre d'une perforation de la voûte du palais, de l'impossibilité des mouvements des mâchoires,

D'après M. Claude Bernard, ce liquide est de trois espèces et fourni par trois appareils salivaires distincts : l'un est destiné à la mastication, l'autre à la déglutition, l'autre à la gustation.

Celui que donnent les parotides, ainsi que les glandules labiales et molaires, est très-fluide et sert à la mastication.

Celui des glandes sublinguales et des glandules buccales est très-visqueux, et sert, en liant les aliments, à les réduire en un bol alimentaire capable de glisser facilement à travers l'isthme du gosier et le pharynx.

Enfin celui des glandes sous-maxillaires, à cause de ses caractères mixtes, sert à dissoudre les substances sapides et à lubrifier les surfaces gustatives, de manière à favoriser la gustation (1).

M. G. Colin, après des recherches nombreuses sur le même sujet, a contesté l'exactitude des résultats obtenus par M. Cl. Bernard. Pour ce physiologiste, la sécrétion de la glande sublinguale se fait d'une manière continue tant que l'animal mange ; la parotide sécrète, sans mastication, sous l'influence seule de la présence des aliments et même pendant l'abstinence. Enfin, on peut faire couler hors de la bouche tout le produit de la sécrétion des glandes maxillaires, et l'animal n'en goûte pas moins (2).

d'une lésion des organes qui servent à la déglutition, de l'introduction de corps étrangers dans le tube digestif, de l'existence de tumeurs de diverses natures développées au voisinage du pharynx ou de l'œsophage, enfin de l'état de spasme ou de paralysie des fibres musculaires qui sont les agents de la déglutition.

(1) Voici l'expérience sur laquelle M. Claude Bernard appuie cette opinion :

Si l'on place, chez un chien, dans chacun des conduits des trois glandes salivaires principales, un tube par lequel le produit de leur sécrétion puisse s'écouler, on reconnaît que cette sécrétion n'a lieu ni au même moment, ni sous l'influence des mêmes excitations.

Ainsi, si l'on dépose des substances sapides sur la langue, ou si l'on présente à l'animal à jeun un aliment qu'il désire, la salive sous-maxillaire seule est sécrétée. Si l'animal mâche des substances sèches et qui l'obligent à faire des mouvements énergiques des mâchoires, la salive parotidienne s'écoule en grande abondance. Enfin, c'est seulement au moment de la déglutition que l'on voit sourdre la sécrétion gluante des glandes sublinguales.

(2) Chez les ruminants, la glande sublinguale possède un canal particulier qui, chez le bœuf, se prête très-facilement à l'établissement d'une fistule; et il est facile de s'assurer, en fixant un tube à ce canal, que la salive s'en écoule d'une manière continue tant que l'animal mange, ou bien lorsque des substances excitantes sont mises en contact avec la muqueuse de la bouche. Si les parotides ne sécrétaient que par l'action de la mastication, elles sécréteraient également lorsque l'animal mâche des corps sans saveur ou des substances sapides ; or, il n'en est rien ; car, si l'on fait mâcher à un animal de l'étoupe, de vieux linges, les parotides ne donnent qu'une

M. Longet a repris la question, et, après un grand nombre d'expériences faites dans le même sens, admet :

1° Que toutes les glandes salivaires sécrètent la salive d'une manière continue avec de fréquentes variations de quantité ;

2° Que les diverses salives, mêlées entre elles et au mucus au fur et à mesure qu'elles sont sécrétées, concourent chacune suivant sa quantité à la gustation, à l'imbibition, à la mastication et à la déglutition des aliments; ce dernier acte étant favorisé surtout par le mucus spécial provenant des glandes du voile du palais, de la base de la langue, des amygdales, et principalement des glandules pharyngiennes ;

3° Que la gêne et le retard apportés à la mastication et à la déglutition, par suite de l'écoulement du fluide parotidien au dehors, n'ont rien de spécial à ce fluide, et que les mêmes effets, surtout relativement à la déglutition, résulteraient de l'issue en quantité égale des salives sous-maxillaires ;

4° Que l'excrétion de la salive sublinguale, lors de la déglutition, reconnaît une cause toute mécanique, et que, d'ailleurs, ce n'est pas de ce fluide qu'est spécialement formée la couche visqueuse et filante dont s'enveloppe le bol alimentaire, mais surtout du mucus provenant des glandes citées plus haut ;

5° Que les parotides auxquelles la mastication a été assignée comme cause excitatrice de leur activité peuvent, au contraire, sécréter abondamment et dans des conditions toutes physiologiques, quoique la mastication ne s'accomplisse pas du tout, ou bien demeurer seulement avec leur activité ordinaire, quoique cet acte soit exécuté avec énergie en l'absence des aliments ;

6° Que, lors de l'emploi de certaines substances sapides, la compression due à l'action musculaire peut bien faire excréter beaucoup de salive à la glande sous-maxillaire, sans que cela prouve qu'elle soit liée à la gustation à l'exclusion des autres glandes salivaires ;

7° Qu'enfin, quand bien même la salive sous-maxillaire est détournée et entièrement évacuée hors de la bouche, l'animal n'en

quantité de liquide insignifiante, et si l'on met des aliments dans la bouche, elles sécrètent abondamment, alors que l'on empêche les mouvements de la mastication. Enfin, lorsque l'on met des substances excitantes sur la muqueuse buccale, les glandes sublinguales fonctionnent avec la même activité que les sous-maxillaires.

continue pas moins à repousser les aliments qui lui sont désagréables au goût.

§ 64. — Quantité de salive sécrétée en vingt-quatre heures.

Il est assez difficile de savoir, d'une manière exacte, la quantité de salive sécrétée en un temps donné. Divers moyens ont été employés pour arriver à cette connaissance.

Il en est un qui consiste à se tenir la bouche ouverte et inclinée en bas, de telle sorte que la salive s'écoule par son propre poids. Un expérimentateur en a ainsi recueilli 15 grammes en une heure, ou 350 grammes en vingt-quatre heures.

Un autre moyen consiste à évaluer cette quantité d'après celle qui est fournie par des fistules salivaires.

Duphénix, cité par Bérard, donna ses soins à un piqueur, auquel un coup d'andouillet de cerf avait causé une fistule parotidienne, et pesa plusieurs fois la salive qui s'en échappait pendant un temps déterminé. La première fois qu'il fit l'épreuve, il trouva qu'il s'en était écoulé en 15 minutes 64 grammes ; la seconde fois, 84 grammes en 18 minutes ; la troisième fois, 98 grammes en 23 minutes, et la dernière, 124 grammes en 28 minutes. Ces expériences ont été faites pendant le repas, et, si l'on admet que l'autre parotide en ait sécrété une égale quantité et que les autres glandes en aient fourni une quantité proportionnelle à leur volume, et cela, seulement pendant deux repas d'une 1/2 heure en 24 heures, on arrive à un chiffre énorme qui fait supposer que la parotide atteinte de fistule, était dans un état d'irritation qui augmentait la sécrétion salivaire.

Mitscherlich observa aussi une fistule parotidienne, mais trouva qu'elle ne rendait que de 60 à 100 grammes en vingt-quatre heures, et, si l'on juge, proportionnellement à leur volume, de la quantité sécrétée par les autres glandes dans le même espace de temps, on peut la fixer à 3 ou 400 grammes à peu près en vingt-quatre heures.

La sécrétion de la salive n'est pas suspendue pendant le sommeil : les uns l'avalent, d'autres la laissent s'échapper de leur bouche.

Avant Bordeu, on croyait que, sous l'influence du mouvement des mâchoires, les glandes étaient comprimées, et que la salive en était ainsi exprimée. Bordeu a substitué l'action de la glande à l'action purement mécanique de la compression. Cette compression a cependant une influence ; mais elle produit, ainsi que le dit Bérard, non la sécrétion, mais l'excrétion de ce qui est sécrété, ce qui facilite une sécrétion nouvelle (1).

La sécrétion est augmentée par la présence d'un corps sapide dans la bouche, même alors que les mâchoires sont au repos. La vue seule d'un aliment agréable fait, comme on le dit, venir l'eau à la bouche. L'excitation d'une partie quelconque de la bouche, mais surtout les opérations que l'on pratique sur les dents font affluer la salive avec tant d'énergie, que souvent, lorsque la pointe de la langue se trouve relevée, un flot de salive s'échappe du canal de Wharton et s'élance à une distance plus ou moins grande. La mastication accélère aussi la sécrétion salivaire. Les substances sialagogues, le tabac, irritent la muqueuse et produisent le même résultat. Enfin, la dentition chez les petits enfants, alors même lorsqu'elle se fait physiologiquement et sans accidents, amène une supersécrétion salivaire. Il en est de même d'un bon nombre d'états morbides. L'hypochondrie (2), les angines, la stomatite simple ou mercurielle (3), la présence de vers dans les intestins, amènent du ptyalisme.

Quant aux causes qui diminuent cette sécrétion, elles résident surtout dans les évacuations excessives par la peau, les urines, ou le tube intestinal, et dans certaines affections morales et physiques (4).

Des nerfs affectés a la sécrétion salivaire. — Le nerf de la cinquième paire est celui qui est affecté à la sécrétion salivaire. Il envoie des rameaux à toutes les glandes salivaires, et, ce qu'il y a de remarquable c'est que ces rameaux, avant de pénétrer dans ces glandes, passent par des ganglions. Les filaments ténus du grand sympathique, qui aboutissent aux glandes salivaires, conduits par les divisions de la carotide externe, ont aussi, suivant MM. Bérard et Longet, une certaine influence sur la sécrétion de la salive.

(1) On trouve dans Haller l'observation d'un individu atteint de spasme cynique qui, au moment où les muscles des mâchoires se roidissaient, projetait la salive à 2 pieds de distance.

(2) Les hypochondriaques ont été appelés *sputatores*.

(3) Des malades atteints de salivation mercurielle ont laissé couler dans un seul jours 2 kilogr. de salive ; quelques-uns même en ont perdu jusqu'à 25 et même 50 kilogr.

(4) Chacun sait que, dans certaines périodes des maladies, le retour de la sécrétion salivaire est un symptôme de retour à la santé.

§ 65. — Phénomènes chimiques de la digestion buccale.

Le but des phénomènes chimiques qui s'opèrent dans le tube digestif est la dissolution, puis l'absorption des aliments.

Lorsque ces aliments sont solubles, les sucs digestifs ne font le plus souvent que les dissoudre, ou bien, s'ils agissent chimiquement sur eux, ne font que les transformer en d'autres produits solubles aussi ; mais, lorsque ces aliments sont insolubles, ces sucs les transforment par leur action en des produits solubles et capables d'être absorbés.

Les diverses parties du tube digestif n'agissent pas de la même manière sur les aliments. Cependant leur action n'est pas locale, et les transformations que leurs sucs opèrent se continuent sur ces aliments à mesure qu'ils cheminent dans ces diverses parties. Parmi ces sucs, le seul qui doit nous occuper ici est la salive.

§ 66. — Rôle chimique de la salive.

La salive est fournie par des glandes nombreuses, et varie de propriétés suivant qu'elle vient de telle ou telle de ces glandes : parotide, sous-maxillaire ou sublinguale.

Ainsi, la salive parotidienne est très-fluide, alcaline (1); sa densité est de 1,006. Elle contient 96 à 98 p. 100 d'eau, du carbonate de chaux combiné à une certaine quantité de matière organique, que Berzelius a appelée *ptyaline* et que l'on observe dans toutes les salives, du chlorure de potassium, du phosphate de chaux et même du sulfo-cyanure de potassium.

La salive formée par les glandes sous-maxillaires est très-visqueuse, alcaline, et ne contient ni carbonate de chaux, ni sulfocyanure de potassium, mais une grande quantité de ptyaline.

Celle qui vient des glandes sublinguales est extrêmement visqueuse et contient aussi, mais en plus grande proportion encore, de la ptyaline. Enfin, le liquide sécrété par les glandes buccales tient par sa composition de toutes les autres salives.

(1) Cependant ce liquide est quelquefois acide, ainsi que l'a observé Mitscherlich dans un cas de fistule parotidienne.

Quant au mucus, qui n'est pas fourni, comme on le pensait autrefois, par des glandes mucipares, il est, ainsi que le dit M. Magitot, le résultat d'une sécrétion directe de la muqueuse et de son épithélium, secrétion qui se produit même, en l'absence d'organes glandulaires. C'est une sorte d'exsudation épithéliale.

§ 67. — Composition de la salive mixte.

La salive mixte ou complète, composée des divers fluides que nous venons d'énumérer, est presque incolore, légèrement opaline et spumeuse. Abandonnée à elle-même, elle se divise en deux parties : l'une supérieure, claire, limpide et filante; l'autre sous-jacente, ayant l'apparence d'un dépôt gris-blanchâtre. La première, dans laquelle se trouvent en dissolution des sels alcalins, contient de l'albumine ainsi que de la ptyaline; la seconde se compose en grande partie de cellules d'épithélium, de corpuscules muqueux et de globules de graisse.

A l'état normal la salive est alcaline (1); cependant elle peut aussi être normalement acide dans le sillon gingivo-labial, ainsi que M. Boudet en a fait la remarque. Suivant M. Magitot, cet état acide provient exclusivement du fait de certaines altérations ou fermentations, non pas des éléments de la salive eux-mêmes, mais des substances étrangères introduites accidentellement ou par l'alimentation, et qui donnent lieu à des produits acides (2).

La densité de la salive est de 1,004 à 1,008.

(1) D'après Duverney, la salive serait alcaline chez les jeunes sujets et acide chez les personnes âgées. Selon Vieussens et Viridet, elle est toujours acide. Selon Haller, au contraire, elle est toujours alcaline. Tiedmann et Gmelin, qui ont essayé la salive sur une quarantaine de malades de l'hôpital de Heidelberg, ne la trouvèrent que deux fois acide. Pour la généralité des auteurs modernes, elle est constamment alcaline pendant les repas, quelquefois acide avant les repas et dans certains états pathologiques.

(2) La salive a été l'objet de travaux importants. Elle a été analysée par Berzélius, par Tiedemann et Gmelin, par Leuret et Lassaigne, par Mitscherlich, de Wright, de Bostock, Donné, Mialhe etc. D'autres auteurs l'ont étudiée au point de vue physiologique, et parmi eux on peut citer Cl. Bernard, Leuchs, etc.

Elle contient 992 à 995 p. 1000 d'eau, et 5 à 8 de matières solides organiques et inorganiques (1).

La proportion d'eau contenue dans la salive varie suivant l'âge. Elle est plus considérable chez les enfants et augmente sous l'influence de certaines maladies telles que la chlorose. Elle diminue au contraire dans les inflammations.

Les matières organiques sont l'albumine, la caséine, des cellules épithéliales, des matières grasses, du mucus, des parasites végétaux ou animaux, des substances diverses formant des taches ou dépôts sur les dents, et de la ptyaline.

Les matières inorganiques sont des carbonates alcalins, des phos-

(1) D'après Berzélius, 1,000 parties de salive contiennent :

Eau	992.9
Ptyaline	2.9
Mucus	1.4
Extrait de viande avec lactate alcalin.	0.9
Chlorure sodique	1.7
Soude	0.2
	1000.0

Les expériences de Tiedmann et Gmelin ont donné, pour 100 parties de salive (d'après Longet) :

Matière soluble dans l'alcool et non soluble dans l'eau (graisse contenant du phosphore) ; matière soluble dans l'alcool froid et dans l'eau (osmazome, sulfocyanure, chlorure, et peut-être quelque peu d'acétate de potasse)	31.25
Matière qui se précipite par le refroidissement de la dissolution alcoolique faite à chaud (matière animale avec du sulfate et très-peu de chlorure alcalin)	1.25
Matière soluble seulement dans l'eau (matière salivaire avec beaucoup de phosphate et très-peu de sulfate et de chlorure alcalin)	20.00
Matière insoluble dans l'eau et l'alcool (mucus, peut-être aussi de l'albumine avec du carbonate et du phosphate de chaux)	40.00
	92.50

La perte est due à l'eau que la matière avait retenue.

Une dernière analyse a été faite par Jacubowitsch ; elle a donné :

Eau	995.16
Épithélium	1.62
Ptyaline	1.34
Phosphate de soude	0.94
Chlorures alcalins	0.84
Sulfo-cyanure de potassium	0.06
Chaux combinée à une matière organique	0.03
Magnésie combinée à une matière organique	0.01
	1000.00

phates terreux, des chlorures, des sulfates, des lactates et du sulfocyanure de potassium.

Reprenons maintenant chacune de ces substances :

L'*eau*, n'est pas libre, mais à l'état d'eau de constitution, combinée à la matière organique elle-même.

L'*albumine*, dont la présence a été admise par Brande, Leuret et Lassaigne, rejetée par Tiedmann et Gmelin ainsi que par M. Blondlot, existe réellement dans la salive, d'après les expériences de M. Cl. Bernard. C'est à F. Simon, cité par Dumas dans sa *Chimie physiologique et médicale*, que l'on doit la découverte de la caséine dans la salive; mais on ne connaît pas plus son utilité que celle de l'albumine dans les phénomènes de la digestion buccale.

« Les *cellules épithéliales*, dit M. Magitot, caractérisent la salive mixte ou buccale; car, à l'examen des diverses salives obtenues directement des conduits excréteurs, on n'en rencontre pas. Il faut donc les considérer comme des éléments détachés de la muqueuse buccale. Quelques leucocytes sont dans le même cas et proviennent des phénomènes d'irritation si fréquents sur cette muqueuse. Ces leucocytes, si on les observe en particulier dans les amas blanchâtres des interstices dentaires, apparaissent gonflés et granuleux, comme ils le sont d'ordinaire après avoir été soumis à l'action d'un acide étendu, circonstance qui est en relation avec cette réaction acide fréquente du milieu dentaire. »

Les *matières grasses* contiennent, suivant Tiedmann et Gmelin, des traces de phosphore et se présentent au microscope sous l'aspect de gouttes d'huile.

Le *mucus*, dont l'existence est démontrée par le microscope, est alcalin à la surface de la muqueuse des joues et de la langue, mais il est souvent acide dans les interstices des dents et sur la gencive qui les entoure. Il n'est point sécrété, comme on le croyait autrefois, par les glandes mucipares, mais il est le résultat d'une sécrétion directe de la muqueuse elle-même et de son épithélium, même en l'absence complète d'organes glandulaires (1).

(1) Suivant M. Magitot, la prédominance du mucus paraît exclure la présence de dépôts de tartre à la surface des dents dans les lieux d'élection, et cette remarque, que cet auteur dit avoir souvent répétée, lui a permis de reconnaître à première vue la réaction ordinaire de la muqueuse voisine des dents. « Si le mucus, dit-il, est abondant et la salive visqueuse, le milieu dentaire sera acide et le tartre rare ou

Les *parasites végétaux et animaux* sont des filaments de l'espèce des algues (*leptotrix buccalis* de Robin) et des vibrions (*vibrio lineola*). Les autres substances sont des *cellules épithéliales*, des *débris alimentaires* et des *granulations amorphes, vertes, brunes* ou *noires*, qu forment ces couches diversement colorées que l'on voit à la surface des dents.

Quant à la *ptyaline*, dont nous nous occuperons un peu plus loin et plus longuement au point de vue chimique de la digestion (1), c'est une substance albuminoïde un peu différente de l'albumine proprement dite, dont les réactions varient suivant qu'elle provient de la salive de telle ou telle glande. Dans la salive parotidienne, elle est coagulable par la chaleur, l'acide azotique et le sulfate de magnésie; dans la salive formée par les glandes sous-maxillaires, elle ne se coagule ni par la chaleur, ni par l'acide azotique ; enfin, dans celle qui vient des glandes sublinguales, elle est très-visqueuse et ne se trouble même pas à l'air.

Les *carbonates alcalins*, qui sont fournis surtout par la salive parotidienne, sont en moindre quantité, toute proportion gardée, dans la salive mixte que dans la salive parotidienne, et c'est à leur décomposition et à la précipitation des carbonates insolubles que serait due en partie la formation des dépôts de tartre.

Quant aux *phosphates de chaux et de soude*, ce sont eux qui forment la presque totalité des calculs salivaires. Les *chlorures*, les *sulfates* et les *lactates* sont en notable proportion dans la salive mixte, mais ne méritent pas de mention particulière au point de vue de la digestion.

Enfin, le *sulfo-cyanure de potassium*, que M. Longet regarde

manquant complétement, cette substance étant dissoute aussitôt que produite ; mais alors on rencontrera dans la bouche des caries plus ou moins nombreuses, à coloration blanchâtre, de forme molle et à marche rapide. Si, au contraire, le dépôt muqueux manque complétement, on constatera une réaction locale alcaline, la présence souvent très-abondante du tartre avec ses conséquences sur le bord gingival, et un nombre relativement moindre ou l'absence complète de caries. »

(1) C'est Berzélius qui l'a isolée le premier et lui a donné le nom de *ptyaline*. Voici le mode de préparation qu'en a donné M. Dumas, d'après Berzélius. On commence par évaporer la salive à siccité. Le résidu est traité par l'alcool, qui lui enlève une matière animale soluble, quelques sels et un peu de graisse. Le résidu alcalin insoluble est traité par un peu d'acide acétique, évaporé à siccité, puis repris par l'alcool. Le résidu de ce second traitement consiste en mucus, qui en constitue à peu près le tiers, et en ptyaline, que l'on isole en la dissolvant dans l'eau et évaporant cette solution à siccité.

comme un des principes normaux et caractéristiques de la salive, existe dans ce liquide suivant des proportions variables, mais toujours très-petites (1).

§ 68. — Action de la salive mixte sur les aliments.

Maintenant que nous connaissons la composition de la salive mixte, nous pouvons nous rendre compte de son rôle chimique dans la digestion.

Elle exerce une action spéciale sur les matières féculentes et les transforme d'abord en dextrine, puis en glycose.

C'est à Leuchs que l'on doit la découverte de cette propriété de la salive, et à M. Mialhe que l'on en doit la vulgarisation.

Il est important, pour que la saccharification de la fécule s'opère, que ses grains aient été préalablement soumis à la coction ou qu'ils aient été exposés à une trituration prolongée.

La fécule est insoluble, mais elle devient soluble en se transformant en dextrine et en glycose. Cette transformation se fait, dans

(1) M. Longet a tiré, des nombreuses expériences qu'il a faites sur l'existence du sulfo-cyanure de potassium dans la salive, les conclusions suivantes :

1° Le sulfo-cyanure de potassium existe normalement et constamment dans la salive de l'homme.

2° Il se rencontre non-seulement dans la salive mixte ou buccale, mais aussi dans la salive parotidienne et dans les salives sous-maxillaire et sublinguale.

3° Sa présence caractérise en quelque sorte la sécrétion salivaire, car la sueur, l'urine, les larmes, le liquide cérébro-spinal, le sérum du sang et la sérosité provenant de vésicatoires, n'ont jamais donné aucune trace de sulfo-cyanure.

4° Ce sel existe en proportions variables, mais toujours très-petites. Ces variations ne dépendent ni du sexe, ni de l'âge, ni du régime, ni d'états particuliers du système nerveux, mais seulement du degré de concentration du liquide salivaire.

5° Dans un trop grand état de fluidité de la salive succédant à une excrétion très-abondante, le sulfo-cyanure peut devenir inappréciable à nos réactifs ; mais, dans ce cas, il suffit de concentrer le liquide salivaire par l'évaporation lente pour obtenir constamment la réaction caractéristique de la présence du sulfo-cyanure.

6° L'état sain ou morbide des dents n'a aucune influence sur la présence ou l'abondance de ce produit.

7° Le sulfo-cyanure ne résulte pas, comme on l'avait annoncé, d'une altération spontanée de la salive ;

8° Pour l'isoler, il importe d'analyser de préférence la salive d'individus à jeun.

9° Le perchlorure de fer est le meilleur réactif pour déceler sa présence. Il donne à ce liquide suffisamment concentré une belle coloration rouge de sang. Aucune autre substance contenue dans la salive ne donne lieu, avec le perchlorure de fer, à la même réaction que le sulfo-cyanure.

certaines opérations industrielles, par l'action de la substance active de l'orge germé, c'est-à-dire de la diastase, et c'est pour cela que M. Mialhe a appelé *diastase salivaire* la substance qui, dans la digestion buccale, opère cette transformation, c'est-à-dire la *ptyaline* (1).

D'autres liquides animaux ont aussi la propriété de transformer l'amidon en glycose : le sang, le pus, une macération de membrane muqueuse ou de toute autre partie animale; mais, et c'est avec raison que M. Longet insiste sur ce point, aucun n'agit, sous le rapport de la rapidité et de l'énergie, comme la salive. Il n'est même pas probable qu'ils agissent de la même manière. En effet, tous ces liquides doivent à une fermentation putride les modifications lentes qu'ils exercent sur l'amidon, or il est évident que les procédés de putréfaction ne sont pas ceux qui s'observent dans l'accomplissement des phénomènes de la digestion en général, et il répugnerait d'admettre que le fluide salivaire empruntât exceptionnellement à ces procédés sa puissance de saccharification.

La fécule est la substance alimentaire la plus répandue dans le règne végétal. C'est une substance isomérique avec la dextrine, et celle-ci ne diffère de la glycose que par un atome d'eau; mais cette modification suffit pour rendre la fécule soluble, et c'est là le fait chimique qui nous intéresse dans la digestion buccale.

D'ailleurs cette modification n'est pas instantanée. A peine commencée dans la bouche, cette action se continue dans l'estomac lui-

(1) C'est aux recherches de Payen et Persoz que l'on doit la démonstration de l'existence dans l'économie végétale d'une substance azotée spéciale, la diastase, qui a le pouvoir de transformer des quantités énormes de fécule en dextrine et en glycose.

Cette diastase (διαστασις, séparation), préparée à l'aide des procédés ordinaires, est blanche, amorphe et sans saveur. Elle est soluble dans l'eau et l'alcool étendu, mais insoluble dans l'alcool concentré. Son action sur les matières féculentes est extrêmement énergique, puisqu'une seule partie de diastase suffit pour transformer en dextrine, puis en glycose, 2,000 parties de fécule.

Ce phénomène est évidemment dû à une de ces actions que l'on nomme *effet de contact*, ou à la *fermentation*.

La diastase semble être un ferment. C'est une substance quaternaire dont la composition n'a pas encore été définie. M. Mialhe a trouvé dans la salive une substance solide blanche ou grisâtre, amorphe, insoluble dans l'alcool rectifié, mais soluble dans l'eau et l'alcool étendu, qui, mise en présence de la fécule, la convertit en dextrine et en glycose dans les mêmes proportions que la diastase végétale (1 pour 2,000). Il en a donc conclu avec raison que la diastase salivaire était assimilable au ferment des graines amylacées lors de la germination, et il l'a appelée *diastase animale* ou *salivaire*.

même et au delà, à l'aide de la salive qui imprègne l'aliment avalé, jusqu'à ce qu'elle soit augmentée encore par l'action saccharifiante du suc pancréatique et du suc intestinal.

Les autres principes immédiats hydro-carbonés, cellulose, pectose, gommes, sucre de canne, n'éprouvent aucune modification chimique de la part de la salive. Il en est de même des matières albuminoïdes. Mais les substances grasses sont émulsionnées assez complétement par ce liquide, et cette propriété, ainsi que l'a constaté M. Longet, est plus prononcée avant qu'après les repas.

Quant aux petites parcelles de viande qui restent entre les dents, elles ne subissent aucun changement chimique par le fait de la salive. Elles finissent par se ramollir sous l'influence de la putréfaction et donnent à l'haleine une mauvaise odeur. Mais c'est l'humidité aidée de l'air atmosphérique qui produit ce résultat, et non pas l'action chimique du liquide buccal (1).

§ 69. — Rôle de la bouche dans les divers actes respiratoires.

Respiration proprement dite. — La bouche sert à la respiration et peut, en donnant passage à l'air, suppléer les fosses nasales, qui sont la voie naturelle de ce fluide. L'air qui s'introduit dans les poumons par les fosses nasales ou par la bouche traverse le pharynx, le

(1) On a avancé un grand nombre d'opinions, les unes hypothétiques, les autres évidemment erronées, touchant les usages de la salive. En voici quelques-unes d'après Bérard :

M. Donné croit que sa principale utilité est de saturer dans l'intervalle des repas, par son alcali, l'acide du suc gastrique qui pourrait blesser l'estomac ; mais il est peu vraisemblable que la nature crée des rouages destinés à se neutraliser ainsi l'un l'autre.

Il est bien moins vraisemblable encore que la salive, qui est alcaline, soit l'agent de l'acidification des aliments, ainsi que le dit M. Schultz, qui cite, en preuve de la grande influence de la salive, l'action du venin de la vipère (lequel n'est pas une salive), le ramollissement de la proie dans la bouche d'un boa, l'altération de la pâte alimentaire aussi bien à son centre qui est pénétré par la salive, qu'au contact de la membrane muqueuse, etc.

Déjà Frédéric Hoffmann avait attribué à la salive toutes les modifications ultérieures de l'aliment, faisant de ce liquide une sorte de menstrue microcosmique universel.

On peut voir, dans la physiologie de Lenhosseck, l'énoncé de ces rêveries qu'il ne critique pas, et que Schultz paraît lui avoir empruntées en partie.

On comprend peu ce que Tiedmann et Gmelin ont voulu dire, en reconnaissant à la salive la faculté d'anéantir dans l'aliment la faculté vitale de se contracter. Ces

larynx, la trachée, et arrive jusqu'aux extrémités les plus éloignées des bronches. Mais il faut, pour que ce passage puisse s'accomplir, que ces conduits restent béants.

Ce fait est évident pour les bronches, la trachée, le larynx, dont la béance est entretenue par les cerceaux cartilagineux qui entrent dans la composition de leurs parois. Il en est de même pour les fosses nasales, dont l'intérieur est formé par des parois osseuses et dont l'entrée est limitée par des ailes doublées de cartilages. Quant au pharynx, qui est maintenu ouvert par des plans aponévrotiques puissants, il ne revient sur lui-même que pendant la déglutition, dont les mouvements pour ainsi dire convulsifs ne suspendent le passage de l'air que momentanément.

Mais, pour que l'air puisse passer par la bouche, il n'en est plus de même. Il faut que les lèvres soient ouvertes et la langue convenablement placée, de manière à laisser libre le conduit formé par cette cavité.

Parmi les actes qui se rangent dans les fonctions de respiration et auxquels la bouche prend part, nous citerons le bâillement, le sanglot, le hoquet, le rire, le ronflement, la toux, l'expectoration, le crachement et l'éternuement.

Baillement. — Le baillement consiste en une inspiration lente et profonde, la bouche étant largement ouverte, inspiration à laquelle succède une expiration également lente et comme retenue. Pendant toute la durée de cet acte, le voile du palais s'applique contre la paroi opposée du pharynx et empèche le passage de l'air par les fosses nasales. Mais, dès que la bouche se referme, la tension du voile du palais cesse, et l'air reprend son cours naturel (1).

auteurs et Schultz ont comparé l'action de la salive à une sorte d'infection qui inoculerait la vie à l'aliment comme on inocule un virus.

On l'a aussi comparée à un philtre. Ainsi, on lit dans Schuring : « Saliva puellæ « amatæ venenum est, transfundit in corpus amantis ita ut recrudescat luxuries. » Le même auteur raconte que, dans le but de se défaire d'Alexandre-le-Grand, on lui présenta une jeune fille nourrie avec l'aconit napel, mais que le conquérant la dédaigna. Mais il faut se taire sur ces propriétés et sur d'autres plus merveilleuses encore.

(1) Tout ce qui change le type de la respiration et de la circulation, comme le sommeil, le réveil, l'ennui, peut être une cause de bâillement. C'est un moyen dont se sert la nature pour remédier aux effets physiologiques résultant du ralentissement ou

Le soupir a une grande analogie avec le bâillement ; mais l'inspiration est plus profonde encore et l'expiration plus rapide (1).

SANGLOT. — Le sanglot est le résultat d'une contraction convulsive, saccadée, du diaphragme, avec résonnance intermittente des lèvres de la glotte. Il annonce presque toujours un profond ébranlement du système nerveux.

HOQUET. — Le hoquet est aussi, comme le sanglot, le résultat d'une contraction convulsive, mais plus rare, du diaphragme. L'air pénètre brusquement dans les poumons et fait vibrer les lèvres de la glotte. Le plus souvent, il dépend d'un état particulier de l'estomac (2). Ces deux phénomènes peuvent avoir lieu également lorsque la bouche est ouverte et fermée. Cependant le bruit qui les accompagne est beaucoup plus fort lorsque la bouche est ouverte.

RIRE. — Le rire est caractérisé par une suite d'expirations saccadées, avec résonnance des cordes vocales et du voile du palais. Le sourire n'est qu'une expression des muscles du visage étrangère à l'acte respiratoire (3). Le rire est le plus souvent occasionné par des idées gaies ou bizarres, par le chatouillement et par d'autres causes qui mettent en jeu l'action cérébrale.

RONFLEMENT. — Le ronflement est dû à la résonnance anormale de l'air dans les fosses nasales et le pharynx, résonnance déterminée par les vibrations du voile du palais ou par les liquides qui peuvent obstruer les cavités nasale et buccale (4).

de la suspension momentanée de la respiration. Il a pour but de porter dans les poumons une proportion d'air plus considérable que celle qui y est portée dans les inspirations ordinaires.

(1) Le soupir est dû aussi à la gêne ou à la suspension de la respiration, mais alors ces phénomènes résultent d'autres causes, telles que les passions tristes, les rêveries amoureuses, les méditations prolongées, etc.

(2) Le hoquet se montre le plus souvent chez les individus nerveux. Lorsqu'il survient aux approches de la mort, il est du plus fâcheux présage.

(3) Le sanglot, le hoquet, et le rire sont indépendants de la volonté ; ils sont plus familiers aux personnes sensibles et nerveuses, comme les femmes et les enfants.

(4) Le ronflement se produit à volonté ; « il suffit, de respirer par la bouche, de porter la langue en arrière et en haut, et d'inspirer et d'expirer avec une certaine énergie. En se plaçant alors devant un miroir, on constate aisément les vibrations du voile du palais. Le ronflement, causé par les vibrations du voile du palais pendant l'expiration, a lieu très-facilement quand la bouche est ouverte ; quand la bouche est fermée, il a lieu encore, mais moins fréquemment, la colonne d'air de l'expiration qui sort par le nez ne rencontrant le voile du palais que suivant le plan incliné de sa face postérieure. » (Béclard.)

Toux et éternuement. — La toux et l'éternuement sont caractérisés par une expiration brusque et sonore, précédée d'une inspiration profonde. Tous deux sont déterminés par toutes les causes qui provoquent une sensation pénible sur la membrane qui tapisse les fosses nasales, le voile du palais, la trachée-artère ou les bronches. Il y a donc une grande ressemblance entre ces deux phénomènes. Cependant, dans la toux, l'air expiré, au lieu d'être chassé par les fosses nasales ou la bouche, l'est toujours par la bouche largement ouverte. Le bruit qui les accompagne est produit par la vibration des cordes vocales et renforcé par les parties supérieures des voies respiratoires (par les fosses nasales surtout dans l'éternuement) (1).

Expectoration. — L'expectoration est amenée par la toux ou simplement par une expiration forcée, destinée à faire parvenir dans la bouche les mucosités ou les crachats qui se trouvent dans les voies respiratoires inférieures. Cette expiration est accompagnée d'un bruit semblable à celui du ronflement, et qui est causé par les vibrations du voile du palais et parfois des lèvres de la glotte. Une fois dans la bouche, ces mucosités sont expulsées par le crachement. Pour cet acte, la langue les rassemble à la partie antérieure de la bouche, puis, le voile du palais étant bien appliqué à la partie postérieure du pharynx, elle se retire subitement en arrière au moment où l'air, chassé par un mouvement brusque d'expiration, entraîne les crachats à travers les lèvres rapprochées de manière à augmenter la force d'expulsion (2).

(1) La toux et l'éternuement ont pour but de faire cesser la sensation pénible provoquée par la présence des corps étrangers qui irritent la muqueuse, en en débarrassant cette membrane. Les enfants ne toussent jamais avant le deuxième mois.

(2) C'est par l'ouverture de la bouche que passent les crachats qui se forment, non-seulement dans les voies respiratoires inférieures, mais encore ceux qui viennent de la partie la plus profonde des fosses nasales et de la bouche. Ceux qui se forment dans cette dernière cavité proviennent d'une augmentation de sécrétion de la muqueuse et des glandes salivaires. Ils contiennent quelquefois des fragments de tartre. Ils peuvent s'écouler de la bouche par le seul effet de leur poids ; mais, le plus souvent, ils sont expulsés par le crachement.

Les crachats qui proviennent du pharynx et de l'isthme du gosier sont clairs, filants, tenaces, et leur expulsion se fait assez difficilement. Ce n'est plus alors aux lèvres, mais à l'isthme du gosier, que l'air expiré trouve l'obstacle qui augmente sa force d'impulsion.

Quant aux crachats qui viennent des bronches, et qui forment la matière expectorée proprement dite, ils sont poussés dans le pharynx par une expiration prompte que vient aider le rétrécissement momentané de la glotte.

70. — Rôle de la bouche dans la phonation (1).

La bouche fait partie du tuyau vocal. Elle modifie la force du son par la manière dont elle se dispose pour le laisser passer. Est-elle grande ouverte, la langue abaissée et le voile du palais relevé, elle renforce la voix ; ces conditions sont-elles opposées, elle l'affaiblit. Elle en modifie aussi le timbre, et chacun sait qu'aucune des parties qui la composent ne peut être malade sans que le timbre de la voix soit altéré.

L'appareil vocal comprend trois parties essentielles :

1° Les poumons, ou organes destinés à chasser l'air à travers le larynx ;

2° Le larynx, ou organe de production du son ;

3° Le pharynx, la bouche et les fosses nasales, ou organes de transmission, tuyau vocal.

La bouche est la seule partie du tuyau vocal dont nous ayons à nous occuper ici.

Nous venons de dire qu'elle modifie le timbre de la voix, et l'on peut se rendre facilement compte des qualités qu'elle peut lui communiquer.

Supposons un instant le larynx situé aussi haut que possible et s'ouvrant pour ainsi dire à l'isthme du gosier; supposons encore les mâchoires et les lèvres complétement écartées ; le son qui sera émis dans ces conditions sera criard et désagréable ; il aura le timbre auquel on a donné le nom de *timbre guttural* (voix de gorge). C'est le son que l'on obtient d'un larynx détaché de l'individu et privé de tuyau vocal.

Supposons maintenant le larynx dans la même position, mais les mâchoires et les lèvres moins écartées et progressivement rapprochées, alors le timbre sera de moins en moins guttural, et les sons que l'on obtiendra ne seront plus criards.

On obtient à peu près le même effet si, au lieu de rapprocher les

(1) Nous comprenons avec Chausssier, sous le nom de *phonation*, tous les phénomènes qui concourent à la production de la voix et de la parole. La phonation est une fonction qui appartient à la vie de relation et qui, chez l'homme, a pour attribut essentiel la parole et la voix articulée.

mâchoires et les lèvres, on porte le dos de la langue vers le palais, de manière à rétrécir le tuyau vocal. Cependant, ce dernier procédé donne moins de volume à la voix et tend plutôt à l'étouffer.

Les dimensions générales de la cavité buccale sont presque toujours en rapport avec les différences individuelles que l'on observe dans la nature de la voix. Ainsi, les personnes qui ont des mâchoires très-développées et un orifice buccal médiocre ont la voix sourde; celles au contraire qui ont la bouche bien fendue et les mâchoires peu développées ont la voix claire, à cause du peu de longueur du tuyau vocal.

Mais ces modifications ne sont pas les seules qui soient opérées par la bouche dans la production des sons. Il en est d'autres qui dépendent plus particulièrement d'elle et sur lesquelles nous devons nous étendre plus longuement; nous voulons parler de celles par lesquelles la voix est articulée. Cependant, avant d'aborder ce sujet, nous allons décrire rapidement le mécanisme du sifflet oral, de ce registre de sons qui, quoique d'une utilité fort restreinte en apparence, n'en demande pas moins une attention sérieuse, à cause des conséquences importantes qu'on en peut déduire.

§ 71. — Du sifflet.

Il existe un certain nombre de théories de ce mécanisme.

Dodart le comparait à celui de la voix, et c'est lui qui donna aux lèvres, disposées comme elles le sont pendant le sifflement, le nom de *glotte labiale* (1).

Cagniard de Latour a émis les propositions suivantes : 1° selon toute apparence, le son du sifflet vient de ce que l'air, en passant par le conduit formé par les lèvres contractées, subit un frottement intermittent propre à engendrer un son primitif qui acquiert de l'intensité en communiquant ses vibrations à l'air contenu dans la bouche ; 2° la bouche elle-même, la trachée-artère et les poumons, peuvent avoir une certaine influence sur les vibrations du conduit siffleur ; 3° si les lèvres elles-mêmes ont une vibration, celle-ci n'est

(1) Dodart croyait que l'ouverture des lèvres est presque toujours dans le sifflement de la même figure que celle qu'il attribuait à la glotte vocale quand elle est en action pour la voix. Mais cette prétendue ressemblance n'existe pas, et il suffit de voir fonctionner la glotte vocale sur le vivant pour s'en convaincre.

pas une condition nécessaire pour que les sons du sifflet se produisent (1).

Enfin Masson, et depuis M. Longet, ont basé leur théorie sur la ressemblance qu'ils ont trouvée entre la disposition de la bouche pendant le sifflement et l'appeau des oiseleurs. Pour ces physiologistes, l'instrument siffleur de l'homme n'est qu'un appeau. L'orifice antérieur en est formé par les lèvres, l'orifice postérieur par la langue et le palais, et le tuyau renforçant est placé entre les lèvres et la langue (2). La cause du son est la même que celle de tous les instruments à vent artificiels. Les sons deviennent d'autant plus aigus que l'orifice est plus petit, et inversement.

D'après M. Masson, c'est à l'écoulement périodiquement variable de l'air qui sort par l'ouverture de la glotte labiale, et qui imprime à l'air extérieur des pulsations, que sont dues les vibrations sonores. La hauteur du ton dépend de la pression plus grande pour les sons aigus que pour les sons graves, et son intensité, de la quantité d'air insufflé et de sa pression comprise, pour un même son, dans des limites plus ou moins étendues.

Toutes ces théories ont été rejetées après discussion approfondie par M. Édouard Fournié, qui à son tour en a émis une nouvelle, dont nous allons donner la substance.

Pour cet auteur, le sifflet oral est produit par un procédé analogue à celui qui est employé dans les tuyaux à bouche de l'orgue.

En effet, dans le mode habituel du sifflement, les lèvres sont projetées en avant et contractées de manière à circonscrire une ouverture circulaire ; cette projection des lèvres a pour effet de ménager une petite cavité située entre elle et les dents. La langue est appuyée par sa pointe contre les dents de la mâchoire inférieure, puis elle se redresse immédiatement sous la voûte palatine, de manière à former un petit canal aplati. On peut donc en conclure par analogie

(1) Cette théorie, comme le dit M. Ed. Fournié, pèche par sa trop grande simplicité. Il faut autre chose que le frottement de l'air sur les parois d'un tube pour obtenir un son. Les difficultés que l'on rencontre, quand on veut obtenir des sons par ce moyen, sont tellement grandes, que l'on ne peut pas comparer ces sons à ceux que l'on obtient si facilement en sifflant.

(2) Mais l'appeau des oiseleurs est constitué par deux ouvertures circulaires présentant chacune un bord tranchant sur lequel a lieu le brisement de l'air, tandis que l'appeau buccal, tel que le conçoit M. Masson, n'a pas ce bord tranchant indispensable ; d'où il suit que les deux appeaux ne sont pas comparables.

que le petit canal formé par le rapprochement de la langue contre la voûte palatine représente la lumière d'un tuyau d'orgue ; que l'air s'écoule sous la forme d'une petite lame qui vient se briser sur le biseau que lui présentent les dents de la mâchoire supérieure ; que le son est produit par l'effet de ce brisement, et que la cavité située entre les dents et les lèvres est le tuyau de renforcement.

Il est dès lors évident que les tons sont produits par les modifications que la mobilité des parties permet d'introduire dans cette disposition, et non par les différentes pressions de l'air ; modifications qui siégent dans l'embouchure et le tuyau renforçant (1).

Les autres manières de siffler ne sont que des modifications de ce procédé. Aussi, lorsqu'au lieu d'appliquer la pointe de la langue contre les dents de la mâchoire inférieure, on l'applique contre le palais, au niveau de la racine des incisives supérieures, en ménageant une petite ouverture pour le passage de l'air et en ayant soin d'entr'ouvrir les lèvres, c'est encore le brisement de la lame d'air contre le bord inférieur des dents qui produit le son.

Il en est encore de même lorsque la pointe de la langue étant repliée en arrière, au moyen de l'index et du médius de chaque main placés en forme de V, la colonne d'air qui passe entre le palais et les doigts vient se briser sur les bords des dents.

§ 72. — Parole.

Arrivons maintenant aux modifications opérées dans la voix par le jeu des divers organes qui se rencontrent depuis le larynx jusqu'à l'orifice antérieur de la bouche, modifications qui constituent *la voix articulée ou la parole.*

La *parole,* c'est-à-dire l'instrument le plus précieux de l'expression de l'esprit humain, a été l'objet des études les plus nombreuses et les plus importantes ; et cependant les physiologistes ne s'accordent pas encore aujourd'hui sur sa formation. Nous allons donner une idée des principales théories qui ont été émises sur ce sujet, nous réservant de décrire plus longuement celle qui a été émise par

(1) A mesure que le ton s'élève, la langue se rapproche de plus en plus de la voûte palatine et des dents supérieures, en même temps que le tuyau sonore se raccourcit. Le mécanisme inverse produit l'abaissement du ton. L'homme peut ainsi produire avec sa bouche tous les sons compris entre deux octaves.

M. Ed. Fournié, et que pour notre part nous adoptons sans restriction.

Pour Gerdy, les lettres sont divisées en voyelles et en consonnes. Les voyelles sont distinctes : *a*, *e*, *i*, *o*, *u*, ou confuses : l'*e* muet. Les voyelles distinctes sont formées : les unes, par le tuyau vocal pendant qu'il est traversé par le son ; les autres, qu'il nomme *nasales*, par le retentissement des sons vocaux dans les fosses nasales : *in*, *an*, *on* (1).

Quant aux consonnes, elles sont divisées en neuf genres.

Dans le premier, elles résultent de l'occlusion des lèvres et de leur écartement subit : *b*, *p* ;

Dans le second (dento-labiales), de l'application des dents supérieures à la lèvre inférieure suivie de l'écartement brusque de ces parties : *v*, *f* ;

Dans le troisième, du retrait de la pointe de la langue portée d'abord entre les incicives : *z*, *c* des Espagnols, Θ des Grecs ;

Dans le quatrième (linguales antérieures sifflantes), sont rangées le *z* français, le *j*, le *ch*.

Pour l'*s*, et le *z*, la pointe de la langue dirige l'air contre les dents supérieurs et s'applique à la partie antérieure de la voûte palatine.

Pour le *j* et le *ch*, la pointe de la langue élargie, s'approche du palais en se recourbant en haut et se recule un peu plus que pour les consonnes précédentes ;

Dans le cinquième, se trouvent les linguales antérieures muettes : *l*, *r*, *d*, *t*.

(1) Voici d'après Gerdy, cité par M. Longet, le tableau des voyelles :

1er groupe.	*a*, *é*.
2e *id.*	*é*, *i*.
3e *id.*	*o*, *ou*, *eu*, *u*.
4e *id.*	*in*, *an*, *un*, *on*.

Et celui des consonnes :

1er genre. . . .	Consonnes labiales : *b*, *p*.	
2e *id.* . . .	—	dento-labiales : *v*, *f*.
3e *id.* . . .	—	— *z*, *c* (espagnols).
4e *id.* . . .	—	linguales antérieures sifflantes : *z*, *s*, *j*, *ch*.
5e *id.* . . .	—	— muettes : *l*, *r*, *d*, *t*.
6e *id.* . . .	—	linguales : *y*, *ch*, *ll*, *g*, *q*, *Dieu*, *thieu*.
7e *id.* . . .	—	gutturales : *j* (espagnol), *ch* (allemand).
8e *id.* . . .	—	nasales : *m*, *n*.
9e *id.* . . .	—	— *h* aspiré.

Pour l'*r*, la pointe de la langue étant portée vers le palais, entre en vibration, puis se détache du palais pour articuler la consonne;

Pour *l'*, le canal de la prononciation est tout à fait fermé, l'air s'échappe sur les côtés ;

Pour le *d* et le *t*, il en est de même, mais la langue est appliquée au palais et touche les dents.

Dans le sixième, les consonnes ont pour caractère d'être articulées par le corps de la langue. Cet organe s'applique au palais par un premier mouvement, puis s'en écarte pour articuler la consonne, ce sont *y*, *Dieu*, *thieu*, *ch* (allemand, dans licht), *g*, *q*;

Dans le septième (gutturales), se trouvent le *j* des Espagnols et le *ch* des Allemands (machen).

Dans le huitième (nasales), elles résultent d'un abaissement du voile du palais et du retentissement du son dans les fosses nasales *m*, *n* ;

Enfin, dans le neuvième, il n'existe qu'une seule lettre, l'*h* aspiré qui se prononce en relâchant pendant l'expiration le pharynx et l'isthme du gosier tout d'abord resserrés.

Muller, dans la théorie qu'il a émise, croit que, pour bien apprécier les propriétés des divers sons de la parole, il faut étudier d'abord le parler à voix basse, puis rechercher les modifications qui surviennent par l'addition du son proprement dit ou de l'intonation.

Au moyen de cette méthode, il a divisé le langage articulé à voix basse, en voyelles muettes, consonnes muettes et soutenues et consonnes muettes explosives.

Les voyelles muettes sont *a*, *e*, *i*, *o*, *ou*, *œ*, *æ*, *u* et les nasales *a*, *æ*, *œ*, *o*.

Les consonnes soutenues, sont : *h*, *m*, *ng*, *f*, *ch*, *sch*, *s*, *r*, *l*.

Les explosives sont ρ, γ, δ, *b*, *g*, *d*, *p*, *t*, *k*, π, κ, τ.

D'après ce système, tous les sons principaux de la parole articulée pourraient être émis à voix basse, et il n'y aurait qu'un petit nombre de modifications des consonnes dont la formation exigerait la consonnance de la voix, telles que le *j* allemand, le français, le *ge*, le *z* français, l'*l* avec intonation, *l'*muet, l'*r* avec intonation.

Si nous passons maintenant au système des sons de la parole haute voix, il se compose aussi de voyelles et de consonnes.

Pour les voyelles, la situation de la bouche est la même que dans la prononciation à voix basse.

Pour les consonnes, elles sont ou muettes ou explosives : *b*, *d*, *g*, *p*, *t*, *k* ; ou muettes continues : *h* aspiré ; ou peuvent être aussi bien muettes que prononcées avec intonation de la voix : *z*, *j*, *s*, *sch*, *l*, *m*, *n*, *r*.

Pour Magendie, il n'existe que des lettres vocales ou non vocales. Les premières sont : *a*, *è*, *é*, *e*, *i*, *o*, *ô*, *u*, *eu*, *ou*, *b*, *p*, *d*, *t*, *l*, *g*, *k*, *m*, *n*; et les secondes : *f*, *v*, *s*, *x*, *z*, *j*, *r*, *h*.

Quant à M. Segond, qui s'est occupé tout spécialement de cette question, il a émis une théorie tout à fait différente de celles que nous venons d'indiquer. Pour ce physiologiste, on a trop cherché à spécialiser la forme du tuyau vocal à propos de chaque voyelle en particulier, puisqu'il existe des parties qui peuvent se suppléer pour l'émission d'une même voyelle (1).

« Si l'on fait passer, dit-il, la voix à travers la bouche en donnant aux lèvres et aux mâchoires un degré d'écartement moyen, on produit le son *a*. Laissez les mâchoires dans la même position et ramenez progressivement les lèvres en avant de manière à allonger la cavité buccale, vous donnerez lieu successivement à la formation des sons *a*, *à*, *o*, *ô*. Joignez au mouvement des lèvres le rapprochement graduel des mâchoires, et vous aurez les sons *eu*, *ou*, et *u*.

« Disposez le tuyau vocal comme pour la formation de l'*a*, puis portez le dos de la langue vers le palais, de manière à rétrécir graduellement l'espace qui se trouve entre ces deux organes, vous produirez les sons *ê*, *è*, *é*, *i*. »

M. Segond admet aussi les voyelles nasales *an*, *in*, *on*, *un*, comme Gerdy les avait admises.

D'après le même auteur, il existe des consonnes soutenues, *h*, *s*, *ch*, *x*, *f*, *th* anglais, *c* espagnol, *z*, *j*, *v*, *r*, *j* espagnol, et des consonnes non soutenues *p*, *b*, *m*, *t*, *d*, *n*, *l*, *q*, *g*, *gn*, *ll* (2).

Enfin, pour M. Edouard Fournié, la grande division en voyelles

(1) L'*O*, par exemple, qui demande une configuration particulière de l'ouverture antérieure de la bouche, peut aussi être produit par l'isthme du gosier, quoique les lèvres soient maintenues écartées.

(2) Le tableau suivant, pris dans la *Physiologie* de M. Longet, résume le travail de M. Second :

et en consonnes, critiquée par quelques auteurs, trouve sa raison d'être dans les caractères essentiels qui distinguent les lettres appartenant à ces deux grandes classes. Ces caractères se résument dans les deux définitions suivantes :

« 1° La voyelle est un son produit par la glotte et qui emprunte un timbre distinctif aux dispositions variables des parties du tuyau vocal.

« Il résulte de cette définition que les parties, dont la disposition préside à la formation du timbre spécial à chaque voyelle, doivent rester immobiles durant tout le temps que la lettre est émise. Le moindre mouvement, en effet, peut changer le timbre du son. Par conséquent, l'immobilité des parties génératrices du timbre peut être considérée comme un caractère essentiel du son voyelle.

« Les voyelles sont essentiellement orales ; la cavité des narines peut plus ou moins joindre son retentissement à celui de la bouche ; mais, par elle-même cette cavité ne peut donner naissance qu'à un seul timbre, vu que les parties qui la circonscrivent ne peuvent pas être mobilisées pour produire plusieurs timbres différents.

« Les prétendues voyelles nasales, *an*, *in*, *on*, *un*, n'existent pas. Si on dispose les parties de manière que l'air s'écoule tout à la fois par la bouche et par les narines, on obtient un son faible, criard, nasonné qui n'a aucune vraisemblance avec ce qui se passe dans le langage lorsque l'on prononce la voyelle *a*, suivie de la consonne *n*, ou de la consonne *ng*.

« Dans la syllabe *an*, il y a toujours un mouvement de la base de la langue, très-peu sensible, il est vrai, et très-rapide, qui a pour effet de jeter le son dans les narines ; ce mouvement, très-lent et très-sensible chez la plupart des méridionaux, caractérise la consonne *n*. Lorsque la syllabe *an* est suivi d'un *g*, la résonnance na-

Voyelles simples.............	a, à, â, o, ô, eu, ou, u. e, è, é, i.
Voyelles composées ou nasales.	an, in, on, un.
Consonnes soutenues.........	h, s, ch, χ, ch des Allemands. f, th anglais, c espagnol. z, j, v, r, j espagnol.
Consonnes non soutenues	p, b, m, jeu des lèvres combiné avec la voix. r, d, n, l, jeu de la langue combiné avec la voix. q, g, gn, ll, jeu du milieu de la langue combiné avec la voix.
Consonne composée	x, formé de gz ou de qs.

sale doit être représentée par un nouveau signe *ng*, qui correspond à une véritable consonne. Les sons-voyelles usités dans notre langue sont : *a, o, ou, ê, è, é, i, û, u, eû, eu.*

« 2° Les consonnes ne méritent pas, à proprement parler, le nom de *sons*. Elles sont constituées par un bruit ou un murmure caractérisé, comme les sons-voyelles par une disposition particulière du tuyau vocal; mais ce bruit ou ce murmure ne constitue qu'une partie de la consonne. La lettre n'est complète qu'après que le mouvement de certaines parties bien déterminées est venu donner une expression nouvelle au bruit et au murmure précités. Sans le mouvement des parties le bruit et le murmure sont inqualifiables; sans le murmure et le bruit le mouvement des parties est privé d'expression (1).

« Ce mouvement indispensable, et qui distingue si bien les consonnes des voyelles, a une importance très-grande dans le langage. C'est à ce mouvement que la parole doit sa rapidité excessive. En effet, le mouvement de chaque consonne s'effectue toujours dans le sens nécessaire à la production de la voyelle qui suit la consonne, de sorte que la production des deux lettres est pour ainsi dire instantanée ; on ne met pas plus de temps pour dire *a, o,* que pour dire *pa, po.* A ces deux points de vue, on peut dire que la

(1) Classification naturelle des consonnes, d'après M. Édouard Fournié :

	Sifflantes ou soufflantes.	Murmurantes orales.	Murmurantes nasales.	Demi-explosives.	Explosives.
Glottique.......	h				
Linguo-palatines postérieures..	j (espagnol)	g	ng	g	k
Linguo-palatines moyennes.....	ch (chat)	j	gn	dj	tch
Linguo-palatines antérieures ...	s	z	n	d	t
Linguo-palatines latérales......		l, ll, r			
Labio-dentales..	f	v			
Labiales			m	b	p

Si on lit ce tableau dans le sens horizontal, l'on trouve sur la même ligne toutes les consonnes qui sont effectuées par le mouvement des mêmes parties ; si au contraire on lit dans le sens vertical, on rencontre toutes les consonnes qui sont accompagnées dans leur formation d'un phénomène sonore analogue. De cette manière, chaque lettre se trouve en regard des deux signes qui doivent la caractériser.

consonne donne la vie et le mouvement à la voyelle. Sans la consonne, la voyelle est une lettre morte. »

Quoi qu'il en soit de ces diverses théories, la production des sons et leur succession, d'où proviennent les syllabes et les mots, constituent l'*articulation*, la *prononciation*, en un mot, la *parole*.

Il est évident qu'une bonne conformation des parties qui composent le tuyau vocal, ainsi que la précision de leurs mouvements sont essentiels à l'exercice de la parole.

S'il y a lésion de quelques-unes de ces parties, comme perforation de la voûte palatine, altération du voile du palais, de la langue chute des dents, etc., il y a par suite vice dans la prononciation.

§ 73. — Vices de prononciation.

Ces vices sont nombreux. Ce sont : le bégaiement, le grasseyement, la lallation, la blésité et le bredouillement.

Le *bégaiement* est caractérisé par l'hésitation, la répétition saccadée, la suspension pénible, l'empêchement même d'articuler soit toutes les syllables, soit quelques syllabes en particulier. (Littré et Robin.)

Le *grasseyement*, ou prononciation vicieuse de l'*r*, est caractérisé par ce fait que, dans les mots ou la lettre *r* se trouve jointe à une autre consonne, on fait entendre une sorte de roulement guttural.

La *lallation* ou *lambdacisme* consiste dans la difficulté de prononcer la lettre *l* que l'on double ou que l'on remplace par un *r*.

La *blésité* consiste à substituer une consonnance douce à une plus dure, comme le *z* à l'*s*, le *d* au *t*, ls' au *g*.

Enfin le *bredouillement* est caractérisé par une prononciation précipitée et par cela même peu distincte.

Quant au *mutisme*, il ne s'observe guère que dans certains cas d'idiotisme et dans la surdité de naissance.

BIBLIOGRAPHIE

ADELON. Physiologie de l'homme (Paris, 1823).

ALCOOK. Determination on the question : Which are the nerfs of taste (Dublin journal, 1836).

ALBINUS (Sigfridius). Historia musculorum (1734).

ALBINUS (Fridericus). De deglutitione (1740).

BÉRAUD. Éléments de physiologie de l'homme, revus par Ch. Robin (1857).

BERARD (P.). Cours de physiologie (1848).

BÉCLARD. Traité élémentaire de physiologie (1855).

BARTHOLIN. Historiarum anatom. rariare centuriæ (1654-1661).

BRILLAT-SAVARIN. Physiologie du goût (1838).

BOERHAAVE HERMANN. Prælectiones academicæ in proprias institutiones (1739-1744).

BORDEU. Œuvres complètes (1818).

BELLINGERI (Caroli Francisci). Dissertatio inaug. (1818).

BAUR (C. J.). Sur la structure de la langue (Journ. compl. du Diction. des sc. méd.).

BLANDIN. Mém. sur la structure et les mouvements de la langue de l'homme (Arch. gén. de médec ne (1823).

BOYER (P.). De l'Ankylose (1848).

BERNARD (CL.). Leçons de physiologie expérimentale (1856). Mém. sur les salives (1852).

BERZELIUS. Traité de chimie.

BLONDLOT. Traité analytique de la digestion (Nancy, 1843).

BENNATI. Du mécanisme de la voix humaine pendant le chant (Ann. des sc. nat. 1831).

BECQUEREL (A.). Traité du bégaiement et des moyens de le guérir.

CHEVREUL. Des différentes manières dont les corps agissent sur l'organe du goût (Journal de phisiol. expérim., 1824).

CUSCO. Recherches sur différents points d'anatomie de physiologie et de pathologie (Thèse, 1848).

COLIN (G.). Traité de physiologie comparée des animaux domestiques (Paris, 1854).

COLOMBAT. Traité méd.-chirurg. des organes de la voix (1834).

CAGNIARD-LATOUR. Journal de l'Institut (1836).

DUGÈS. Traité de physiologie comparée (Montpellier, 1838).

DEBROU. Sur les mouvements du voile du palais (Thèse, 1841).

DIDAY et PETREQUIN. Mém. sur une nouvelle espèce de voix chantée (Gaz. méd. 1840). Sur le mécanisme de la voix de fausset (1844).

DODART. Mém. sur les causes de la voix de l'homme et de ses différents tons (Mém. de l'Ac. des sc. (1741).

DZONDI. Sur les fonctions de la partie molle du palais (1831).

FERREIN. Mém. sur les mouvements de la mâchoire (Mém. de l'Ac. des sc., 1744).

FOURNIÉ (ED.). Physiologie de la voix et de la parole (1866).

GUYOT et ADMIRAULT. Mém. sur le siége du goût chez l'homme (1830 et 1837, Archives gén. de méd.).

GOSSELIN, Étude sur les fibro-cartilages interarticulaires (Thèse, 1843).

GRAVES (Robert). Mém. sur une affection particul. des nerfs dentaires (Arch. gén. de méd., t. X, 2e série).

GERDY. Physiologie médicale et didactique (Art. du dictionn. en 30, *Digestion*).

GARCIA. Mém. sur la voix humaine (Comptes rendus de l'Ac. des sciences 1841).

HALLER. Elementa physiologiæ.

HERVEZ DE CHÉGOIN. Recherches sur les causes et le traitement du bégaiement (Journal gén. de méd. 1830).

ITARD. Mém. sur le bégaiement (Journal univ. des sciences méd., 1817).

JACUBOWITSCH. De salivâ dissertatio.

LONGET. Traité de physiologie (1861). Anatomie et physiologie du système nerveux de l'homme et des animaux vertébrés. Recherches expérimentales sur les fonctions de l'épiglotte et sur les agents de l'occlusion de la glotte dans la déglutition (1841).

LECAT. Traité des sensations (1767).

LASSAIGNE. Abrégé élémentaire de chimie.

MAISSIAT. Quel est le mécanisme de la déglutition? (Dissert. inaug. 1838).

MAGENDIE. Précis élémentaire de physiologie.—Mém. sur l'usage de l'épiglotte dans la déglution (1813).

MAGITOT. Études et expériences sur la salive (1866).

MITSCHERLICH. Ann. de Poggendorg (t. XXVII.).

MIALHE. Mém. sur la digestion et l'assimilation des matières amyloïdes et sucrées lu à l'Académie des sciences en 1845. Chimie appliquée à la physiologie et à la thérapeutique (1855).

MULLER. Traité de physiologie (traduit par Jourdan).

PETIT. De la préhension et de la déglutition des liquides (Mém. acad. des sc, 1715 1716).

REID (John). An experimental investigation into the functions of the eight par of nerves on the glosso-pharyngeal, pneumogastric and spinal accessory (Edimb med. and surgical journ. (1838).

REICHEL. De usu epiglottidis (Berlin, 1816).

SANDIFORT (P. J.). Deglutitionis mechanismus (1805).

SCHULTZ. De alimentorum concoctione.

SCHURING. Sialagogia.

SAVART. Mém. sur la voix humaine (Ann. de chimie et de physique, 1825).

SECOND. Hygiène du chanteur, 1845. Mém. sur la parole (Arch. de méd. 1847).

TIEDEMANN et GMELIN. Recherches physiol. et chim. sur la digestion, (1827).

TILANUS. Dissertatio inauguralis de salivâ et muco (Amsterdam 1349).

VERNIÈRE (A.). Sur le sens du goût (Journal des progrès, etc., 1827).

WRIGHT. De salivâ ejusque vi et utilitate (Groningæ).

CHAPITRE IV

ANATOMIE MÉDICO-CHIRURGICALE DE LA BOUCHE

§ 74. — Régions de la bouche.

Après avoir étudié *séparément* les diverses parties qui entrent dans la structure de la bouche, nous allons les étudier dans *leur ensemble*, dans leurs *rapports entre elles ;* et nous tirerons de cette étude les déductions médico-pathologiques qu'elle comporte.

Cette manière de procéder nous entraînera évidemment à des répétitions; mais, à notre avis, la connaissance parfaite de l'anatomie de la bouche est d'une telle importance pour le stomatologiste, que nous ne croyons pas devoir sacrifier les avantages qu'on peut tirer de ce travail au léger inconvénient de quelques redites.

La bouche, nous l'avons déjà dit, comprend dans sa composition une ouverture antérieure, des parois, des organes qui y sont contenus et une ouverture postérieure.

L'ouverture antérieure, circonscrite par les lèvres, fait partie de la région des lèvres; les parois sont constituées par les régions du menton, de la joue, de la voûte palatine et du plancher de la bouche; elles limitent la cavité buccale où se trouvent la langue, les gencives et les dents ; l'ouverture postérieure circonscrite par le bord libre du voile du palais, les piliers postérieurs et la base de la langue dépend de la région de l'isthme du gosier.

Nous étudierons donc successivement les régions des *lèvres*, du *menton*, de la *joue*, de la *voûte palatine* et du *voile du palais*, du *plancher de la bouche ;* puis la *langue*, les *gencives* et les *dents* et la *région de l'isthme du gosier*. Enfin, nous joindrons à cette étude celle des *régions parotidienne* et *ptérigo-maxillaire*, dont les rapports avec la bouche sont si importants, et nous terminerons par celle de la *muqueuse* de toute la cavité buccale.

§ 75. — Région des lèvres.

La région des lèvres est limitée en haut par le nez, en bas par le sillon mento-labial, et en dehors de chaque côté par le sillon naso-labial.

Les deux lèvres circonscrivent l'ouverture antérieure de la cavité buccale et se réunissent de chaque côté pour former les commissures.

La lèvre supérieure présente sur la ligne médiane un tubercule saillant qui correspond à la dépression médiane de la lèvre inférieure. Les chirurgiens cherchent à le reproduire artificiellement dans l'opération du bec-de-lièvre, soit au moyen de l'avivement des bords suivant des lignes courbes destinées à se redresser par la suture, soit au moyen d'un lambeau taillé de haut en bas, mais non détaché entièrement, près du bord libre que l'on façonne après la réunion (Jarjavay).

Des deux lèvres, la supérieure est couverte de duvet chez la femme et de poils roides et durs chez l'homme. L'inférieure ne présente, chez ce dernier, qu'un bouquet de poils dans la fossette centrale.

Anatomie des plans. — De dehors en dedans on trouve successivement :

La peau,

La couche musculaire,

La couche cellulo-glanduleuse,

La muqueuse.

La *peau* adhère très-intimement à la couche musculaire sous-jacente. Son derme est très-dense. Elle dégénère vers le bord libre en une portion rougeâtre qui semble former un intermédiaire entre la peau et la muqueuse.

C'est à la lèvre inférieure que siégent presque toujours les ulcérations cancroïdes.

La *couche musculaire*, formée par le muscle orbiculaire des lèvres, est représentée par l'entrecroisement des fibres de presque tous les muscles sous-cutanés de la face. Son épaisseur est variable suivant les individus ; chez les nègres elle est considérable.

La *couche cellulo-glanduleuse* se compose d'un tissu lamelleux assez dense et contient un grand nombre de glandules labiales qui viennent s'ouvrir à la surface de la muqueuse par un conduit tortueux. Lorsque l'un de ces conduits s'oblitère, il se forme un kyste salivaire.

La *muqueuse* tapisse la couche cellulo-glanduleuse. Elle est beaucoup moins adhérente que la peau. Son épiderme est aussi très-épais. Elle présente sur la ligne médiane un repli désigné sous le nom de *frein de la lèvre*, et plus étendu à la lèvre supérieure qu'à l'inférieure.

C'est dans la couche cellulo-glanduleuse que se trouvent les *artères coronaires labiales*, supérieure et inférieure. Toutes deux naissent de la faciale, dont elles se détachent au dessous de la commissure. La supérieure *longe le bord libre de la lèvre supérieure à 5 ou 6 millimètres de distance*, et fournit sur la ligne médiane une branche qui se dirige vers la cloison nasale ; l'inférieure a une *direction parfaitement tracée par celle du sillon sous-labial.* Elle se rapproche du bord libre de la lèvre vers la ligne médiane; dans le reste de son trajet, elle forme une courbe dont l'extrémité externe se dirige vers la partie inférieure du masséter (Velpeau). Les artères coronaires s'anastomosent largement entre elles et avec plusieurs branches terminales de la maxillaire interne, telles que les dentaires inférieures.

Les *veines* se rendent dans la faciale. Elles correspondent aux artères et suivent le même trajet. Elles sont d'ailleurs volumineuses et sont parfois le siége de tumeurs veineuses dont la toux ou le moindre effort augmentent le volume.

Les *vaisseaux lymphatiques* se rendent aux ganglions sous-maxillaires.

Les *nerfs* viennent du facial et du trijumeau ; les premiers pour le mouvement se rendent aux muscles ; les autres pour le sentiment se perdent dans la peau et la muqueuse.

CONSIDÉRATIONS PATHOLOGIQUES. — Si l'on examine attentivement 'orbiculaire des lèvres, on s'aperçoit bientôt qu'il se compose de deux systèmes de fibres antagonistes : les unes circulaires au centre ; les autres rayonnées à la circonférence.

L'antagonisme de ces faisceaux musculaires fait que, lorsque l'un d'eux est divisé en travers, les bords de la division tendent toujours à s'écarter et à se cicatriser isolément.

Lors donc qu'il faut réunir les deux bords d'une plaie des lèvres, c'est à la suture entortillée qu'il faut recourir, parce qu'elle rapproche le fond de la plaie aussi bien que la surface.

Il convient de comprendre dans cette suture les trois quarts antérieurs au moins de l'épaisseur de la lèvre, afin d'affronter exactement les portions de la plaie où se trouvent les deux coronaires et arrêter ainsi l'écoulement du sang (Boyer). En effet, sans cette précaution, la partie postérieure de la plaie pourrait rester béante, le sang coulerait dans la bouche, et comme l'on recommande au malade d'avaler sa salive pour éviter les mouvements d'expuition, il s'ensuit qu'il avalerait en même temps le sang, et que l'hémorrhagie pourrait même être mortelle (Louis).

Chez les enfants ce terrible accident s'est déjà montré, sans même que les personnes qui les soignaient aient pu s'en douter (1).

La couche cellulo-glanduleuse est quelquefois très-épaisse, surtout chez les sujets scrofuleux. Cette épaisseur est due à une infiltration plus ou moins considérable de sérosité ; c'est une difformité qu'il est facile de détruire en enlevant la couche par la dissection, ce qui peut se faire sans léser les muscles (Paillard). Mais il ne faut jamais oublier dans cette opération de respecter autant que possible l'artère coronaire.

Toutes les opérations de cheiloplastie réussissent généralement très-bien sur les lèvres, grâce à l'homogénéité des tissus et à leur richesse vasculaire, mais grâce surtout à la facilité qu'ont les tissus environnants de pouvoir être ramenés de très-loin vers l'orifice buccal, alors que certaines opérations ont fait subir aux lèvres des déperditions énormes. Les joues d'ailleurs peuvent servir à reconstituer pour ainsi dire presque entièrement les lèvres.

Quant aux incisions que le chirurgien pratique aux lèvres, les chirurgiens ne sont pas d'accord sur le sens dans lequel il faut les faire.

(1) Burns recommande de plonger l'aiguille inférieure à une plus grande profondeur que les autres et jusqu'en arrière du plan où se trouve l'artère. « Cela suffit sans doute chez les adultes, dit Malgaigne ; mais chez les très-jeunes enfants, en dehors de tout danger d'hémorrhagie, dans les mouvements de succion, la pointe de la langue va heurter les bords postérieurs de la plaie et tend à empêcher le recollement. Il faut donc passer au moins l'une des aiguilles à travers toute l'épaisseur de la lèvre. »

Blandin voulait qu'on les fît verticales, afin d'éviter le renversement en dehors. M. Richet au contraire enseigne qu'il faut les faire horizontales, parce qu'on court moins le risque de l'écartement des bords de la plaie, et surtout parce qu'on évite plus sûrement la blessure des artères coronaires. « Ce n'est pas, dit ce chirurgien, que leur hémorrhagie soit beaucoup à redouter puisqu'on peut facilement s'en rendre maître en comprimant les lèvres près des commissures entre le pouce et l'index ; mais elle peut effrayer le malade, gêner le pansement, et même nécessiter de poser une ligature dont la présence retarderait la guérison. »

§ 76. – Région du menton.

La région du menton se compose de la saillie mentonnière de l'os maxillaire inférieur et des parties molles qui la recouvrent.

Elle est limitée en haut par le sillon mento-labial, et en bas par le bord du maxillaire ; sur les côtés, elle se continue avec les joues.

La forme du menton dépend de celle de cette portion du squelette. Tantôt anguleux, tantôt arrondi. il est parfois creusé d'une fossette médiane qui résulte de la traction exercée sur la peau par les fibres musculaires de la houppe du menton.

Anatomie des plans. — De dehors en dedans, on trouve d'abord :

La peau ;

La couche cellulo-graisseuse ;

La couche musculaire ;

Le maxillaire.

La *peau*, revêtue de poils épais chez l'homme, a un derme très-dense.

La *couche cellulo-graisseuse* sous-jacente est moins serrée que la couche cellulo-glanduleuse des lèvres, mais elle est plus abondante.

La *couche musculaire* se compose des fibres des muscles carrés du menton et de la houppe, fibres qui s'entrecroisent entre elles.

Enfin l'*os maxillaire*, revêtu de son périoste, présente en avant la symphyse du menton, et en arrière les apophyses géni.

M. Richet a rencontré sur quelques sujets, au sommet du menton, entre les parties molles et le périoste, une bourse muqueuse qu'il nomme *bourse prémentonnière*. Cette bourse, rarement complète, est constituée par des parois très-épaisses et par une cavité que traversent des brides lamelleuses.

Les *artères* viennent de la coronaire labiale inférieure et de la sous-mentale. Les *veines* leur correspondent et se rendent dans la faciale. Les *vaisseaux lymphatiques* aboutissent aux ganglions sous-maxillaires. Quant aux *nerfs*, ils proviennent du facial pour les muscles et du dentaire inférieur, ainsi que de quelques branches du plexus cervical pour la peau.

Considérations pathologiques. — La région mentonnière étant proéminente est exposée aux contusions et aux solutions de continuité, lorsque le corps contondant est anguleux ou coupant. Mais, en raison de cette proéminence même, elle ne suit pas le retrait des joues dans l'amaigrissement de la face.

Sur la ligne médiane, l'inflammation est plutôt érysipélateuse que phlegmoneuse, et accompagnée d'une tension énorme des tissus. Lorsqu'elle s'empare de la bourse prémentonnière, elle donne lieu à un abcès qui, une fois ouvert, peut devenir fistuteux. M. Richet en a vu plusieurs cas, et, entre autres, un fort remarquable qu'un chirurgien avait pris pour une fistule provenant de la nécrose du maxillaire.

Lorsque la peau du menton est envahie par le cancer, c'est presque toujours, avons-nous dit, par la lèvre inférieure que débute cette affection; cependant, on l'a vue quelquefois envahir tout d'abord l'os maxillaire.

Les parties molles de la région mentonnière, prises en masse, sont extrêmement mobiles sur l'os. On peut les déplacer facilement, et l'on profite de cet avantage pour cacher les cicatrices de certaines opérations que l'on fait dans cette région.

Les incisions que l'on y pratique doivent être verticales, de manière à éviter la section de fibre musculaire qui écarterait les bords de la plaie ; mais, si l'on avait à enlever une tumeur, il faudrait alors imiter la conduite que tint Roux dans le cas suivant, rapporté par M. Richet : « Dans un cas d'exostose de la partie moyenne et antérieure du maxillaire inférieur, qui donnait au menton la forme de celui d'un polichinelle, cet habile praticien, pour éviter une cicatrice trop visible et toujours désagréable, surtout pour une jeune fille, imagina de tailler son lambeau dans la région sous-hyoïdienne, et de profiter de la mobilité des tissus pour les relever ensuite jusqu'à ce que la saillie osseuse, qu'il voulait enlever, fût amenée au niveau de l'ouverture. L'exostose détachée à l'aide de la scie, on laissa les téguments reprendre leur place, et lorsque la guérison, qui ne se fit pas longtemps attendre, fut complète, la cicatrice, dans la position habituelle de la tête, était si bien cachée sous la mâchoire, qu'on ne pouvait soupçonner qu'une opération eût été pratiquée dans cette région. »

« La symphyse, dit Jarjavay, rend solidaires toutes les parties de l'os maxillaire. » Il en résulte, d'une part, que le mouvement imprimé à un côté de mâchoire retentissant sur l'autre, les deux articulations des condyles concourent mutuellement à leur solidité ; et d'autre part, qu'une solution de continuité ayant été faite sur cette symphyse, les deux moitiés de l'os demeurent indépendantes et jouissent d'une grande mobilité. C'est de cette particularité que l'on profite pour ouvrir grandement la cavité buccale et aller à la recherche des racines les plus éloignées du cancer de la langue ; ou bien pour rapprocher complétement les parties restantes de la mâchoire, alors qu'on a opéré une résection, pourvu, toutefois, que la portion réséquée ne soit pas trop considérable.

§ 77. — Région de la joue.

La région de la joue est limitée, en haut, par le rebord inférieur de l'orbite et l'arcade zygomatique; en bas, par le bord inférieur du maxillaire inférieur ; en avant, par le nez et le sillon naso-labial; en arrière, par le bord postérieur de la branche de la mâchoire.

L'aspect de la joue est celui d'un quadrilatère.

Sa surface offre des saillies et des dépressions dues au plus ou moins d'embonpoint, ainsi qu'à la présence des muscles ou des os sous-jacents. Arrondie chez l'enfant, la joue se creuse chez l'adulte. Chez les personnes grasses son relief est très-prononcé, et l'on voit difficilement les saillies musculaires ou osseuses ; cependant la pommette est presque toujours saillante. Chez les personnes maigres, au contraire, les saillies et les dépressions sont très-marquées. Le muscle masseter se dessine sous la peau, surtout pendant sa contraction; la pommette est très-saillante, et l'excavation génienne très-prononcée.

En dedans de la saillie formée par la pommette, on trouve une rainure oblique qui part du grand angle de l'œil et se perd dans l'excavation de la joue; c'est le sillon naso-jugal, ou trait oculo-zygomatique de Jadelot, sillon qui, suivant cet observateur, se creuse spécialement dans les affections cérébrales des enfants.

Un autre sillon, plus constant et aussi plus prononcé, s'étend de l'aile du nez vers la commissure labiale; c'est le trait nasal de Jadelot sur lequel réagissent les maladies abdominales.

Anatomie des plans. — L'épaisseur de la joue n'est pas la même suivant les divers points où on l'examine. A la superficie, les couches qui la composent sont assez uniformément disposées, mais, profondément, les parties sous-jacentes ne sont pas homogènes. A l'exemple de M. Richet, nous nous occuperons d'abord des couches superficielles, puis, des couches profondes.

Les couches superficielles sont :

La peau ;

La couche cellulo-adipeuse.

La *peau* est fine et pourvue de poils, surtout au devant du masseter et du corps du maxillaire inférieur. Chez la femme et les enfants elle en est dépourvue. Chez l'adulte, au niveau de la pommette, elle n'est recouverte que d'un faible duvet.

Le derme est très-mince, parcouru par de nombreux vaisseaux, et les veines, surtout chez les sujets adonnés à l'ivrognerie, forment comme des sinus variqueux. On a aussi remarqué que, dans les maladies inflammatoires du poumon, la peau de cette région devient, au niveau de la pommette, d'un rouge vif.

Les tumeurs érectiles y sont d'ailleurs fréquentes, ainsi que les ulcérations cancroïdes qui, de là, gagnent les paupières, le nez ou les lèvres.

La face profonde du derme est adhérente à la couche cellulo-adipeuse sous-jacente, mais elle ne donne aucune attache aux fibres musculaires qu'elle recouvre, comme cela a lieu pour la région des lèvres. Même, chez les individus les plus émaciés, on y rencontre de petites vésicules graisseuses, jaunâtres, intercalées entre les aréoles du derme (Richet).

La *couche cellulo-adipeuse* est lamelleuse et épaisse. C'est elle qui efface les inégalités produites par les saillies des os et des muscles, et donne à la peau son aspect arrondi et uniforme. Son épaisseur rend compte de la tuméfaction énorme de cette région dans la fluxion ou dans le phlegmon de la joue ; et, comme son tissu cellulaire se continue en bas avec le tissu cellulaire du cou, en arrière avec celui de la région parotidienne, et en haut avec celui des paupières, on comprend facilement comment cette tuméfaction peut rapidement envahir toutes ces parties.

La couche cellulo-adipeuse contient dans son épaisseur un grand nombre de muscles. Ce sont d'abord les fibres du peaucier, dont les antérieures, chez les sujets robustes, se rendent obliquement à la commissure des lèvres pour former le muscle risorius Santorini ; c'est ce petit muscle, dont l'existence d'ailleurs n'est pas constante, qui, en se contractant, forme la petite fossette que l'on remarque sur la joue de certaines personnes ; puis le trangulaire des lèvres et le grand zygomatique.

Une fois la peau et la couche cellulo-adipeuse enlevées, les couches profondes offrent des différences importantes à considérer. Avec M. Richet, nous admettrons trois divisions de ces couches :

Une portion zygomato-sous-orbitaire,

Une portion massétérine,

Une portion intermaxillaire.

La *portion zygomato-sous-orbitaire* se compose :

1° Des insertions supérieures des muscles grand et petit zygomatiques, du canin, de l'élévateur commun de l'aile du nez et de la lèvre, insertions recouvertes elles-mêmes par une portion de l'orbiculaire des paupières. C'est entre le muscle élévateur et le périoste que se trouve le plexus sous-orbitaire, formé par l'anastomose des branches antérieures du nerf facial et du nerf sous-orbitaire ;

2° De l'os carré et de la paroi antérieure du maxillaire supérieur. C'est sur cette paroi que se trouvent la fosse canine et le trou sous-orbitaire d'où sortent le nerf et l'artère sous-orbitaires.

L'os maxillaire est creusé, nous l'avons déjà vu en anatomie descriptive, de la grande cavité nommée *sinus maxillaire* ou *antre d'Hygmore*. Pendant la respiration, cette cavité est parcourue par des gaz, et il en résulte que, lorsqu'il existe une solution de continuité à sa partie antérieure, il se produit, dans les efforts que l'on fait pour se moucher, des infiltrations de ces gaz dans le tissu cellulaire de la joue. Bien plus, lorsque la solution de continuité est entretenue par une affection du sinus et qu'il existe une fistule, ces gaz peuvent s'échapper au dehors (Jarjavay). On a aussi observé des corps étrangers de diverses espèces logés dans le sinus maxillaire, des ascarides lombricoïdes, des balles, etc. On y a cité des exemples d'épanchements sanguins causés par des chutes, par des fractures dentaires (Jourdain), d'hydropisies, de kystes de la muqueuse (Velpeau). Enfin on y a vu des polypes, des tumeurs de diverses sortes, des productions osseuses, fibreuses, fibro-cartilagineuses, fibro-plastiques, encéphaloïdes, etc.

La *portion massétérine* est limitée par le relief du masséter.

La lame cellulo-fibreuse qui recouvre ce muscle, et à laquelle on a donné le nom d'aponévrose massétérine, est mince et demande certaines précautions pour être isolée. Elle est parfaitement distincte de la couche lamelleuse du tissu cellulaire sous-cutané, qui est épaisse et qui soutient les ramifications du nerf facial et du canal de Sténon.

Le muscle masséter qu'elle recouvre descend de l'apophyse zygomatique jusqu'à l'angle de la mâchoire, où il s'insère. Il repose sur la branche de la mâchoire et la recouvre complétement.

Lorsqu'il a été enlevé, on rencontre au-dessous de lui la branche de la mâchoire avec l'échancrure sigmoïde pour le passage des vaisseaux et nerfs massétérins, l'apophyse coronoïde et le condyle.

Enfin, à la partie interne de cette branche, on voit, à 3 centimètres au-dessous de la saillie condyloïdienne, l'entrée du canal dentaire qui donne passage au nerf et à l'artère dentaires inférieurs.

La *portion inter-maxillaire* se compose de toutes les parties molles qui sont situées entre les arcades maxillaires supérieure et inférieure.

On y trouve tout d'abord, au-dessous de la couche sous-cutanée, le muscle buccinateur recouvert de son aponévrose.

Cette aponévrose, espèce de toile cellulo-fibreuse d'un blanc laiteux, se laisse distendre comme le muscle lorsque la bouche est remplie par des aliments ou de l'air. Elle est traversée par le canal de Sténon. Suivant Velpeau, elle ne serait même qu'une expansion de l'enveloppe fibreuse de ce canal, enveloppe dont il se dépouillerait au moment où il pénètre entre les fibres musculaires. Suivant

M. Richet, au contraire, elle ne serait autre chose que l'aponévrose d'enveloppe qui recouvre tous les muscles. Une partie de l'aponévrose du masséter s'insère sur l'aponévrose du buccinateur, et c'est cette partie de l'aponévrose du masséter qui sépare la couche graisseuse superficielle de la joue de la boule graisseuse de Bichat.

Cette masse adipeuse, dont le tissu se continue avec celui des fosses temporale et zygomatique, est constante, même chez les individus les plus émaciés, et présente toujours un volume considérable chez les enfants.

Le buccinateur recouvre le tissu cellulaire sous-muqueux, dans lequel sont logées les glandes salivaires et dans lequel rampe le conduit de Sténon dans l'étendue d'un demi-centimètre, pour s'ouvrir de là dans la bouche, au niveau de l'intervalle qui sépare la première de la seconde multicuspidée supérieures.

Quant à la muqueuse buccale, elle forme en haut et en bas, à l'endroit où elle se réfléchit de la joue sur les arcades alvéolaires, deux sillons qui se rejoignent en arrière des dernières multicuspidées. Ces sillons sont désignés sous le nom de sillons génio-alvéolaires.

Canal de Sténon. — Le canal de Sténon, dont nous venons de parler, a des rapports très-importants.

Si l'on veut bien apprécier son trajet dans la joue, il faut le regarder comme composé de deux portions :

L'une, *massétérine superficielle,* moulée sur la saillie du muscle, oblique en bas et en avant, et rectiligne ;

L'autre, *buccale profonde*, dirigée de dehors en dedans et coudée à angle obtus, ouvert en arrière.

Sa direction précise est, d'après Burns, celle d'une ligne qui, partant de la saillie du tragus, viendrait aboutir à la commissure des lèvres.

Quant à son orifice, il est très-obliquement coupé et peut être facilement aperçu lorsque l'on tire en dehors la commissure des lèvres.

Vaisseaux et nerfs. — Les artères principales sont :

1° La faciale, qui, partant de l'extrémité inférieure du bord antérieur du masséter pour se diriger vers la commissure des lèvres, puis longeant les sillons naso-labial et buccal, atteint le grand angle de l'œil ;

2° L'artère transversale de la face, branche de la carotide externe, qui suit la direction du canal de Sténon ;

3° La terminaison de l'artère sous-orbitaire ;

4° L'artère buccale ;

5° La dentaire inférieure et quelques autres rameaux formés pa la maxillaire interne.

Il n'y a dans cette région qu'une *veine* pour chaque artère. La veine faciale, qui a seule une certaine importance, est toujour située en dehors de l'artère faciale. Elle ne l'accompagne pas exac tement et s'en écarte quelquefois de 2 ou 3 centimètres. Accolée elle vers la base de la mâchoire, elle s'en écarte dans la régio génienne et s'en rapproche vers le grand angle de l'œil.

Les *vaisseaux lymphatiques* sont très-nombreux. Ils vont se rendre quelques-uns aux ganglions parotidiens et la plus grand partie aux ganglions sous-maxillaires ; aussi est-ce dans la régio sus-hyoïdienne que se développent les tumeurs ganglionnaires con sécutives aux affections de la joue.

Les *nerfs* sont fournis par les nerfs maxillaires supérieur et infé rieur, branches de la cinquième paire, et par le facial, c'est-à-dire par la septième paire. Quelques rameaux cependant viennent du plexus cervical.

Les ramifications du *facial*, toutes dirigées à peu près dans le même sens, vont s'irradiant en éventail de la région parotidienne vers la ligne médiane de la face. Elles se rendent toutes *aux muscle sous-cutanés* de cette région. La plupart sont superficielles dans leu trajet ; mais il en existe un certain nombre qui pénètrent plu profondément et forment les plexus mentonnier et sous-orbitaire.

Le *nerf maxillaire supérieur*, au moment où il sort du canal sous orbitaire, se divise en rameaux fort nombreux qui se rendent au paupières, au nez, aux muscles de la lèvre supérieure et aux tégu ments ; mais il n'appartient vraiment à la joue que par le plexu sous-orbitaire.

Le *nerf maxillaire inférieur*, au contraire, donne à cette régio de nombreuses ramifications. Les branches principales sont la buc cale, la massétérine et la dentaire inférieure. La *massétérine* et la *buc cale* sont des *nerfs masticateurs*, la *dentaire inférieure* un *nerf sensitif*.

Cette dernière descend d'abord entre les deux ptérigoïdiens gagne la face interne de la branche de la mâchoire et fournit l rameau mylo-hyoïdien à la glande sous-maxillaire, aux muscle mylo-hyoïdien, génio-hyoïdien et digastrique ; puis elle s'engag dans le canal dentaire, fournit des filets à toutes les dents, et sort enfin par le trou mentonnier pour se rendre aux muscles du menton et de la lèvre inférieure, au buccinateur et aux téguments (Malgaigne).

CONSIDÉRATIONS PATHOLOGIQUES. — La peau, dans toute cette région, est mobile et très-vasculaire ; il est donc facile de réunir par première intention les solutions de continuité, même après de grandes pertes de substance. L'activité de la circulation amène d'ailleurs leur rapide cicatrisation.

Les plaies des joues sont souvent compliquées d'hémorrhagies plus ou moins graves, et il est important, dans ce cas, de lier les vaisseaux au fond même de la plaie. On comprend, en effet, qu'il serait tout à fait inefficace de lier un seul tronc un peu éloigné, pour arrêter le sang qui trouverait une autre issue par les nombreuses anastomoses des artères de cette région.

Le tissu adipeux y prédomine, et nous avons mentionné l'existence de la boule adipeuse de Bichat. Cette boule fait quelquefois hernie entre les bords des plaies qui siègent à la réunion de la portion inter-maxillaire et de la portion massétérine (Boyer). Si elle tient encore par un pédicule assez gros pour lui permettre de vivre, on doit la réduire avant de réunir les deux lèvres de la plaie ; dans le cas contraire, il vaut mieux l'enlever.

Ainsi que nous l'avons aussi indiqué, le tissu adipeux de la joue communique avec celui des fosses temporale et zygomatique et avec celui de l'orbite ; il s'ensuit que le pus amassé dans une de ces régions peut venir se montrer dans l'autre (Malgaigne). Lors donc que le pus d'un abcès, qui s'est formé dans la fosse temporale, vient fuser dans la région génienne, il faut favoriser cette migration en comprimant la tempe, et ouvrir une issue au liquide par la bouche (Gerdy).

Quant aux abcès dentaires, ils viennent presque toujours se rendre dans le sillon qui sépare la joue des gencives. Le pus formé sous le périoste alvéolo-dentaire gagne le tissu cellulaire sous-muqueux de la joue et trouve presque toujours une issue dans la cavité buccale. Il convient d'ouvrir ces abcès de bonne heure, de manière à éviter la fistule ou leur ouverture à la surface de la peau, accidents qui surviennent malheureusement quelquefois lorsqu'on livre ces abcès à leur terminaison naturelle.

Dans les incisions que l'on pratique à la joue, il est de principe de ne pas inciser verticalement dans la partie postérieure de la région, à cause des ramifications en éventail du facial. En effet, si le bistouri intéressait ces branches nerveuses, la paralysie en serait le résultat immédiat. Mais, dans la partie antérieure, c'est la direction de l'artère faciale qui doit indiquer la règle de conduite.

Ajoutons encore qu'il est fort important de respecter le canal de Sténon. Cependant, quoi qu'en ait dit Boyer, les blessures de ce conduit ne sont pas aussi graves qu'on pourrait le croire tout d'abord. Suivant Percy, elles se cicatrisent la plupart du temps sans fistules, et sans même que l'art ait besoin d'intervenir. M. Richet est de cet avis, et nous-même nous avons vu un cas très-remarquable dans lequel la nature seule a amené rapidement la cicatrisation d'une blessure de ce conduit.

L'orifice buccal de ce canal n'est pas muni d'une valvule, et cependant les corps étrangers ne s'y introduisent jamais pendant la mastication, grâce au trajet oblique qu'il suit sous la muqueuse. Pour en faire le cathétérisme, il convient, à l'exemple de Morand et de Louis, d'attirer et de renverser en dehors la face interne de la joue, non-seulement dans le but de faire proéminer cet orifice, mais dans celui aussi de diminuer la courbure que décrit le canal lorsque, abandonnant le masséter, il traverse la boule graisseuse de Bichat et le buccinateur (Richet).

§ 78. — Région de la voûte et du voile du palais.

La région de la voûte et du voile du palais comprend la voûte palatine et sa prolongation constituée par le voile du palais.

Cette région, concave d'un côté à l'autre, ainsi que d'avant en arrière, et d'autant plus dans ce dernier sens que le voile s'abaisse davantage, est impaire et symétrique.

Elle offre un raphé médian qui correspond à la suture des deux maxillaires. Ce raphé est représenté par une crête quelquefois assez saillante pour simuler une exostose que M. Chassaignac a appelée exostose médio-palatine. Mais c'est à tort que cet habile chirurgien la regarde comme un symptôme constant de syphilis, car elle existe fréquemment chez des personnes qui ont toujours été indemnes de cette funeste maladie.

Outre ce raphé antéro-postérieur qui se continue sur le voile du palais et sur la luette, la voûte palatine présente encore antérieurement des crêtes transversales très-prononcées, surtout derrière les dents incisives, crêtes dont il faut avoir soin de garder la place dans les divers appareils de prothèse qui s'adaptent au palais, sous peine de les voir s'enflammer et devenir très-douloureuses.

La luette, tantôt simple, tantôt, mais bien plus rarement, bifide, est quelquefois fort longue. Souvent elle ne présente qu'un simple petit mamelon qui se continue de chaque côté avec les deux piliers du voile du palais.

C'est entre ces deux piliers qu'est logée l'amygdale.

Anatomie des plans. — Au palais proprement dit, on trouve les couches suivantes :

La muqueuse;

La couche cellulo-fibreuse;

Le périoste ;

Les os.

Au voile du palais, outre la muqueuse et la couche sous-muqueuse, on trouve :

Une aponévrose qui se continue avec les fibres des deux muscles péristaphylins externes ;

Puis les muscles péristaphilins internes et les palato-staphylins ;

Une couche de glandes mucipares ;

Et enfin la couche muqueuse nasale.

Les vaisseaux et les nerfs sont communs à la voûte et au voile du palais.

La *muqueuse buccale* revêt toute cette région. Pâle, remarquable par son épithélium très-épais et par son derme d'une densité presque égale à celle du derme de la peau, elle adhère fortement à la couche sous-jacente dans toute l'étendue du palais proprement dit. Les prolongements fibreux qu'elle envoie au périoste se confondent même tellement avec cette membrane qu'il est très-difficile de l'en séparer. Au voile du palais, au contraire, l'union de la muqueuse avec la couche sous-jacente est très-faible.

La *couche cellulo-fibreuse* ou *sous-muqueuse* est dense, épaisse, et renferme, avec quelques cellules adipeuses, une très-grande quantité de glandules semblables aux glandules labiales, dont les orifices viennent cribler la muqueuse. Au voile du palais, elle est plus lâche, moins adhérente aux muscles ou aux aponévroses, et se continue avec la couche sous-muqueuse nasale.

C'est cette couche cellulo-fibreuse qui, par l'effet de l'inflammation, s'infiltre rapidement de liquide et parfois acquiert un tel volume, qu'alors qu'il n'existe qu'un simple engorgement inflammatoire, on peut croire à la présence d'abcès volumineux.

Le *périoste* n'a rien de remarquable, si ce n'est son adhérence avec les fibres du derme de la muqueuse.

Quant aux *os*, ils sont formés par la réunion des lames horizontales des maxillaires supérieurs et palatins. L'union antéro-postérieure de ces lames présente le raphé médian dont nous avons déjà parlé, et c'est sur ce raphé, à sa partie supérieure du moins, que s'implante particulièrement le vomer.

Les os maxillaires et palatins sont souvent attaqués par la carie syphilitique, qui, en les perforant, donne lieu à des communications entre les cavités nasale et buccale. Ces perforations nécessitent, le plus souvent, l'emploi d'obturateurs destinés à empêcher l'introduction des aliments dans les fosses nasales, ainsi que le passage de l'air expiré pendant l'articulation des sons.

VAISSEAUX ET NERFS. — Les artères de la région palatine viennent de la maxillaire interne et de la faciale ; les veines leur correspondent. Les vaisseaux lymphatiques sont peu nombreux. Quant aux nerfs, ils sont fournis par la cinquième paire et le glosso-pharyngien.

A propos de l'*artère palatine*, nous dirons, après Jarjavay, qu'il serait difficile de saisir ce vaisseau divisé dans une place quelconque de la voûte palatine. Le tissu cellulo-fibreux dense, à travers lequel elle chemine, y mettrait un obstacle à peu près invincible. Dans ce cas, la cautérisation avec le fer rouge devrait être employée, à l'exemple de Dupuytren et à l'exclusion de tout autre moyen, pour arrêter l'hémorrhagie provenant de cette blessure.

CONSIDÉRATIONS PATHOLOGIQUES. — Il est rare de trouver des abcès idiopathiques au palais proprement dit, mais à la face antérieure du voile on en observe assez souvent. Quant aux abcès provenant des périostites alvéolo-dentaires, ils sont très-fréquents, mais n'ont pas de tendance à s'étendre, grâce à la texture très-serrée des tissus de la région.

Cette densité des tissus, et l'intimité de leur union avec la voûte osseuse, s'oppose aussi à la dissection de la muqueuse sur le vivant et à la formation de lambeaux propres à l'autoplastie. Et en ceci nous sommes entièrement de l'avis de Malgaigne et de M. Richet, qui attachent peu d'importance aux procédés opératoires qui ont pour but d'allonger cette muqueuse ou de la transplanter pour obturer les perforations de la voûte du palais.

Mais au voile du palais il n'en est pas de même, et la dissection plus facile, ainsi que la vascularité plus grande de cette membrane, permettent de pratiquer l'autoplastie avec de grandes chances de succès.

Nous avons dit un peu plus haut que le tissu cellulaire sous-muqueux du voile du palais est lâche et, par cela même, exposé à l'inflammation. Cette inflammation est d'ailleurs assez fréquente, et lorsqu'elle existe, elle augmente à ce point le volume de la luette que cet organe, en s'allongeant, finit par toucher l'épiglotte et provoque un chatouillement insupportable.

Lorsque cette inflammation est aiguë, le meilleur mode de traitement consiste dans l'attouchement avec l'azotate d'argent. Lorsque au contraire elle est chronique, il convient de pratiquer l'excision de la luette avec des ciseaux. Cette opération, facile du reste, n'entraîne aucun danger et ne nuit ni aux mouvements, ni aux fonctions du voile du palais.

§ 79. — **Région du plancher de la bouche et de la langue.**

La région du plancher de la bouche ne se compose, à proprement parler, que de la portion de la région sus-hyoïdienne qui est située au-dessus des muscles mylo-hyoïdiens, ou portion supérieure de cette région; mais, pour plus de clarté, nous énumérerons rapidement les diverses parties qui composent la seconde portion ou portion inférieure de cette région, nous réservant de nous étendre plus longuement sur la première.

Anatomie des plans. — La portion inférieure de la région sus-hyoïdienne comprend :

1° Une couche cutanée qui, revêtue de poils très-longs chez l'homme adulte, présente chez les sujets gras des saillies curvilignes appelées vulgairement étages du menton;

2° Une couche celluleuse d'une épaisseur très-variable, composée elle-même de deux parties : l'une aréolaire et l'autre lamelleuse, entre lesquelles se trouvent les deux peauciers, dont les fibres obliquement dirigées en bas et en dehors sont fort apparentes (ces muscles laissent entre eux, sur la ligne médiane, un petit intervalle triangulaire dans lequel les deux portions de la couche celluleuse se réunissent pour ne former qu'une seule lame (Malgaigne);

3° Une couche aponévrotique dépendant de l'aponévrose superficielle ou engaînante du cou; cette couche, mince en avant, forte en bas et en arrière, s'insère en haut immédiatement au-dessous des attaches du digastrique et du mylo-hyoïdien, et dans toute la partie située au-devant de l'artère faciale et du masséter; en bas, tient à l'os hyoïde; en arrière, se confond avec l'aponévrose du muscle sterno-mastoïdien;

4° Une couche musculaire composée d'abord, sur la ligne médiane, du ventre antérieur des digastriques, et, en dehors, du ventre postérieur de ces muscles et des stylo-hyoïdiens (c'est entre les deux ventres des digastriques que se trouve le creux sous-maxillaire occupé par une grande quantité de tissu cellulaire lâche, par la glande sous-maxillaire ainsi que par des ganglions lymphatiques très nombreux, et traversé par l'artère et la veine faciales ; puis les muscles mylo-hyoïdiens qui, réunis par un raphé, forment un plancher concave à la moitié antérieure de la bouche jusqu'au niveau des dernières molaires.

La *portion supérieure ou buccale de la région sus-hyoïdienne*, qui doit nous occuper plus spécialement, se compose du *plancher de la bouche proprement dit* et de *la langue.* Pour faire comprendre la superposition des couches du *plancher de la bouche*, nous les décrirons en partant de l'intérieur de cette cavité.

On y trouve en premier lieu la muqueuse;

Au-dessous d'elle, l'aponévrose buccale qui la double et qui forme le frein de la langue;

Puis du tissu cellulaire lâche;

Enfin en dernier lieu, sur la ligne médiane, les muscles génio-glosses et les muscles génio-hyoïdiens, et, sur les côtés, la glande sublinguale, le prolongement de la glande sous-maxillaire, ainsi que le conduit de Warthon;

Le tout reposant sur les muscles mylo-hyoïdiens.

Quant à *la langue*, rattachée à l'os hyoïde par les muscles hyo-glosses, aux apophyses géni par les génio-glosses, et reposant sur les muscles génio-hyoïdiens et mylo-hyoïdiens, elle remplit entièrement la cavité buccale quand les mâchoires sont rapprochées.

C'est un organe presque entièrement charnu; cependant il contient du tissu cellulaire séreux vers sa pointe et du tissu graisseux vers sa base, tissu qui se continue avec celui du plancher.

La langue est extrêmement mobile et peut même se porter presque entièrement hors de la bouche. Elle est libre à sa pointe, sur sa face dorsale et sur ses bords, adhérente au contraire dans les deux tiers postérieurs de sa face inférieure.

C'est par cette partie adhérente qu'elle reçoit les vaisseaux et les nerfs.

Nous renvoyons à l'anatomie descriptive pour la description de la structure de la langue, et nous dirons seulement ici qu'elle est composée de fibres musculaires dirigées en tous sens qui lui permettent de remplir ses nombreuses fonctions, et d'une muqueuse qui leur sert de gaîne et qui fait partie de la muqueuse buccale.

Partant de la face intérieure des gencives, cette membrane va gagner la langue, se réfléchit sur sa face inférieure, couvre les bords de l'organe, sa pointe et sa face dorsale. Immédiatement derrière l'arcade dentaire inférieure, entre cette arcade et la langue, elle présente une surface libre, en forme de croissant, qui recouvre le plancher de la bouche et qui elle-même est recouverte par la langue.

En soulevant la pointe de cet organe, on voit sur cette surface :

Sur la ligne médiane, le frein de la langue, les reliefs formés par les attaches des muscles génio-glosses aux apophyses géni supérieures ;

Sur les côtés, deux crêtes qui correspondent aux bord supérieur des deux glandes sublinguales, et à l'extrémité antérieure de ces crêtes, la petite éminence papillaire percée de l'orifice du canal de Warthon ;

A la base du frein, les deux petits orifices des conduits de la glande sous-maxillaire, orifices supportés par des replis flottants ;

Enfin, dans le sillon qui sépare la langue du maxillaire, les ouvertures des glandes sublinguales proprement dites, au nombre de vingt ou trente.

A l'endroit où la muqueuse, après avoir tapissé le plancher de la bouche, se porte sur la face inférieure de la langue, elle est lâche, peu adhérente et prend une couleur bleuâtre due à la présence des veines ranines. C'est là que se trouvent, à 1 centimètre environ de la pointe de l'organe et sur les côtés de la ligne médiane, le petit relief et les orifices de la glande de Nuhn.

Arrivée à la pointe de la langue et sur sa face dorsale, elle devient extrêmement adhérente et présente la quantité innombrable des éminences ou papilles diverses dont nous avons déjà donné la description.

VAISSEAUX ET NERFS. — Les *artères* de cette région sont : la faciale, la linguale et la myloïdienne.

L'artère faciale, qui fait plutôt partie de la portion inférieure de la région sus-hyoïdienne, naît de la carotide externe et se dirige sur la partie antérieure de l'attache inférieure du masséter. Elle est recouverte par la peau, le peaucier, le ventre postérieur du digastrique, le stylo-hyoïdien et la glande sous-maxillaire.

L'artère linguale est à peu près exclusivement destinée à la langue. Née aussi de la carotide externe, elle se dirige vers la grande corne de l'os hyoïde, puis vers la petite, et pénètre dans la langue en passant entre les muscles hyo-glosse et génio-glosse, parcourt cet organe jusqu'à la pointe et donne la dorsale de la langue et la sublinguale. Cette dernière, qui se porte en avant sur le plancher de la bouche, est recouverte par le canal de Warthon et la glande sublinguale.

Enfin l'artère myloïdienne, branche de la dentaire inférieure, longe l'os maxillaire près de l'attache du muscle mylo-hyoïdien et n'a que peu d'importance pour le chirurgien.

Les *veines linguales*, séparées des artères par les muscles hyoglosses, vont se rendre dans les jugulaires externe et interne et dans la faciale; la faciale elle-même rejoint la jugulaire interne au niveau du cartilage thyroïde et passe par-dessus la glande sous maxillaire.

Les *vaisseaux lymphatiques* sont très-nombreux et se rendent aux ganglions sous-maxillaires. Ceux-ci sont groupés au-dessus et en arrière de la glande du même nom.

Quant aux *nerfs*, ils viennent de plusieurs sources. Quelques-uns, sous-cutanés, sont placés dans la couche lamelleuse du tissu cellulaire et fournissent des filets au peaucier et à la peau ; ils viennent du facial et du plexus cervical. D'autres, provenant du rameau myloïdien du nerf dentaire, se rendent aux muscles mylo-hyoïdien, génio-hyoïdien et ventre antérieur du digastrique. D'autres enfin, plus importants, fournissent leurs divisions à la langue. Ce sont : le *lingual*, le *glosso-pharyngien* et l'*hypoglosse*; *le premier, situé au-dessus du second, qui lui-même est placé au-dessus de l'hypoglosse.*

CONSIDÉRATIONS PATHOLOGIQUES. — La langue, placée à l'entrée des tubes digestif et respiratoire, participe aux troubles plus ou moins graves de leurs fonctions.

Les changements qui surviennent dans l'aspect de cet organe pendant leurs maladies ont de tout temps attiré l'attention des médecins, et les indices qu'ils en ont tirés ont paru tellement certains à beaucoup de praticiens, que l'on a pu dire que la langue était le miroir de l'estomac.

D'après M. Richet, cet aphorisme est basé sur ce principe qu'une partie quelconque d'un appareil ne peut pâtir sans que toutes les autres participent plus ou moins vivement aux souffrances de la partie affectée.

La langue peut devenir le siége d'une inflammation générale ; mais c'est dans cet organe, comme dans tous les organes essentiellement musculeux, une affection assez rare. Cependant, lorsqu'elle existe, elle peut atteindre des proportions considérables, et la langue, doublant ou triplant de volume, peut obstruer l'entrée des voies respiratoires et amener l'asphyxie. C'est alors que les débridements sont d'une nécessité absolue. Seulement, lorsqu'on les pratique, il ne faut pas oublier que les artères linguales sont situées sur les côtés de la langue, et de plus en plus superficiellement à mesure qu'elles approchent de la pointe de l'organe.

La langue est souvent le siége du cancer, du charbon ou d'autres affections malignes. L'amputation partielle ou totale peut seule, dans ces cas, préserver le malade.

Cette opération, qui avait autrefois des inconvénients considérables, alors que l'on se servait de l'instrument tranchant pour la pratiquer, est devenue beaucoup plus facile et bien moins dangereuse depuis que l'on se sert de l'écraseur linéaire de M. Chassaignac.

Lorsque l'on a amputé la partie moyenne du maxillaire inférieur et coupé les muscles ainsi que les replis muqueux qui fixent la langue à cet os, il se passe quelquefois un phénomène qui a vivement attiré l'attention des chirurgiens : c'est le renversement ou rétraction de la langue en arrière sur le larynx avec menace de suffocation (Richet).

J.-L. Petit en a cité des exemples. Delpech l'observa aussi plusieurs fois, ainsi que Lisfranc et Vidal. Velpeau, Jobert et M. Nélaton en admettent la possibilité.

MM. Maisonneuve et Larrey sont d'avis, au contraire, qu'après l'amputation d'une grande portion de la partie moyenne du maxillaire inférieur, non-seulement la langue ne se rétracte pas, mais pend plutôt hors de la bouche.

D'autres enfin prétendent que, dans ce cas, elle reste dans les limites qu'elle occupe habituellement.

Le fait du renversement est cependant certain; il en existe un certain nombre de cas bien authentiques, mais ce n'est pas à la rétraction seule qu'il faut l'attribuer. Elle y entre bien pour quelque chose, mais elle est aidée par d'autres causes plus actives, et surtout par le refoulement qui survient lorsque l'on rapproche les deux portions du maxillaire amputé, et qu'ainsi l'on retrécit l'espace qu'occupait la langue. Une autre cause réside dans la pesanteur même de l'organe qui, dans le décubitus dorsal, le porte en arrière (Michon et Verneuil).

Enfin, à ces trois causes, il faut en joindre une quatrième, mentionnée par M. Richet, et qui consiste dans l'attraction produite par la colonne d'air qui, dans les fortes inspirations, pénètre dans la trachée.

Quant à la projection en avant de la langue, on conçoit qu'elle est due au poids même de l'organe, qui ne trouve plus de soutien en avant, puisque la partie osseuse sur laquelle elle s'appuyait manque par le fait même de l'amputation.

En somme, le renversement de la langue sur l'orifice des voies aériennes après l'amputation de la mâchoire est très-rare. Cependant, comme il en existe des exemples, il faut, en faisant l'opération, se tenir en garde contre cet accident.

Dans l'état de bonne conformation, le frein de la langue ne gêne aucunement les mouvements de cet organe ; mais, dans quelques cas exceptionnels, il s'avance trop près de la pointe et gène soit l'articulation des sons, soit la succion. Il convient alors d'en pratiquer la section. Cette opération doit être faite avec soin, et, bien qu'elle n'entraîne pas le plus souvent d'accident, on l'a cependant vue quelquefois produire des hémorrhagies dues à la section de quelques artérioles et difficiles à enrayer. Il ne faut donc pas oublier que, près du filet, l'artère linguale, devenue l'artère ranine, est très-superficielle, et que le seul moyen d'en éviter la lésion est de diriger la section du côté du plancher de la bouche.

Le plancher buccal est lui-même le siége fréquent de tumeurs transparentes appelées *grenouillettes*. Sous ce nom, les auteurs ont désigné un grand nombre de tumeurs qui tiennent tantôt à la dilatation des conduits de Warthon, de Bartholin ou des glandes sublinguales, tantôt à des kystes glanduleux développés sous la muqueuse, tantôt enfin à une accumulation de liquide dans la bourse séreuse de Fleischmann (1).

On admet aujourd'hui deux variétés de grenouillettes : l'une, qui serait l'hygroma de la bourse muqueuse sublinguale de Fleischmann, et l'autre, la dilatation ampullaire des conduits de Warthon, de Bartholin ou des glandes sublinguales.

La première n'a d'autre symptôme que la gène apportée par le volume plus ou moins grand qu'elle occupe sous la langue; l'autre, au contraire, détermine toujours une rétention de liquide dans les glandes sous-maxillaires, rétention le plus souvent intermittente et accompagnée parfois de tuméfaction inflammatoire et douloureuse de ces glandes.

Dans les paralysies du nerf grand hypoglosse seul, la langue se porte quelquefois du côté sain et le plus souvent du côté paralysé.

Cette déviation est due, d'après M. Richet, dans le premier cas, à l'action prédominante du muscle stylo-glosse sur les muscles génio-glosse et génio-hyoïdien; dans le second cas, au contraire, à la prédominance de ces derniers, qui impriment alors à l'os hyoïde et à la langue le mouvement de bascule indiqué par Malgaigne.

Quant au bégaiement, dont la cause a été maintes fois discutée par les médecins, doit-on le regarder comme une affection de la langue, ou bien a-t-il sa source dans l'encéphale ? Certains chirurgiens, imbus de la première idée, ont proposé, soit la section des

(1) Cette bourse muqueuse, trouvée par Fleischmann sous la langue, sur les côtés du frein, présente des cloisons incomplètes. Elle est quelquefois double ou triple. Son existence est fort rare.

muscles qu'ils croyaient la cause de l'affection, soit l'ablation d'une portion de l'organe trop volumineux. Mais, il faut bien en convenir, toutes les opérations pratiquées dans ce but sont non-seulement défectueuses, mais encore n'ont jamais eu de succès constant. Or, ce qui, suivant Malgaigne, embarrasse le plus les chirurgiens, c'est non l'insuccès, mais le succès apparent de tous les procédés opératoires, même les plus absurdes, employés dans ce cas.

Il faut donc en conclure que ce n'est pas dans la langue même que réside la cause première du bégaiement, et que si toutes les opérations chirurgicales faites dans le but de guérir cette affection ont pu amener des succès, cela tenait à ce que, gênant les mouvements de la langue, elles obligeaient les opérés à modérer les mouvements de cet organe et à les diriger avec plus d'attention. C'est en effet un phénomène de ce genre qui se passe chez les bègues, qui chantent ou récitent des vers sans bégayer.

§ 80. — Région des dents et des gencives.

Cette région se compose des deux arcades alvéolo-dentaires. Elle est limitée à la mâchoire supérieure, intérieurement, par une ligne qui passerait à la voûte palatine au niveau du fond des alvéoles et extérieurement par le fond du sillon supérieur, qui sépare les gencives des lèvres et des joues; à la mâchoire inférieure intérieurement par le plancher de la bouche et extérieurement par le sillon inférieur correspondant au sillon génio-gingival supérieur.

Anatomie des plans. — On y trouve d'abord :

Les dents,

Le périoste alvéolo-dentaire,

Les gencives.

Les *dents* forment les arcades dentaires. Elles sont au nombre de vingt dans la première dentition et de trente-deux dans la seconde. L'arcade dentaire supérieure embrasse l'inférieure, la dépasse un peu en avant et l'emboîte pour ainsi dire. Les dents molaires supérieures tombent d'aplomb sur les inférieures et s'engrènent avec elles, de telle sorte que leurs tubercules pénètrent entre les tubercules de celles de la mâchoire inférieure et inversement.

Les deux arcades sont bien régulières et les dents qui les forment d'une longueur à peu près égale.

Les espaces qui séparent les dents sont triangulaires et comblés à la base du triangle par les portions des gencives que l'on nomme *pointes de gencives*.

Sans être trop éloignées les unes des autres, les dents ne doivent pas être trop serrées; car dans ce cas elles ont une tendance à prendre une position vicieuse qui dépare la beauté de la denture, ou bien elles sont disposées à la carie, ce qui est plus désastreux encore.

Tout ce qui s'éloigne plus ou moins de cet aspect régulier de la denture est une difformité.

Le nombre des difformités est considérable, mais heureusement on peut remédier à toutes d'une manière convenable, et, si l'on ne peut pas dans tous les cas obtenir une belle denture, on peut toujours la rendre à peu près régulière au moyen d'un traitement rationnel.

Le redressement des dents est basé sur les principes suivants :

1° Il ne doit pas être tenté sur les sujets âgés et lorsque la période d'accroissement des maxillaires est achevée.

2° Les maxillaires s'accroissent dans tous les sens, ce qui permet de compter dans une certaine limite sur les efforts de la nature pour aider à l'opération, alors que les mâchoires semblent trop étroites pour contenir les dents ;

3° L'alvéole de chaque dent accompagnant toujours cet organe dans les mouvements de déplacement qu'on lui imprime et lui restant adhérent au moyen du périoste alvéolo-dentaire, il s'ensuit que c'est sans danger d'ébranlement durable qu'on peut changer sa direction ;

4° Grâce à cette adhérence de l'alvéole à la dent, on peut, si l'on craint de voir sortir une dent d'une manière anormale, lui préparer une place en sacrifiant une dent voisine, gênante ou malade.

Les couronnes dentaires ont diverses formes suivant les usages auxquels elles sont destinées. Nous avons déjà traité ce sujet ; nous n'y reviendrons pas, et nous renvoyons le lecteur à l'anatomie descriptive, ainsi que pour tout ce qui a trait à la structure et aux caractères distinctifs des dents de la première et de la seconde dentition.

Nous ferons seulement ici, à propos de la couronne des dents de cinq ans ou premières multicuspidées permanentes, une remarque à laquelle on n'attache pas, selon nous, une assez grande importance. Il existe presque toujours sur le côté extérieur de cette couronne un point noirâtre, parfois une petit enfoncement naturel qui simule un commencement de carie et qui peut devenir le lieu d'élection de cette maladie. Certains dentistes abusent de la présence de ce trou pour y faire toujours et quand même une aurification, alors même qu'en le laissant intact il ne serait rien survenu d'inquiétant pour la santé de la dent. Il convient, avant d'obturer cette cavité, de bien l'explorer et de n'y toucher que si le fond en est ramolli ou que les aliments y séjournent et s'y putréfient.

On rencontre assez souvent aussi sur la couronne des dents une rainure transversale située à une distance variable du collet de ces dents.

Cette rainure permet d'établir que le sujet qui la porte a été atteint à l'époque de la seconde dentition d'une fièvre éruptive ou de la fièvre typhoïde.

Si la rainure est rapprochée du sommet de la couronne, la maladie a eu lieu au commencement de la deuxième dentition, vers 7 ou 8 ans.

Si, au contraire, elle est voisine de la gencive c'est vers la fin de l'évolution de ces dents qu'elle s'est montrée, c'est-à-dire vers 12 à 14 ans.

Cette rainure est évidemment due à un temps d'arrêt dans la nutrition au moment du développement de ces dents.

Au delà de la couronne des dents se trouve le collet recouvert par la gencive chez les jeunes sujets, et presque toujours à nu chez les personnes âgées. Cet endroit est fort souvent le point de départ de la carie dentaire et, l'on doit, lorsque l'on fait la visite d'une bouche, l'examiner attentivement.

La racine a une grande importance pour le chirurgien, surtout lorsqu'elle est double ou triple, et il convient d'avoir toujours présents à la mémoire leur nombre et leur direction lorsqu'il s'agit d'extraction ou de destruction de la pulpe de ces organes.

Il ne faut surtout jamais oublier à propos de dents des sagesse que leur racine est dirigée en arrière et souvent recourbée dans ce sens ce qui rend parfois leur extraction fort difficile et expose l'opérateur à les briser s'il n'agit pas suivant cette direction.

Les racines sont enveloppées par le périoste alvéolo-dentaire dont les inflammations fréquentes produisent cette sensation d'allongement des dents affectées qui fait dire au patient, lorsqu'il rapproche les deux mâchoires, qu'il mâche sur du coton ou sur du caoutchouc douloureux.

Le rebord alvéolo-dentaire forme aux dents un nombre d'alvéoles égal à celui des racines. Ce rebord est plus ou moins épais, suivant les endroits où on l'examine, et cela importe encore beaucoup au chirurgien; car il est évident qu'il cède plus facilement du côté où il est moins épais et par couséquent moins résistant.

Enfin les gencives se continuent avec le périoste alvéolo-dentaire et font partie de la muqueuse buccale qui pour les former devient fibreuse et très-vasculaire.

Considérations pathologiques. — Les dents sont constituées par trois tissus : l'émail, le cément et l'ivoire.

L'ivoire serait, d'après M. Delestre et d'autres chirurgiens, susceptible de se consolider, et il existerait un certain nombre de cals dentaires parfaitement visibles.

Nous-même nous avons eu entre les mains quelques exemples de ces cals; mais, en les examinant attentivement, nous avons toujours trouvé que les deux fragments n'étaient maintenus en place à l'extérieur que par le périoste alvéolo-dentaire ou par du cément; et à l'intérieur, c'est-à-dire à la périphérie de la pulpe, par une très-faible couche de dentine; mais que *chaque partie de l'ivoire fracturé intercalée entre le cement et la faible couche en question, était simplement accolée à la partie opposée sans aucune apparence de cal.*

Il n'existe donc pas, croyons-nous, de cal dentaire bien authentique. Nous admettons bien la vitalité dans le cément qui n'est que du tissu osseux, nous admettons aussi que de nouvelles couches de dentine peuvent se former autour de la pulpe; mais nous ne pensons pas qu'il puisse se faire aucun travail organique de consolidation dans l'ivoire préexistant pas plus que dans l'émail lorsqu'ils ont été fracturés.

D'ailleurs, comment pourrait-il en être autrement? Lorsque, d'une part, l'appareil vasculo-nerveux, que les dents recèlent dans leur cavité, est destiné surtout à la formation de nouvelles couches de dentine et à entretenir la sensibilité tactile très-délicate de ces organes; et que d'autre part, le périoste alvéolo-dentaire est doué d'une vitalité que personne ne peut mettre en doute, puisqu'il existe un nombre considérable de cas bien avérés de dents qui, ayant été extraites par erreur, ont été remises immédiatement à leur place et qui n'ont pas moins continué à vivre malgré la destruction de leur pulpe(1).

Les vaisseaux et nerfs dentaires pénètrent dans les dents par le petit pertuis qui se trouve à l'extrémité de leur racine. Chaque racine a son faisceau vasculo-nerveux, et ce point est très-important à noter lorsque l'on cherche à détruire ces faisceaux au moyen du stylet rougi à blanc. Il faut en effet qu'ils soient tous détruits pour que la dent perde sa sensibilité.

Pour les canines et les incisives des deux mâchoires, pour les petites molaires inférieures, il n'y a ordinairement qu'un seul faisceau; mais, pour les petites molaires supérieures, il en existe deux, et pour les grosses molaires, il en existe autant que de racines.

Les nerfs dentaires qui font partie de ces faisceaux viennent de la cinquième paire, et c'est ce qui explique les douleurs atroces qui proviennent des caries dentaires, douleurs qui se généralisent et envahissent toutes les ramifications du trifacial.

C'est donc avec le plus grand soin qu'il faut rechercher la cause des névralgies de ce nerf et, si l'on a affaire à quelque carie qui en soit le point de départ, faire immédiatement l'avulsion de la dent carriée, ou au moins détruire sa pulpe.

Les dents de sagesse sont le plus souvent coupables en ce cas, et nous avons vu bon nombre de ces névralgies, rebelles à tous les traitements, cesser immédiatement après l'extraction de ces dents, alors même qu'elles ne semblaient être que fort peu malades.

Quant au périoste alvéolo-dentaire, nous avons dit un peu plus haut qu'il est sujet aux inflammations idiopathiques; mais il participe très-facilement aussi aux inflammations de la bouche, et quelquefois même les arcades alvéolaires mises à nu se nécrosent dans une grande étendue. C'est ce qu'on observe surtout dans les stomatites mercurielles et dans les inflammations dues au phosphore.

Nous avons dit aussi que la direction des racines des dents est très-importante à connaître, lorsqu'il s'agit d'extraire ces organes. En effet, il est évident, de prime abord, qu'il est plus facile de faire cette opération en luxant la dent dans le sens de son axe. Cependant cela n'est pas vrai pour certaines dents, par exemple pour les

(1) Nous avons déjà dit en anatomie descriptive que le cément est engendré par e périoste alvéolo-dentaire, comme les os sont engendrés par leur périoste. Il doit donc en résulter que le cal peut exister pour le cément comme pour les os.

incisives et les canines de la mâchoire inférieure, à cause de la courbe très-prononcée de la mâchoire et de la disposition de ces dents serrées les unes contre les autres et plus larges extérieurement qu'intérieurement. D'ailleurs le peu d'épaisseur de la paroi extérieure de l'alvéole en cet endroit favorise l'extraction en dehors.

Pour les dents de la mâchoire supérieure dont l'axe est incliné en bas et en dehors, l'indication est bien précise, c'est en dehors qu'il faut tirer; mais, pour les molaires de la mâchoire inférieure, il vaut mieux les luxer en dedans, puisque leur axe est dirigé de dehors en dedans et de bas en haut, et que d'ailleurs la paroi intérieure de l'alvéole est plus mince que l'extérieure.

Toutes ces considérations sont plus importantes encore lorsque l'on opère avec la clef de Garengeot, que lorsqu'on opère avec les daviers. Car, malgré toutes les précautions et malgré l'adresse du chirurgien, l'action constante de la clef dans un seul sens et la forte implantation des dents dans leurs alvéoles ne permettent le plus souvent l'extraction avec cet instrument qu'en lésant plus ou moins les parois alvéolaires.

Avec les daviers, au contraire, dont les mors sont moulés sur les contours de la couronne de chaque dent et dont l'action peut être modifiée suivant le mode d'implantation et suivant la direction de l'axe de l'organe, cet accident est bien moins fréquent.

Cependant, lorsque les trois racines d'une grosse molaire supérieure, par exemple, sont très-divergentes, on conçoit que, pendant l'extraction de cette dent, si l'une des racines ne se rompt pas, (et le plus souvent c'est la racine interne qui cède), on comprend, disons-nous, qu'il est presque impossible que l'un des côtés des parois alvéolaires ne soit pas fracturé, pour livrer passage à l'ensemble des racines dont les extrémités tiennent un espace plus considérable que celui qu'occupait la base des racines près du collet de la dent.

D'ailleurs cet accident lorsqu'il est limité, c'est-à-dire, lorsque la lésion n'intéresse que la portion de paroi alvéolaire appartenant à la dent que l'on extrait, est de fort peu d'importance et entraine d'autant moins d'inconvénients que l'on opère avec plus de prudence et de précision.

§ 81. — Région de l'isthme du gosier.

La région de l'isthme du gosier est constituée par l'orifice postérieur de la cavité buccale. Elle est limitée par le voile du palais et ses piliers, et par la face dorsale de la langue à l'endroit où elle se recourbe d'arrière en avant pour devenir horizontale.

ANATOMIE DES PLANS. — Nous avons déjà parlé de la langue et du voile du palais, il ne nous reste à étudier que l'espace triangulaire compris de chaque côté entre les piliers antérieur et postérieur.

Cet espace ou excavation tonsillaire contient l'*amygdale.*

Les piliers qui le limitent peuvent être facilement examinés en faisant ouvrir la bouche et en abaissant la langue. Ils forment comme un double rideau, dont le postérieur est le plus rapproché de la ligne médiane.

Chaque amygdale a la forme d'une amande. Son volume est variable. D'une manière générale on peut dire qu'elle est d'autant plus volumineuse qu'elle a été plus souvent atteinte d'inflammation. Sa grosseur atteint quelquefois celle d'une noix, et lorsque son hypertrophie devient chronique il n'y a pas d'autre moyen de guérison que son ablation.

Les anfractuosités qu'on remarque à sa surface peuvent être le siége de sécrétions qui, en se concrétant, simulent de véritables calculs.

VAISSEAUX ET NERFS. — Les artères des amygdales viennent de la pharyngienne inférieure, de la linguale et des deux palatines supérieure et inférieure. Les veines leur correspondent. Les vaisseaux lymphatiques se rendent aux ganglions qui se trouvent en dedans de l'angle de la mâchoire. Quant aux nerfs, ils viennent de la cinquième paire et du glosso-pharyngien.

CONSIDÉRATIONS PATHOLOGIQUES. — Comme nous venons de le dire, il faut quelquefois pratiquer l'excision des amygdales. Il est bon, dans ce cas, d'en connaître parfaitement les rapports. Appliquée sur l'amygdalo-glosse, l'amygdale est séparée par ce muscle du pharyngo-glosse et du constricteur supérieur du pharynx. C'est entre ce dernier muscle et le ptérygoïdien interne, dans le tissu cellulaire graisseux et abondant qui les sépare, que se trouvent la carotide, la jugulaire interne, ainsi que les nerfs pneumogastrique et grand sympathique. Des instruments piquants pourraient donc à la rigueur léser ces organes en traversant l'amygdale. Mais aujourd'hui que l'on ne se sert pour ainsi dire plus que de l'amygdalotome pour pratiquer l'excision de cette glande, il n'y a plus de danger sous ce rapport.

Dans cette opération, il est un point sur lequel nous croyons devoir insister : Il faut avoir soin de bien enlever tout l'organe et de ne pas le moucher, comme on dit vulgairement. Pour cela il ne faut pas présenter à plat l'anneau de l'instrument, mais l'insinuer obliquement entre l'amygdale et le pilier postérieur. La glande s'engage alors d'elle-même dans l'espèce de guillotine de l'amygdalotome et peut être facilement et complétement excisée.

Lorsque l'hémorrhagie, accident qui du reste est très-rare en ce cas, est difficile à arrêter, il faut avoir recours à la cautérisation avec le fer rouge ou à l'emploi du perchlorure de fer. M. Richet conseille aussi d'exercer la compression au moyen d'une longue pince à polypes, dont une des branches préalablement garnie d'amadou est placée sur la plaie de l'amygdale, tandis que l'autre, appliquée à l'extérieur, en arrière de l'angle du maxillaire, sert de point d'appui. En tenant alors les anneaux un peu serrés, on arrive facilement à se rendre maître des hémorrhagies de cette région.

Les abcès n'y sont pas rares. Ordinairement ils s'ouvrent spontanément. Mais, lorsque l'on est obligé de recourir à l'incision, il ne faut jamais oublier la direction ainsi que les rapports de la portion malade avec la carotide interne, et toujours plonger l'instrument parallèlement à l'axe antéro-postérieur de la bouche. On est certain de cette manière d'éviter l'accident terrible de la lésion de ce vaisseau, accident toujours suivi de mort, mais qui jusqu'ici ne s'est encore présenté qu'un petit nombre de fois.

Les amygdales peuvent être le siége du cancer et de kystes de diverses espèces. Quant aux ulcérations syphilitiques, elles les attaquent aussi bien que les piliers du voile du palais et la fossette amygdalienne. Elles ont même une espèce de prédilection pour cette région.

§ 82. — Région parotidienne.

La région parotidienne, qui emprunte son nom à la glande qui l'occupe, est limitée : en haut, par le conduit auditif externe et l'articulation temporo-maxillaire; en bas, par une ligne tirée horizontalement en arrière, au niveau de l'angle de la mâchoire; en avant, par le bord postérieur de la branche montante du maxillaire inférieur; en arrière, par l'apophyse mastoïde et le bord antérieur du muscle sterno-mastoïdien. Profondément elle est limitée par l'apophyse styloïde, le muscle stylo-hyoïdien et le muscle stylo-glosse. Extérieurement elle présente une surface presque plane terminée en bas par une dépression très-marquée chez les personnes maigres.

La glande parotide est contenue dans une excavation que l'on nomme creux parotidien.

Après avoir enlevé cette glande, ainsi que les ganglions, les vaisseaux et les nerfs qui sont contenus dans ce creux, on se trouve en face d'une grande loge dirigée obliquement de haut en bas et d'arrière en avant, large en haut, mais se rétrécissant en bas et s'enfonçant en arrière du muscle ptérygoïdien interne, derrière la branche montante du maxillaire inférieur. Tapissée par une membrane fibreuse, dense et blanchâtre, excepté dans le point qui répond aux parois pharyngiennes, cette loge fibreuse, comme le dit M. Richet, n'est pas complète; et il est impossible de trouver l'aponévrose décrite par certains auteurs à l'endroit où le sommet de la glande s'enfonce en avant de l'apophyse styloïde, au-dessous du muscle ptérygoïdien interne.

Le *creux parotidien* a à peu près la forme d'un prisme triangulaire dont le sommet répondrait au pharynx, la base à la peau, la paroi postérieure aux muscles sterno-mastoïdiens et ventre antérieur du digastrique et aux muscles styliens, la paroi antérieure au bord postérieur du muscle ptérygoïdien interne; enfin la paroi supérieure aux portions cartilagineuse et osseuse du conduit auditif externe et à l'articulation temporo-maxillaire.

La *glande parotide* a la même forme que l'excavation qui la contient; nous l'avons déjà décrite. Nous insisterons seulement ici sur les prolongements de cette glande, qui, dans les dégénérescences cancéreuses, ont une certaine importance au point de vue de l'ablation de l'organe.

Parmi ces prolongements, il en est deux qui sont dignes d'attention. Le premier s'avance sur la branche montante du maxillaire inférieur et se prolonge sur le conduit de Sténon; on lui a donné le nom de *parotide accessoire*. Le second, dont l'existence n'est pas constante, passe en avant de l'apophyse styloïde, au-dessous et en arrière du muscle ptérygoïdien; on le nomme *prolongement pharyngien*. C'est son existence qui rend parfois si difficile et si dangereuse l'extirpation de la glande.

Vaisseaux et nerfs. — Parmi les vaisseaux qui sillonnent cette région, il en est qui lui sont propres et qui sont destinés au parenchyme de la glande. D'autres, au contraire, ne font que la traverser. Au nombre de ces derniers se trouve *l'artère carotide externe*. Cette artère est logée tantôt dans la glande elle-même, tantôt et plus rarement dans un sillon de sa face antérieure (Sappey); tantôt enfin, mais exceptionnellement, dans une gaîne cellulaire tout à fait isolée de la parotide. Dans le premier cas, elle se dirige de bas en haut, suivant une ligne parallèle au bord postérieur de la branche du maxillaire et, à sa sortie de la glande, se divise en maxillaire interne et temporale superficielle. Mais, avant de se diviser ainsi, elle donne dans son trajet parotidien plusieurs branches, qui sont : l'occipitale et l'auriculaire, les parotidiennes pour le parenchyme de la glande, et une ou plusieurs branches transversales de la face.

Les *veines* n'ont rien de particulier : elles accompagnent les artères. La veine jugulaire externe prend naissance dans cette région et longe la carotide externe un peu en arrière de cette artère. Une branche transversale établit une communication entre la jugulaire externe et la jugulaire interne.

Les *vaisseaux lymphatiques* sont fort nombreux. Les ganglions parotidiens superficiels reçoivent ceux du pavillon de l'oreille et du conduit auditif externe. Les ganglions profonds, c'est-à-dire ceux qui sont situés au sein même de la glande, reçoivent les lymphatiques de la partie antérieure du cuir chevelu et de la face. Enfin les ganglions qui occupent le tissu rétro-pharyngien, autour de l'artère carotide et de la veine jugulaire, reçoivent ceux du voile du palais et de l'arrière-bouche.

Quant aux *nerfs*, ils sont représentés : 1° par le tronc du facial qui, à sa sortie du trou stylo-mastoïdien, se trouve d'abord postérieur à la glande, puis la traverse d'arrière en avant et en sort à sa face antérieure; 2° par l'auriculo-temporal, qui traverse la parotide dans un sens opposé à celui du facial, envoie à ce nerf une anastomose remarquable et vient se placer dans le sillon situé entre le condyle et la portion cartilagineuse du conduit auditif externe pour sortir de la glande au niveau même de la tête du condyle. (Richet.)

Anatomie des plans. — Les divers plans de cette région sont superposés de la manière suivante :

D'abord la peau, qui, dense et épaisse, est doublée d'une couche adipeuse assez mince;

Au-dessous, le *fascia superficialis*, qui renferme entre ses lames, avec quelques petits ganglions lymphatiques, les rameaux auriculaire et mastoïdien du plexus cervical superficiel, ainsi que ceux de l'auriculo-temporal;

Puis l'aponévrose parotidienne, qui enveloppe la glande, la pénètre et la cloisonne;

Enfin la glande elle-même.

Considérations pathologiques. — Il est bien évident, d'après ce que nous venons de dire de l'anatomie de cette région, que l'opération, qui consiste dans l'ablation de la parotide, n'est pas chose facile et qu'elle a dû être rejetée par les uns et adoptée par les autres.

Allan Burns, Richter, Richerand, Boyer, etc., regardaient comme un parti sage de ne pas la tenter.

M. Richet, plus récemment, s'appuyant sur ces faits : 1° que le pharynx, la veine jugulaire et l'artère carotide internes, les nerfs spinal et glosso-pharyngien, sont mis à découvert; 2° que l'artère carotide externe et toutes ses branches avec les veines qui les accompagnent, que les nerfs facial et auriculo-temporal sont divisés lorsqu'on cherche à énucléer sur le cadavre la glande parotide et la loge fibreuse qui l'enveloppe, la regarde comme impraticable.

A. Bérard, au contraire, croyait qu'elle était fort possible, et Malgaigne a professé qu'on pouvait la pratiquer sans lésion, soit de la carotide externe, soit du nerf facial. Il a même obtenu un succès. Nægele en cite aussi un exemple, ainsi que MM. Denonvilliers et Monod.

Suivant Malgaigne, la glande est enveloppée de barrières fibreuses assez résistantes pour que, lorsque la dégénérescence ne dépasse pas les limites de la glande, on ne mette à nu ni le pharynx, ni la carotide interne, ni la jugulaire interne, ni les principaux nerfs dont

M. Richet semble tant redouter la lésion. Quant aux vaisseaux et aux nerfs compris dans la glande elle-même, leur lésion est presque inévitable.

Celle de la jugulaire externe n'est pas très-dangereuse. Il existe des cas d'extirpation de la parotide sans lésion de la carotide ou du facial (mais ce dernier cas est très-rare). Celle du temporal superficiel, qui envoie au facial les deux filets auxquels celui-ci doit une partie de sa sensibilité et qui fournit aux téguments de la tempe et de l'oreille ses autres branches, est nécessaire. Aussi l'opération amène-t-elle la perte de la sensibilité dans ces parties. Il en est de même de la branche auriculaire du plexus cervical. Mais il n'y a là aucune contre-indication au delà de laquelle on ne doive jamais passer.

De tout cela il résulte que l'opération est possible. Reste maintenant à savoir dans quels cas elle peut être tentée avec succès.

Et d'abord, il faut faire une distinction entre les diverses altérations de la glande. Il est arrivé souvent en effet que l'on a pris des tumeurs bénignes de la parotide pour des dégénérescences cancéreuses. C'est peut-être même à cette erreur qu'ont été dus quelques-uns des succès obtenus par l'ablation de la glande; car, dans ces cas, la maladie n'a pas récidivé. D'ailleurs, le cancer de la parotide est très-rare. Pendant longtemps même, Velpeau avait douté de son existence et accusait non le tissu de la glande, mais les ganglions, d'être le siége du mal. Depuis il a admis, avec M. Nélaton, que la plupart de ces prétendus cancers n'étaient que des adénoïdes ou des chondromes, qui respectent la partie profonde de la glande et demeurent limités au creux parotidien.

En définitive, et nous rangeant à l'avis de M. le professeur Richet, nous pensons que l'on ne doit jamais pratiquer l'extirpation de la glande parotide dans le cas de cancer généralisé. Mais nous admettons parfaitement que cette opération peut être tentée avec avantage pour les tumeurs hypertrophiques, les chondromes et même les cancers bien délimités.

La région parotidienne peut être le siége d'engorgements inflammatoires suivis de suppuration. Lorsque l'inflammation est superficielle, elle n'a que peu de gravité. Mais, lorsqu'elle est profonde, le pus fuse le long des vaisseaux vers la région sus-hyoïdienne et va même jusqu'à gagner la poitrine. Dans ce cas, il faut avoir recours aux incisions profondes.

Ces incisions doivent être faites longitudinalement, suivant la direction de la carotide externe qu'il faut bien se garder de léser. Mais c'est toujours une opération grave, parce que l'on risque d'intéresser la maxillaire interne, l'occipitale ou l'auriculaire, qui s'en détachent transversalement.

§ 83. — Région ptérygo-maxillaire.

La région ptérygo-maxillaire comprend toutes les parties molles recouvertes par le squelette de la portion massétérine de la joue.

Elle est limitée en haut par la sphénoïde et la racine de l'apophyse zygomatique; en dehors, par la portion massétérine de la joue; en dedans, par l'apophyse ptérygoïde, l'os palatin et le pharynx; en arrière, par l'articulation temporo-maxillaire, l'apophyse styloïde et la région parotidienne; en avant, par la réunion du maxillaire supérieur à l'os de la pommette; en bas, enfin, elle se continue avec les régions latérales du cou.

Ces diverses limites encadrent une fosse appelée fosse ptérygo-maxillaire, qui communique avec l'orbite par la fente sphéno-maxillaire, avec le crâne par la fente ptérygo-maxillaire, avec la fosse temporale par l'ouverture que circonscrivent l'apophyse zygomatique et l'os malaire, avec les fosses nasales par le trou sphéno-palatin.

Anatomie des plans. — Lorsque l'on a enlevé toutes les parties qui forment la limite externe de cette région, on trouve superposées les couches suivantes :

D'abord et presque sur le même plan, en haut, le muscle ptérygoïdien externe, oblique d'avant en arrière; en bas et au-dessous de lui, le ptérygoïdien interne et un peu en avant le tendon du muscle temporal.

Au-dessous de cette couche musculaire l'aponévrose commune au buccinateur et au constricteur supérieur du pharynx.

Puis la muqueuse buccale avec sa doublure celluleuse.

Vaisseaux et nerfs. — Les *artères* de cette région sont fournies par la maxillaire interne qui, après avoir contourné le col du condyle, passe entre les deux muscles ptérygoïdiens et se dirige vers les fosses nasales, où elle entre par le trou sphéno-palatin. Dans ce trajet elle donne un grand nombre de branches, dont les principales sont la méningée moyenne et la maxillaire inférieure.

Les *veines* qui accompagnent l'artère maxillaire sont volumineuses et s'anastomosent avec celles de l'orbite, avec les jugulaires et la faciale.

Les *vaisseaux lymphatiques* se rendent aux ganglions des régions parotidienne et sous-maxillaire.

Quant aux *nerfs*, ils sont d'une grande importance et appartiennent au maxillaire inférieur, branche de la cinquième paire.

Ce sont d'abord, à la partie superficielle, le massétérin et le buccal. Le massétérin entre dans le muscle masséter par sa face profonde. Le buccal divise le muscle ptérygoïdien externe en deux faisceaux et vient sortir dans la joue au-devant du bord antérieur du masséter. Un peu plus profondément, entre les deux muscles ptérygoïdiens, passe le nerf dentaire inférieur, qui va gagner le trou dentaire. Puis enfin le lingual, qui, passant aussi entre les ptérygoïdiens, gagne le bord interne de la branche de la mâchoire et se place sous la muqueuse. En arrière de la région et au-dessous du muscle stylo-glosse, on trouve le nerf glosso-pharyngien, qui se termine dans la langue et envoie quelques rameaux aux muscles du pharynx.

Considérations pathologiques.—Comme on a pu le voir plus haut, la fosse ptérygo-maxillaire communique avec un certain nombre de cavités, et le tissu cellulaire rougeâtre qui la remplit communique avec celui de ces cavités. Il est donc facile de concevoir comment des abcès parotidiens ou orbitaires peuvent fuser dans la région ptérygo-maxillaire et se faire jour dans la joue.

On s'explique également comment des polypes développés dans les fosses nasales ont pu envahir cette région.

Le nerf buccal est quelquefois le siége de névralgies fort douloureuses. Il est possible d'en opérer la section au moment où il émerge dans la région génienne, au-devant du masséter, vers le milieu d'une ligne qui, partant du lobule de l'oreille, aboutirait à la commissure labiale (Richet).

Quant au nerf dentaire, qui est aussi le siége de névralgies atroces, il est accessible par l'échancrure sigmoïde, ou mieux, en trépanant l'os maxillaire à 1 centimètre au-dessous du condyle (Richet).

§ 84. — Muqueuse buccale.

La muqueuse buccale revêt intérieurement toutes les parois de la bouche. Nous avons indiqué, à propos de chaque région, comment elle forme des rigoles et des freins destinés à joindre les lèvres, les joues et la langue aux mâchoires. Il nous reste à parler de sa continuité avec celle des régions voisines.

En avant, elle se continue avec la peau des lèvres.

En arrière, avec les muqueuses nasale, pharyngienne et laryngienne.

De plus, elle se prolonge dans les conduits des diverses glandes salivaires, et c'est là ce qui explique, outre l'action des médicaments dits sialagogues, la propagation des stomatites au parenchyme des glandes et les salivations mercurielles.

Nous ne reviendrons pas ici sur sa structure anatomique ; nous l'avons déjà étudiée. Nous passerons de suite aux considérations pathologiques, dont l'importance est en rapport avec la variété des phénomènes qui peuvent affecter cette membrane.

Considérations pathologiques. — La muqueuse buccale peut être modifiée dans sa couleur, sa consistance, son odeur et sa sensibilité. Elle peut aussi être altérée par des éruptions, des ulcérations, des dépôts ou des tumeurs. Nous allons passer rapidement en revue toutes ces altérations.

Les causes qui influent sur la muqueuse, au point de vue de *sa coloration*, sont nombreuses. Les fièvres et les inflammations la rendent rouge ; les hémorrhagies et l'anémie la rendent pâle, principalement aux lèvres et aux gencives ; les maladies du cœur, un certain nombre de maladies des voies respiratoires, et le choléra dans sa période algide, lui donnent une teinte bleue ; enfin, l'ictère la colore en jaune, surtout auprès des freins des lèvres et de la langue.

Les altérations *de consistance* sont dues au ramollissement ; mais ce ramollissement se localise le plus souvent dans les gencives. Il peut être idiopatique, mais il est fréquemment symptomatique, comme dans la stomatite mercurielle, le scorbut ou le diabète.

Quant à l'*odeur*, elle a été parfois confondue avec celle qui vient des voies respiratoires. Cependant il est facile, par un examen un peu attentif, d'éviter les erreurs. Quelques-unes de ces odeurs sont pour ainsi dire caractéristiques; telles sont celles de la gangrène de la bouche, de la carie des dents, et surtout de la stomatite mercurielle.

La *sensibilité* de la muqueuse buccale est très-vive dans le muguet, dans la stomatite, ou bien lorsque cette membrane est le siége d'aphthes ou d'ulcérations. D'autres fois, elle est diminuée, exagérée ou pervertie, comme dans certaines maladies nerveuses : hystérie, hypochondrie, etc. (Ch. Fernet).

La faculté *gustative* n'est pas non plus à l'abri de ces modifications. Le goût peut être perverti ou aboli, soit passagèrement, soit définitivement. Au point de vue du stomatologiste, ce phénomène est très-important à connaître, alors qu'on a des pièces de prothèse à poser à la voûte palatine.

Certaines personnes, par l'application d'une de ces pièces, perdent pendant quelques jours la faculté de goûter les aliments, et, si l'on n'a pas soin de les prévenir du peu de durée de ce phénomène s'en alarment vivement. Heureusement, au bout de quelques jours, le goût revient tout aussi fin et tout aussi prononcé qu'avant l'application de l'appareil. Ce n'est point ici le lieu d'en discuter la cause; nous dirons seulement que l'abolition momentanée de ce sens tient à ce que la langue change forcément son mode d'application contre la voûte palatine, et que cet organe, au lieu de se trouver en contact avec la muqueuse de cette région, vient heurter un corps étranger avec lequel il faut qu'il s'harmonise pour jouir de nouveau de la faculté de goûter.

La muqueuse buccale est souvent le siége d'*éruptions de diverses natures* : herpès, eczéma, pemphigus, psoriaris, plaques syphilitiques, pustules de la variole, éruptions morbilleuses et scarlatineuses, etc.

Elle est aussi le siége de *solutions de continuité et d'ulcérations*. L'irritation causée par des chicots irréguliers et anguleux est, dit M. Fernet, une cause fréquente d'ulcérations qui siégent ordinairement soit sur les bords de la langue, soit à la face interne des joues. L'accumulation du tartre autour de certaines dents est une cause analogue.

On peut encore rapprocher de ces ulcérations traumatiques celles que l'on observe sur les côtés du frein de la langue chez les enfants atteints de coqueluche, et qui résultent du frottement et de l'usure de la langue sur les arcades dentaires, lorsque cet organe est projeté avec force hors de la bouche pendant les quintes convulsives de cette maladie (Charle).

Il en est de même de celles que l'on nomme *plaques des fumeurs*, et qui ont pour cause le contact du tuyau de pipe ou de la fumée de tabac.

Quant aux *ulcérations syphilitiques*, *scorbutiques*, *cancéreuses ou tuberculeuses*, etc., elles ne viennent pas le plus souvent d'emblée, mais sont annoncées par d'autres lésions qui les précèdent, comme des papules ou des vésicules qu'envahit peu à peu le travail ulcératif (C. Fernet).

Parmi les *dépôts* que l'on observe sur la muqueuse buccale, les uns sont des pseudo-membranes, les autres des végétaux parasites qui se développent sur la muqueuse elle-même ou sur des produits qui la recouvrent.

Les pseudo-membranes sont très-communes dans les différents états morbides de la bouche. Dans la diphthérie buccale, elles forment l'élément essentiel de la maladie. Dans le muguet, dans les stomatites accompagnées d'ulcérations, elles en sont un élément important. Mais, dans les fièvres et les maladies fébriles, elles ne sont qu'un simple épiphénomène (C. Fernet).

Les parasites végétaux sont l'oïdium albicans du muguet, le cryptococcus cerevisiæ et le leptothrix buccalis. (Ch. Robin).

Ils se produit encore d'autres dépôts qui se présentent sous la forme de concrétions plus ou moins adhérentes ; mais ces dépôts ne sont dus qu'à la salive, à du mucus, à du sang ou à du pus desséchés par l'air.

Quant aux *tumeurs* : ce sont des kystes de follicules muqueux dont l'ouverture s'est oblitérée, des kystes salivaires comme la grénouillette, des tumeurs cancéreuses, des tumeurs érectiles, des petits abcès, et toutes les variétés confondues sous le terme d'épulis.

§ 85. — Exploration de la cavité buccale.

La cavité buccale, à cause des dimensions de son orifice et de la dilatation dont il est susceptible, se prête facilement à l'exploration directe. Cette exploration peut être faite à la lumière du soleil ou à la lumière artificielle.

Pour cela, le sujet doit être placé directement en face de la source lumineuse, l'orifice buccal ouvert, mais sans rigidité et sans contraction forcée de l'orbiculaire.

On éloigne alors des arcades dentaires antérieures, les lèvres que l'on élève ou que l'on abaisse, suivant que l'on a affaire à la supérieure ou à l'inférieure, et l'on explore les rigoles labio-gingivales et les freins; puis, à l'aide d'une spatule destinée à cet usage, on tire en arrière, en haut, en bas, la commissure du côté de la cavité que l'on veut examiner; on visite la rigole génio-gingivale, et l'on répète la même opération du côté opposé. Enfin, avec la même spatule, on abaisse la langue de manière à bien voir le voile du palais et ses piliers, ainsi que la luette; on la refoule ensuite en haut, à droite, à gauche, et l'on juge ainsi de son état, ainsi que de celui du plancher buccal.

Après cet examen superficiel, qui n'a permis de voir que l'ensemble de la cavité buccale, on se sert du miroir pour explorer les points que la lumière directe n'a pas éclairés. La forme de ce miroir, et sa mobilité sur le manche qui le porte, permettent de glisser cet instrument entre les dents et les joues, entre la langue et les dents, et facilitent l'examen des endroits que le regard n'avait pas pu atteindre directement.

C'est ainsi que l'on se rend compte de l'état de la muqueuse buccale et de celui des dents, de l'absence d'un ou de plusieurs de ces organes, de l'existence des cavités cariées qui s'y trouvent, et de la quantité plus ou moins considérable de tartre qui couvre leur surface.

Mais on ne peut pas voir les petits points de carie qui commencent à ronger le collet des dents, ceux qui altèrent l'émail de leurs faces machelières ou contiguës. Il faut pour cela avoir recours à la sonde.

Avec l'extrémité plus ou moins recourbée, suivant les cas, de cet instrument délicat, on pénètre entre tous les interstices, dans les plus petits sillons; on contourne le collet de chaque dent et l'on cherche si la surface en est ramollie ou altérée; puis, avec le manche, on frappe à petits coups sur chaque couronne, d'abord en dehors, ensuite en dedans et l'on connaît ainsi l'état, non-seulement de la couronne, mais encore et au moyen de l'ébranlement imprimé par les secousses de la percussion, celui du périoste alvéolo-dentaire.

Lorsque, avec l'aide de ces moyens, on n'a pas pu trouver la cause de la douleur dont se plaint le patient, on a recours à l'épreuve de la chaleur ou du froid, ou de divers corps qui ont une action spéciale sur la sensibilité des dents.

Ainsi, au moyen d'une éponge imbibée d'eau chaude, d'eau froide ou d'eau acidulée, ou mieux en lançant à l'aide d'une petite seringue quelques gouttes de ces liquides sur chaque dent du côté affecté, en ayant soin de commencer par celles de la mâchoire inférieure, et de terminer par celles de la mâchoire supérieure, mais d'arrière en avant, on développe une douleur parfois aiguë dans l'organe malade, et l'on parvient ainsi à en préciser le siége.

Si cela ne suffit pas, on fait manger lentement au patient une pastille de chocolat ou un morceau de sucre, et l'on voit bientôt ces substances provoquer la sensibilité que les liquides précédents n'avaient pas accusée.

Quelquefois cependant, tous ces moyens ne suffisent pas encore pour préciser le diagnostic, et l'on est obligé de recourir à l'appareil fort ingénieux qu'a inventé M. Jules Bruck, dentiste à Breslau, et qu'il a nommé stomatoscope.

Voici en quoi consiste cet appareil : la lumière est fournie par la pile galvanocaustique de M. Middeldorpff, pile à deux éléments dont les fils conducteurs se rendent au manche de l'armature ou bougie électrique. Cette bougie est formée d'un miroir métallique concave de 15 millimètres de diamètre, ayant à peu près la forme d'un dé à coudre au foyer duquel se trouve le fil de platine en spirale mis en communication avec les fils conducteurs. Elle est enveloppée d'une capsule en buis poli qui dépasse un peu les bords du métal de manière à empêcher la chaleur rayonnante de brûler les parois de la bouche avec lesquelles elle doit être en contact.

Une série de modifications ingénieuses permet d'adapter la portion éclairante de l'appareil aux diverses parties de la bouche, aux gencives, aux dents, à la face interne des joues, au voile du palais et à l'isthme du gosier.

On peut voir ainsi par transparence non-seulement la couronne mais encore les racines des dents, et cela avec une telle netteté, que la plus légère altération échappe difficilement à l'examen.

Cet appareil n'est évidemment pas de ceux que l'on puisse employer à chaque instant dans la pratique ; mais c'est une précieuse ressource de diagnostic qui peut rendre de grands services au stomatologiste et auquel on ne doit avoir recours que pour les cas difficiles où par les autres moyens on n'a pas réussi à préciser le siége du mal.

BIBLIOGRAPHIE

BOYER (A.). Traité des maladies chirurgicales (Paris, 1843-1853).

BLANDIN. De l'autoplastie (Paris, 1836).

BÉRARD (A.). Maladies de la glande parotide et de la région parotidienne (Paris, 1841).

BÉRARD, DENONVILLIERS et GOSSELIN. Compendium de chirurgie pratique.

BRUCK (Jules). Stomatoscopie. Gazette des hôpitaux (1866, page 47).

CHARLE (Jules). Des ulcérations de la langue dans la coqueluche (Thèse, Paris, 1864).

CAZENAVE. Dictionnaire en 30 v. (Art. *bouche*).

CHASSAIGNAC. Traité clinique et pratique des opérations chirurgicales (1861).

DUPUYTREN. Leçons orales de clinique chirurgicale à l'Hôtel-Dieu (Paris, 1839).

DELPECH. Chirurgie clinique de Montpellier (Paris, 1823-1828).

FLEISCHMANN. De l'existence d'une capsule muqueuse sous la langue, considérée comme cause de la grenouillette (Arch. de méd., 1842).

FERNET (Ch.). Art. *Bouche*, Nouveau Dictionnaire de médecine et de chirurgie pratiques (Jaccoud, 1866).

GERDY. Chirurgie pratique complète (Paris, 1851-1853).

HARDY ET BÉHIER. Traité élémentaire de pathologie interne (1864).

JARJAVAY. Traité d'anatomie chirurgicale (Paris, 1853).

JOURDAIN. Maladies de la bouche (1778).

JOBERT DE LAMBALLE. Traité de chirurgie plastique (Paris, 1849).

LOUIS. Mém. sur l'opération du bec-de-lièvre (Acad. de chirurg., t. IV).

LISFRANC. Clinique chirurgicale de la Pitié (1841-1843).

LABOULBÈNE. Recherches cliniques et anatomiques sur les affections pseudo-membraneuses (Paris, 1861).

MALGAIGNE. Traité d'anatomie chirurgicale (Paris, 1859).

MORAND. Opuscules de chirurgie (Paris, 1768).

MARCHAL (DE CALVI). Recherches sur les accidents diabétiques (Paris, 1864).

MAISONNEUVE. Clinique chirurgicale (1863).

NÉLATON. Éléments de pathologie chirurgicale (1867).

PERCY. Manuel du chirurgien d'armée (1792).

PETIT (J. L.). Traité des maladies chirurgicales (1783).

RICHET. Traité pratique d'anatomie médico-chirurgicale (Paris, 1859).

Roux (Ph. J.). Quarante années de pratique chirurgicale (Paris, 1855).

Robin (Ch.). Histoire naturelle des végétaux parasites qui croissent sur l'homme et sur les animaux vivants (Paris, 1853).

Robin et Littré. Art. *Muguet* (Dict. de médecine.)

Sappey. Anatomie descriptive (1866).

Velpeau. Traité complet d'anatomie chirurgicale, générale et topographique (Paris, 1837).

Vidal de Cassis. Traité de pathologie externe et de médecine opératoire (Paris, 1855).

FIN DE LA PREMIÈRE PARTIE.

TABLE DES MATIÈRES

DE LA

PREMIÈRE PARTIE

CHAPITRE III

PHYSIOLOGIE DE LA BOUCHE.

CHAPITRE IV

ANATOMIE MÉDICO-CHIRURGICALE DE LA BOUCHE.

FIN DE LA TABLE DE LA PREMIÈRE PARTIE.

Paris. — Typ. A. Parent rue Monsieur-le Prince, 31.

DU MÊME AUTEUR

Du traitement de la diarrhée des enfants pendant la première dentition, par le régime lacté et spécialement par la pulpe de viande crue. Thèse in-4, 1859.

Sur un nouveau système de dentiers a base amovible et plastique. Mém. à l'Académie de médecine, en collaboration avec le Dr Delabarre, 1863.

Conseils aux parents sur la manière de diriger la seconde dentition de leurs enfants. — Pourquoi l'on avait autrefois de meilleures dents qu'aujourd'hui. 1864, in-8.

Quelques vérités sur la manière actuelle de remplacer les dents. In-8, 1866.

Sur l'emploi raisonné du caoutchouc volcanisé ou volcanite comme monture des dents artificielles. In-8, 1867.

Tous ces ouvrages se trouvent à la Librairie de A. Coccoz,
rue de l'École-de-Médecine, 30 *et* 32.

SOUS PRESSE

La deuxième partie du Traité de Stomatologie, comprenant : *la Pathologie* et *la Thérapeutique buccales*, moins celles *des Gencives* et *des Dents* (contenues dans la troisième partie). 1 gros volume in-8.

Du cure-dent et de ses dangers. Broch. in 8.

Paris. — A. PARENT, imprimeur de la Faculté de médecine, rue Monsieur-le-Prince, 31.

www.ingramcontent.com/pod-product-compliance
Ingram Content Group UK Ltd.
Pitfield, Milton Keynes, MK11 3LW, UK
UKHW012016240726
13965UKWH00002B/406

9 782013 481434